重订古今名医临证金鉴

肿瘤卷

单书健 ◎ 编著

中国健康传媒集团

中国医药科技出版社

内 容 提 要

古今名医之临床实践经验，乃中医学术精华之最重要部分。本书选取了古今名医对各科肿瘤治疗的临床经验、医案、医论之精华，旨在为临床中医诊治肿瘤提供借鉴。全书内容丰富，资料翔实，具有极高的临床应用价值和文献参考价值，以帮助读者开阔视野，增进学识。

图书在版编目（CIP）数据

重订古今名医临证金鉴.肿瘤卷 / 单书健编著. — 北京：中国医药科技出版社，2017.8

ISBN 978-7-5067-9162-5

Ⅰ.①重… Ⅱ.①单… Ⅲ.①肿瘤—中医临床—经验—中国 Ⅳ.① R249.1

中国版本图书馆 CIP 数据核字（2017）第 052397 号

美术编辑　陈君杞
版式设计　也　在

出版　**中国健康传媒集团** | 中国医药科技出版社
地址　北京市海淀区文慧园北路甲 22 号
邮编　100082
电话　发行：010－62227427　邮购：010－62236938
网址　www.cmstp.com
规格　710×1000mm $\frac{1}{16}$
印张　28 $\frac{1}{4}$
字数　315 千字
版次　2017 年 8 月第 1 版
印次　2024 年 4 月第 3 次印刷
印刷　大厂回族自治县彩虹印刷有限公司
经销　全国各地新华书店
书号　ISBN 978-7-5067-9162-5
定价　58.00 元

获取新书信息、投稿、为图书纠错，请扫码联系我们。

困惑与抉择

——代前言

单书健

从 1979 年当编辑起，我就开始并一直在思考中医学术该如何发展？总是处于被证明、被廓清、被拷问的中医学，在现代科学如此昌明的境遇下，还能不能独立发展？该以什么形态发展？

一、科学主义——中医西化百年之困

（一）浑沌之死

百年中医的历史，就是一部中医西化的历史……

百年来西医快速崛起，中医快速萎缩，临床范围窄化，临床阵地缩小，信仰人群迁移，有真才实学、经验丰富的中医寥若晨星……

科研指导思想的偏差。全部采用西医的思路、方法、评价标准。科研成果大部分脱离了中医药学的最基本特点，以药为主，医药背离，皮之不存，毛将焉附？

中医教育亦不尽人意。学生无法建立起中医的思维方式，不能掌握中医学的精髓，不能用中医的思维方式去认识疾病，这是中医教育亟待解决的问题。中医学术后继乏人，绝非危言耸听，而是严酷的现实。

傅景华先生认为，科学主义首先将科学等同于绝对真理，把近代以来形成的科学体系奉为不可动摇的真理，那么一切理论与实践都要符合"科学"，并必须接受"科学"的验证。一个明显错误的观念，却变成不可抗衡的共识。事实上，这种认识一旦确立，中医已是死路一条。再用笼罩在现代科学光环之下的西医来检验中医则是顺理成章。"用现代科学方法研究中医，实现中医现代化"的方针应运而生，并通过行政手段，使之成为中医事业发展的惟一途径。中医走上了科学化、现代化、实证化、实验化、分析化、还原化、客观化、标准化、规范化、定量化的艰巨而漫长的征程，中医被验证、被曲解、被改造、被消化的命运已经注定。在"现代化"的迷途上，历尽艰辛而长途跋涉，费尽心机地寻找中医概念范畴和理论的"物质基础"与"科学内涵"，最高奢望不过是为了求人承认自己也有符合西医的"科学"成分。努力去其与西医学不相容的"糟粕"，取其西医学能够接受的"精华"，直至完全化入西医，以彻底消亡而告终。

中国科学院自然科学史研究所研究员宋正海先生认为科学是人类社会结构中的一个基本要素。从古至今，任何民族和国家，均存在科学这个要素，所不同的只是体系有类型不同、水平有高低之分。并非如科学主义者所认为的，只有西方体系的近代科学才算是"科学"。[1]

近代科学为西方科学体系所独霸，它的科学观、方法论所形成的科学主义，无限度发展，逐渐在全球形成强势文化，取得了话语权，致使各国民族的科学和文化越来越被扼杀乃至被完全取代。近百年来以科学主义评价中医科学性、以西医规范中医，正促使中医走上一条消亡之路。要真正振兴中医，首先要彻底批判科学主义，让中医先从束缚中走出来。

《庄子·应帝王》中浑沌之死十分深刻，发人深省……

南海之帝为儵，北海之帝为忽，中央之帝为浑沌。儵与忽时相与遇于浑沌之地，浑沌待之甚善。儵与忽谋报浑沌之德，曰："人皆有七

---

[1] 宋正海. 要振兴中医首先要彻底批判科学主义. 中国中医药报社. 哲眼看中医. 北京科学技术出版社, 2005, 71-78.

窍以视听食息，此独无有，尝试凿之。"日凿一窍，七日浑沌死。

《经典释文》："倏忽取神速之名，浑沌以合和为貌。"成玄英疏："夫运四肢以滞境，凿七窍以染尘，乖浑沌之至淳，顺有无之取舍，是以不终天年，中途夭折。""浑沌"象征本真的生命世界，他的一切原本如此，自然而然，无假安排，无须人为地给定它以任何秩序条理。道的根源性在于浑沌。在浩渺的时空中按人的模式去凿破天然，以分析去破毁混融，在自然主义的宇宙观看来，乃是对道的整体性和生命的整体性的斫丧。把自己的价值观强加给中医学，加给多样性的生命世界，中医西化无疑是重演"浑沌"的悲剧！

（二）中医是不为狭义科学见容的复杂性科学

2015 年 10 月 5 日，中国科学家屠呦呦凭发现青蒿素的治疟作用而获得 2015 年诺贝尔生理学与医学奖，这是中国科学家获得的第一个科学类诺贝尔奖。2011 年，屠呦呦获得拉斯克奖（Lasker Award）时曾表示，青蒿素的发现，是团队共同努力的成果，这也是中医走向世界的荣誉。

围绕屠呦呦的获奖，关于中医科学性的争论再次喧嚣一时。然而不管如何争议，中医跨越几千年历史为中华民族乃至全世界的生存做出了不可磨灭的贡献。

朱清时院士认为中医药是科学，是复杂性科学。只是当前流行的狭义的"科学"还不接受。

发源于西方的现代主流科学总是把复杂事物分解为基本组成单元来研究（即以还原论为基础）；以中医为代表的中国传统科学总是把复杂事物看作整体来研究，他们认为，若把事件简化成最基本的单元，就要把许多重要信息都去除掉，如单元之间的连接和组合方式等等，这样做就把复杂事物变样了。

朱清时院士指出，解剖学发现不了经络和气，气实际上是大量细胞和器官相互配合和集体组装形成的一种态势。这种态势正如战争中兵家的部署，士兵组织好了，战斗力就会大增，这种增量就是气。或者像放在山顶上蓄势待下的石头。总之，是一个复杂系统各个部分之间的关系、组装方式决定了它能产生巨大的作用。

英国《自然》杂志主编坎贝尔博士就世界科技发展趋势发表看法说：目前对生命科学的研究仍然局限在局部细节上，尚没有从整个生命系统角度去研究，未来对生命科学的研究应当上升到一个整体的、系统的高度，因为生命是一个整体。

著有《东方科学文化的复兴》的姜岩博士曾著文指出：混沌理论推动了复杂科学的诞生。而复杂科学的问世彻底动摇了还原论——能用还原论近似描述的仅仅是我们世界的很小的一部分。哥德尔不完备性定理断言，不仅仅是数学的全部，甚至任何一个系统，都不可能用类似哥德尔使用的能算术化的数学和逻辑公理系统加以概括。哥德尔的结果是对内涵公理化一个致命的打击。

著名生物学家、生命科学哲学家迈尔强调科学的多元性。他认为，由于近代物理学的进步，"仿佛世界上并没有活生生的有机世界。因此，必须建立一种新的哲学，这种哲学主要的任务是摆脱物理主义的影响"。他指出生物学中还原是徒劳的、没有意义的……生物学领域重要的不是本质而是个体。

诺贝尔奖获得者、杰出现代科学家普利高津说过："物理学正处于结束现实世界简单性信念的阶段，人们应当在各个单元的相互作用中了解整体，要了解在相当长的时间内，在宏观的尺度上组成整体的小单元怎样表现出一致的运动。"而这些观念与中医的学术思想更为接近。美国物理学家卡普拉把现代物理学与中国传统思想作了对比，认为两者在许多地方极其一致。哈肯提出"协同学和中国古代思想在整体性观念上有深刻的联系"，他创立协同学是受到中医等东方思维的启发。以中国古代整体论思想为基础的中医将大大促进医学和科学的发展。

（三）哲学家的洞见

曾深入研究过中医的哲学家刘长林先生指出，当前困扰中医学的不是中医药学术本身，而是哲学。一些流行的认识论观念必须突破、更新，这样才能树立正确的科学观，破除对西方和现代科学的迷信，正确理解中医学的科学价值，划清中医与西医的界限，此乃发展中医学的关键。

刘先生认为：科学多元的客观依据是宇宙的无限性，宇宙和任一具体事物都具有无限多的方面和层面……任何认识方法都是对世界的一种选择，都是主客体的一种特殊的耦合关系。你的方法选择认识这一方面，就不能同时认识那一方面；你建立的耦合关系进入这一层面，就不能同时进入那一层面，因为世界是由各种对立互补的方面、层面所组成的。这就形成了不同的认识方法，而认识方法的不同，导致了认识的结果也就不同，所获规律的形态也不一样，从而形成不同的科学模型，但却都是对这一事物的正确认识。于是形成形态各异的科学体系，这就是科学的多元性。[1]

恩格斯说：一切存在的基本形式是空间和时间。孟庆云先生认为，《内经》的思想主旨是从时间结构的不同内容阐发有机论人体观，提出了关于阴阳始终、藏象经络、四时气化、诊法治则等学说中时间要素的生命特征，具有独特的科学价值。

刘先生指出：西方科学体系以空间为主。空间性实，其特性在于广延和并列。空间可以分割，可以占有。空间关系的特点是相互排斥，突显差别。对空间的深入认识以分解为条件。在空间中，人与物

---

[1] 刘长林. 关于中国象科学的思考——兼谈中医学的认识论实质. 杭州师范大学学报（社会科学版），2009，31（2）：4-11.

是不平等的，人居主位，对物持征服和主宰的态度。因此，主体与客体采取对立的形式……以空间为本位，就会着重研究事物的有形实体和物质构成，这与主客对立的认识方式是统一的。认识空间性质主要靠分析、抽象和有控制条件的实验。抽象的前提是在思维中将对象定格、与周围环境分割开，然后找出具有本质意义的共性。在控制的条件下做实验研究，是在有限的空间范围内（如实验室），在实际中将对象与周围环境分割开，然后寻找被分离出来的不同要素之间的规律性联系。

刘先生还认为：东方科学体系以时间为主。时间性虚，其特性在于持续和变异。时间不能分割，不能占有，只能共享。在时间里，人与人、人与万物是平等、共进的关系。主体与客体采取相融的方式……从时间的角度认识事物，着眼在自然的原本的整体，表现为现象和自然的流行。向宇宙彻底开放的状态，在"因""顺"对象的自然存在和流行中，寻找其本质和规律。用老子的话说，就是"道法自然"，这是总的原则。

"现象联系的本质是'气'，气是万物自然生化的根源。现象层面的规律体现为气的运动，通过气来实现。中医学研究的是现象层面的规律，在认识过程中，严格保持人和万物的自然整体状态，坚持整体决定和产生部分，部分受整体统摄，因而要从整体看部分，而不是从部分看整体。西医学研究的是现象背后的实体层面，把对象看作是合成的整体，因而认为部分决定整体，整体可以用部分来说明，故主要采取还原论的方法。"

"现象表达的是事物的波动性，是各种功能、信息的联系。现象论强调的是事物的运动变易，即时间方面。庄子说：'与物委蛇，而同其波。'（《庄子·庚桑楚》）'同其波'，就是因顺现象的自然流变，去发现并遵循其时间规律。所以中医学研究的是整体。而西医学以实体为支撑事物存在的本质，将生命活动归结为静态的物质形体元素，故西医学研究的是'粒子'的整体。"

"中医学认为：'器者，生化之宇。'（《素问·六微旨大论篇》）而生化之道，以气为本。'气始而生化，气散而有形，气布而蕃育，气终而象变，其致一也。'（《素问·五常政大论篇》）可见，中医学以无形的人体为主要对象，着意关注的是气化，把人看作是气的整体。而西医学则以有形的人体为对象，研究器官、细胞和分子对生命的意义，把人看作是实体的整体。"

刘先生进而指出：时间与空间是共存关系，不是因果关系。人无论依靠何种手段都不可能将时空两个方面同时准确测定，也不可能从其中的一个方面过渡到另一方面。量子力学的不确定性原理告诉我们，微观粒子的波动特性的关系也是这样。它们既相互补充，又相互排斥。

部分决定整体和整体决定部分，这两个反向的关系和过程同时存在。但是，观测前者时就看不清后者，观测后者时又看不清前者，所以我们只能肯定二者必定相互衔接，畅然联通，但却永远不能弄清其如何衔接，如何联通。这是认识的盲区，是认识不可逾越的局限。要承认这类盲区的存在，因为世界上有些不可分割的事物只是共存关系，而没有因果联系。

刘先生从哲学的高度对中西医把握客观事物认识论原理，燃犀烛微，深刻剖析，充满了哲学家的洞见，觉闻清钟，发人深省。

李约瑟曾经指出：中西医结合在技术层面是可以探讨的，理论层面是不可能的。刘长林先生也认为：人的自然整体（中医）与合成的整体（西医），这两个层面之间尽管没有因果联系，但却有某种程度的概率性的对应关系。寻求这种对应关系，有利于临床。我们永远做不到将两者真正沟通，就是说，无论用中医研究西医，还是用西医研究中医，永远不可能从一方走到另一方。

　　早在 20 世纪 80 年代，傅景华先生就形成了中医过程论思想。傅先生认为：中医不仅包括对有形世界的认识，而且具有对自然和生命本源以及发生演化过程的认识。中医的认识领域主要在生命过程与枢机，而不仅是人体结构与功能，中医是"天地人和通、神气形和通"的大道。傅先生认为中医五脏属于五行序列，分别代表五类最基本的生命活动方式。《素问·灵兰秘典论篇》喻以君主、相傅、将军、仓廪、作强之官，形象地反映出五类生命运动方式的特征。在生命信息的运行机制中，心、肺、肝、脾、肾恰似驱动、传递、反馈、演化、发生机制一样，立足于生命的动态过程，而非实体器官。针对实体层面探求中医脏腑经络实质已走入死胡同，傅景华先生以"中医过程论"诠释中医实质，空谷足音，振聋发聩，惜了无唱和。笔者曾多次和傅景华讨论，好像那时他并不知道怀特海的过程哲学，只是基于对《周易》等典籍中过程思想的理解，能提出如此深刻的见解，笔者十分敬佩他深邃的洞见。十几年后，怀特海的过程哲学已在中国传播，渐至大行其道了。

　　怀特海明确地说过，他的过程哲学与东方思想更加接近！而不是更接近于西方哲学。杨富斌教授指出，怀特海过程哲学的"生成"和"过程"思想，与中国哲学关于生成和变易的思想相接近。

　　怀特海的有机体概念，通常是指无限"绵延"（持续）的宇宙运动过程的某一点上包含了与其他点上的事物的相互关系，因而获得自身的具体现实规定性的事物。意在取代以牛顿物理学绝对时空观为基础的机械唯物论宇宙观中的"物质"或"实在"观，即宇宙观问题。在他看来，传统的机械论宇宙观中所说的"物质"或"实在"实际上都是处于过程之中的存在物或实有（entity），都是与其他存在物相互作用、相互影响、相互依赖的，并在此过程中获得自身的规定性，不是单纯的、永恒的、具有绝对意义的东西，而是具有过程性、可变性和相对性的复杂有机体；认识过程中的主体和客体也是同一运动（认识）过程中彼此相关、相互渗透和相互依赖的两个有机体，因而并没有完全自主、自足的"主体"，也没有绝对不受主体影响的、具有绝对意义的客体，因此对于主体与客体的关系，也应当从二者的相互作用、相互影响和相互渗透及其与周围的关系等方面来考察。而中国古代哲学追求超现象的本质、超感觉的概念、超个体性的普遍性（同一性）为哲学的最高任务。在中国哲学家看来，天地人相通，自然与社会相通，阴阳相通相合。《黄帝内经》通过揭示自然变化对人体生理的影响，自然变化与疾病、自然环境与治疗的关系，认为"人与天地相参也，与日月相应也。"（《灵枢·岁露论》）怀特海的有机体思想与中国哲学的天人合一确有相通之处。

（四）医学不是纯粹的科学

除了极少数的哲学家、科学家认为中医是科学，而中医不是科学几乎成为世人之共识。但医学哲学家同样拷问：西医学是科学吗？

西医学之父威廉姆·奥斯勒说，"医疗行为是植根于科学的一种艺术"，进而他解释道，"如果人和人都一样，那医学或许能成为一门科学，而不是艺术。"

1981年6月密苏里大学哲学系的罗纳尔德·穆森在《医学与哲学》（The Journal of Medicine and Philosophy）发表了25页的长文"为什么医学不可能是一门科学"，医学圈里为之哗然，因为文章发表在暑月，因此常常被称为"暑月暴动"。依照穆森的观点，"医学是科学"缺乏有说服力的论证；从历史和哲学上可以论证医学"不是""不应该是"也"不可能是"（单一的、纯粹的）科学。在愿景、职业价值、终极关怀、职业目的与职业精神上，医学与科学之间是有冲突的；医学一旦成为科学，就会必然遮蔽偏离医学的职业愿景、价值、终极关怀、目的与精神。科学的基本目的是获得新知，以便理解这个世界和这个世界中的事物，医学的目的是通过预防或治疗疾病来增进人们的健康；科学的标准是获得真理，医学的标准是获得健康和疗效；科学的价值旨向为有知、有理（客观、实验、实证、还原）、有用、有利（效益最大化）；医学的价值旨向为有用、有理、有德、有情、有根、有灵，寻求科学性、人文性、社会性的统一。针对人的医学诉求和服务，科学存在严重的"缺损配置"。

穆森的结论是：尽管医学（知识）大部分是科学的，但它并不是、也不可能成为一门科学。

范瑞平先生指出，不能完全按照当代科学性与科学化的指标、方法与价值来衡量医学，裁判中西医之争，在当代科学万能和科学至上的意识形态中，技术乌托邦的期盼遮蔽了医学的独立价值，穆森的文章力矫时弊。

医学的原本是人学，这是众所周知的事实，其性质必须遵循人的属性而定。穆森和拥护者所做的，其实是站在我们所处的时代——医学有离科技更近、离人性更远，离具体更近、离整体更远的趋势——发出的"重拾医学人性"的呼吁。

我们还用为中医是不是科学而捶胸顿足地大声疾呼吗？

二、理论－实践脱节与"文字之医"

理论－实践脱节，即书本上的知识（包括教科书知识），并不能完全指导临床实践，这是中医学术发展未能解决的首要问题。形成理论－实践脱节的因素比较复杂，笔者认为欲分析解决这一问题，必须研究中医学术发展的历史，尤其是正确剖析文人治医对中医学术的影响。

迨医巫分野后，随着文人治医的不断增多，中医人员的素质不断提高，因为大量儒医的出现，极大地提高了医生的基础文化水平。文人治医，繁荣了中医学，增进了学术争鸣，促进了学术发展。通医文人增加，对医学发展的直接作用是形成了以整理编次医学文献为主的学派。由于儒家济世利天下的人生观，促使各阶层高度重视医籍的校勘整理、编撰刊行，使之广为流传。

文人治医对中医学术的消极影响约有以下诸端：

（一）尊经崇古阻碍了中医学的创新发展

两汉后，在儒生墨客中逐渐形成以研究经学、弘扬经书和从经探讨古代圣贤思想规范的风气，后人称之为"经学风气"。

儒家"信而好古""述而不作"一直成为医学写作的指导思想，这种牢固的趋同心理，削磨、遏制了医家的进取和创新。尊经泥古带给医坛的是万马齐喑，见解深邃的医家亦不敢自标新见，极大地禁锢了人们的思想，导致了医学新思想的难以产生及产生后易受抑压，也导致了人们沿用陈旧的形式来容纳与之并不相称的新内容，从而限制了新内容的进一步发展，极大地延缓了中医学的发展。

（二）侈谈玄理，无谓争辩

一些医学家受理学方法影响，以思辨为主要方法，过分强调理性作用，心外无物，盲目夸大了尽心明性在医学研究中的地位，对医学事实进行随意的演绎推理，以至于在各家学说中掺杂了大量的主观臆测、似是而非的内容（宋代以前文献尚重实效，宋代以后则多矜夸偏颇、侈谈玄理、思辨攻讦之作）。

无谓争辩中的医家，所运用的思辨玄学的方法，使某些医学概念外延无限拓宽，无限循环，反而使内涵减少和贫乏，事实上思辨只是把人引入凝固的空洞理论之中。这种理论似乎能解释一切，实际上却一切都解释不清。它以自然哲学的普遍性和涵容性左右逢源，一切临床经验都可以成为它的诠注和衍化，阻碍和束缚了人们对问题继续深入的研究。理论僵化，学术惰于创新，通过思辨玄学方法构建的某些理论，不但没有激起后来医家的创新心理，反而把人们拉离临床实践的土壤。命门之争，玄而又玄，六味、八味何以包治百病？

（三）无病呻吟，附庸风雅的因袭之作

"立言"的观念在文人中根深蒂固，一些稍涉医籍的文人，也常附庸风雅，编撰方书，有的仅是零星经验，有的只是道听途说，因袭之作，俯拾皆是。

（四）重文献，轻实践

受经学的影响，中医学的研究方法大抵停留在医书的重新修订、编次、整理、汇纂，呈现出"滚雪球"的势态。文献虽多，而少科学含量。从传统意义上看，尚有可取之处，但在时间上付出的代价是沉重的，因为这样的思想延缓了中医学的发展。

伤寒系统，有人统计注释《伤寒》不下千余家，主要是编次、注释，但大都停留在理论上的发挥和争鸣，甚或在如何恢复仲景全书原貌等问题上大做文章，进而争论诋毁不休，站在临床角度上深入研究者太少了。马继兴先生对《伤寒论》版本的研究，证明"重订错简"几百年形成的流派竟属子虚乌有。

整个中医研究体系中重经典文献，轻临床实践是十分明显的。

一些医家先儒而后医，或弃仕途而业医，他们系统研究中医时多已年逾不惑，还要从事著述，真正从事临床的时间并不多，其著作之实践价值仍需推敲。

苏东坡曾荐圣散子方。某年大疫，苏轼用圣散子方而获效，逾时永嘉又逢大疫，又告知民众用圣散子方，而贻误病情者甚伙。陈无择《三因方》云：此药实治寒疫，因东坡作序，天下通行。辛未年，永嘉瘟疫，被害者不可胜数。盖当东坡时寒疫流行，其药偶中而便谓与三建散同类。一切不问，似太不近人情。夫寒疫亦自能发狂，盖阴能发燥，阳能发厥，物极则反，理之常然，不可不知。今录以备寒疫治疗用者，宜审究寒温二疫，无使偏奏也。

《冷庐医话》记载了苏东坡孟浪服药自误：士大夫不知医，遇疾每为庸工所误。又有喜谈医事，孟浪服药以自误。如苏文忠公事可慨叹焉……

文人治医，其写作素养，在其学问成就上起到举足轻重的作用。而不是其在临床上有多少真知灼见。在中医学发展史上占有重要地位的医学著作并非都是经验丰富的临床大家所为。

《温病条辨》全面总结了叶天士的卫气营血理论，成为温病学术发展的里程碑，至今仍有人奉为必读之经典著作。其实吴鞠通著《温病条辨》时，从事临床只有六年，还不能说是经验宏富的临床家。《温病条辨》确系演绎《临证指南》之作，对其纰谬，前哲今贤之驳辨批评，多为灼见。研究吴鞠通学术思想，必须研究其晚年之作《医医病书》及其晚年医案。因《温病条辨》成书于1798年，吴氏40岁，而《医医病书》成于道光辛卯（1831）年，吴氏时已73岁。仔细研究即可发现风格为之大变，如倡三元气候不同医要随时变化，斥用药轻描淡写，倡治温重用石膏，从主张扶正祛邪，到主张祛除邪气，从重养阴到重扶阳……

《证治准绳》全书总结了明代以前中医临床成就，临床医生多奉为圭臬，至今仍有十分重要的学术价值。但是王肯堂并不是职业医生、临床家。肯堂少因母病而读岐黄家言，曾起其妹于垂死，并为邻里治病。后为其父严戒，乃不复究。万历十七年进士，选翰林院庶吉士，三年后受翰林院检讨，后引疾归。家居十四年，僻居读书。丙午补南行人司副，迁南膳部郎，壬子转福建参政……独好著书，于经传多所发明，凡阴阳五行、历象……术数，无不造其精微。著《尚书要旨》《论语义府》《律例笺释》《郁冈斋笔尘》，雅工书法，又为藏书大家。曾辑《郁冈斋帖》数十卷，手自钩拓，为一时刻石冠。

林珮琴之《类证治裁》于叶天士内科心法多有总结，实为内科之集大成者，为不可不读之书，但林氏在自序中讲得清清楚楚：本不业医。

目尽数千年，学识渊博，两次应诏入京的徐灵胎，亦非以医为业，如《洄溪医案》多次提及：非行道之人。

王三尊曾提出"文字之医"的概念（《医权初编》上卷论石室秘录第二十八）：

夫《石室秘录》一书，乃从《医贯》中化出。观其专于补肾、补脾、疏肝，即《医贯》之好用地黄汤、补中益气汤、枳术丸、逍遥散之意也。彼则补脾肾而不杂，此又好脾肾兼补者也……此乃读书多而临证少，所谓文字之医是也。惟恐世人不信，柱以神道设教。吾惧其十中必杀人之二三也。何则？病之虚者，虽十中七八，而实者岂无二三，彼只有补无泻，虚者自可取效，实者即可立毙……医贵切中病情，最忌迂远牵扯。凡病毕竟直取者多，隔治者少，彼皆用隔治而弃直取，是以伐卫致楚为奇策，而仗义执言为无谋也……何舍近而求远，尚奇而弃正哉。予业医之初，亦执补正则邪去之理，与隔治玄妙之法，每多不应。后改为直治病本，但使无虚虚实实之误，标本缓急之差，则效如桴鼓矣……是书论理甚微，辨症辨脉则甚疏，是又不及《医贯》矣……终为纸上谈兵。

"文字之医"实际的临床实践比较少，偶而幸中，不足为凭。某些疾病属于自限性疾病，即使不治疗也会向愈康复。偶然取效，即以偏概全，实不足为法。

"文字之医"为数不少，他们的著作影响并左右着中医学术。

笔者认为理论与实践脱节，正是文人治医对中医学术负性影响的集中体现。

必须指出，古代医学文献临床实用价值的研究是十分艰巨的工作。笔者虽引用王三尊之论，却认为《石室秘录》《辨证录》诸书，独到之处颇多，同样对非以医为业的医家，如王肯堂、徐灵胎、林珮琴等之著作，亦推崇备至，以为不可不读。

三、辨病下的辨证论治

笔者师从洪哲明先生临诊时，先生已近八旬。尝见其恒用某方治某一病，而非分型辨治。小儿腹泻概以"治中散"（理中丸方以苍术易白术）治之，其效甚捷；产后缺乳概用双解散送服马钱子；疝气每用《金匮》蜘蛛散。辨病还是辨证？

中医是先辨病再辨证，即辨证居于第二层次。《伤寒论》"辨太阳病脉证并治""辨阳明病脉症论治"……已甚明了。后世注家妄以己意，曲加发挥，才演绎出林林总总的"六经辨证"，已背离仲师原旨。

1985 年，有一次拜谒张琪先生，以中医是辨病下的辨证论治为题就教，张老十分高兴地给我讲了一个多小时：同为中焦湿热，淋病、黄疸、湿温有何不同，先生毫分缕析，剀切详明。张老十分肯定中医是辨病下的辨证论治。

徐灵胎《兰台轨范》序：欲治病者，必先识病之名，能识病名，而后求其病之由生，知其所由生，又当辨其生之因各不同，而病状所由异，然后考其治之之法。一病必有主方，一方必有主药。或病名同而病因异，或病因同而病症异，则又各有主方，各有主药，千变万化之中，实有一定不移之法。

中医临床流派以经典杂病派为主流，张石顽、徐灵胎、尤在泾为其代表人物，《张氏医通》为其代表作。张石顽倡"一病有一病之祖方"，显系以辨病为纲领。细读《金匮要略》，自可发现仲景是努力建立辨病体系的，一如《伤寒论》。

外感热病中温病学派，临证每抓住疫疠之气外犯，热毒鸱盛这一基本病因病机，以祛邪为不易大法，一治到底，同样是以辨病为主导的。

《伤寒论》是由"三阴三阳"辨"病"与"八纲"辨"证"的两级构成诊断的。如"太阳病，桂枝证"（34条）、"太阳病……表证仍在"（128条）。首先是通过辨病，从整体上获得对该病的病性、病势、病位、发展变化规律以及转归预后等方面的全面了解，从而把握贯穿该病过程的始终，并明确其发生、发展的基本矛盾，然后才有可能对各个发展阶段和不同条件（如治疗、宿疾等）影响下所表现出来的症候现象做出正确的分析和估价，得出符合该阶段病理变化性质（即该阶段的主要矛盾）的"证"诊断，从而防止和克服单纯辨证的盲目性。只有首先明确"少阴病"的诊断，了解贯穿于少阴病整个发展过程中的主要矛盾是"心肾功能低下，水火阴阳俱不足"，才有可能在其"得之两三日"仅仅出现口燥咽干的情况下判断为"邪热亢盛，真阴被灼"，果断地用大承气汤急下存阴。正确的辨证分析，必须以明确的"病"诊断为前提，没有这个前提就难以对证候的表现意义做出应有的估价，势必影响辨证的准确性。

辨"病"诊断的意义在于揭示不同疾病的本质，掌握各病总体矛盾的特殊性；辨"证"诊断的意义在于认识每一疾病在不同阶段、不同条件下矛盾的个性和各病在一定时期内的共性矛盾，做到因时、因地、因人制宜。首先，辨病是准确诊断的基础和前提；结合辨证，则是对疾病认识的深入和补充。二者相辅相成，缺一不可。

"六经辨证"的说法之所以是错误的，就在于把仲景当时已经区分出的六个不同外感病种，看成了一种病的六个阶段，即所谓的太阳病是表证阶段，阳明病是里证阶段，少阳病是半表半里阶段等。这种认识混淆和抹杀了"病"与"证"概念区别，既与原文事实相违背，又与临床实际不相符合。按照这种说法去解释原文，就难免捉襟见肘，矛盾百出。"六经辨证"说认为太阳病即是表证，全不顾太阳病还有蓄血、蓄水的里证；认为阳明病是里证，却无视阳明病还有麻黄汤证和桂枝汤证。既为阳明病下了"里证"定义，却又有"阳明病兼表证"之说。试问阳明病既为里证，何以又能兼表证，则阳明病为里证之说又何以成立？

张正昭先生指出："六经辨证"说无端地给三阴三阳的名称加上一个"经"字，无形中把"三阴三阳"这六个抽象概念所包括的诸多含义变成了单一的经络含义，使人误认为"三阴三阳"病就是六条经络之病，违背了《伤寒论》以"三阴三阳"病名的原义。可见，把"三阴三阳"病说成"六经病"固属不妥，而称其为"六经证"就更是错误的了。

李心机先生鉴于《伤寒论》研究史上"注不破经，疏不破注"的顽固"误读传统"，就鲜明地指出"让伤寒论自己诠释自己"。

四、亚健康不是"未病"是"已病"

近年来，较多的中医学者把亚健康与中医治未病、欲病等同起来，亚健康不是中医的未病，机械的对应、简单的比附，不仅仅犯了逻辑上的错误，于全面继承中医学术精华并发扬光大十分不利。

（一）中医"未病"不能等同于亚健康

《素问·四气调神大论篇》："圣人不治已病，治未病，不治已乱，治未乱，此之谓也。夫病已成而后药之，乱已成而后治之，譬犹渴而穿井，斗而铸锥，不亦晚乎。"体现了治未病是中医对摄生保健的指导思想，强壮身体，防于未病之先。

"未病"是个体尚未患病，应注意未病先防。中医的"未病"和"已病"，是相对概念，健康属于未病，疾病属于已病。

《难经·七十七难》："上工治未病，中工治已病者，何谓也？然所谓治未病者，见肝之病，则知肝当传之与脾，故先实其脾气，无令得受肝之邪，故曰治未病焉。"此时，未病是以已病之脏腑为前提，以已病脏腑之转变趋向为依据，务先安未受邪之地。

《灵枢·官能》中有"正邪之中人也微，先见于色，不知于其身。"指出病邪初袭机体，首先见体表某部位颜色的变化，而身体并未感到任何不适，然机体的气血阴阳已出现失衡，仅表现一些细微病前征象的状态便为未病状态。由健康到出现机体症状，发生疾病，并非是卒然出现的，而是逐渐形成，由量变到质变的过程。

《灵枢·顺逆》也指出，"上工刺其未生者也；其次，刺其未盛者也……上工治未病，不治已病，此之谓也"。

《素问·八正神明论篇》："上工救其萌芽，必先见三部九候之气，尽调不败而救之，故曰上工。下工救其已成，救其已败。"显示早期诊断，把握时机，早期治疗，既病防变之意。

唐孙思邈的《千金方》中有"古之医者，上医治未病之病，中医治欲病之病，下医治已病之病"的论述，明确地将疾病分为"未病""欲病""已病"三个层次。未病指机体已有或无病理信息，未有任何临床表现的状态或不能明确诊断的一种状态，是病象未充分显露的隐潜阶段。

中医的治未病是一种原则和指导思想，既包涵未病先防的养生防病、预防保健思想，也包涵既病防变、早期治疗、控制病情的临床治疗原则。

亚健康无论如何都是有明显身体不适而又不能符合（西医的）某种疾病诊断标准的状态，把未病和亚健康等同起来，是毫无道理的。

（二）亚健康是中医的已病

作为"中间状态"的亚健康，应包括三条：首先，没有生物学意义上的疾病（尚未发现躯体构造方面的异常）及明确的精神心理障碍（属"疾病"）；其次，它涉及躯体上的不适（如虚弱、疲劳等非特异性的、尚无可明确躯体异常、却偏离健康的症状或体验，但还够不上西医的"疾病"）；再次，还可涉及精神心理上的不适（够不上精神医学诊断上的"障碍"），以及社会生存上的适应不良。以亚健康状态常见的头痛、头晕、失眠等为例，均已构成中医"病"的诊断。多数亚健康个体，其体内的病机已启动，已经出现了阴阳偏盛偏衰，或气血亏损，或气血瘀滞，或有某些病理性产物积聚等病机变化。

"亚健康状态"指机体正气不足或邪气侵犯时机体已具备疾病的一些病理条件或过程，已有一些或部分病症（证）存在，但是未具备西医学疾病的诊断标准。我们不能采取把中医的"病"的概念与西医"疾病"的概念等同起来的思考和研究方式。

笔者认为全部中医的"病"只要还不具备西医学疾病诊断的证据，均属亚健康范畴。

中医生存和发展有一最关键的因素，就是临床范围日益窄化，中医文化基础日渐式微，信仰人群的迁移，观念的转变，后继乏人。很多研究都表明，人群中健康状态占10%，疾病状态占15%，75%属于亚健康状态。西医还没有明确的方法和药物治疗亚健康。中医学在亚健康状态方面的潜在优势，不仅可拓展中医学术新的生存空间，而且必将促进整个世界医学的进化与发展，从而为全人类的健康做出新的贡献。

闫希军先生所著《大健康观》中提出了大健康医学模式。在大健康医学模式中，中医被赋予十分重要的地位，而拥有了更加广阔的空间。中医理论与系统生物学及大数据方法契合，并将与系统生物学和生态医学等领域取得的成果相互交通，水乳交融，这是未来西方医学和中医学发展必然的走向。

五、正本清源，重建中医范式

范式是某一科学共同体在某一专业或学科中所具有的共同信念，这种信念规定了它们的共同的基本观点、基本理论和基本方法，为它们提供了共同的理论模式和解决问题的框架，从而成为该学科的一种共同的传统，并为该学科的发展规定了共同的方向。

库恩认为"范式"是成熟科学的标志，由于"范式"的存在，科学家们一方面可以在特定领域里进行更有效率的研究，从而使他们的研究更加深入；而另一方面，"范式"也意味着该领域里"更严格的规定"，"如果有谁不肯或不能同它协调起来，就会陷于孤立，或者依附到别的集团那里去"。因此，同一范式内部，研究者拥有相同的世界观、研究方法、理论、仪器和交流方法，但在不同"范式"之间却是不可通约的。不同"范式"下的研究者对同一领域的看法就像是两个世界那样完全不同。这也是造成"一条定律对一组科学家甚至不能说明，而对另一组科学家有时好像直观那样显而易见"的原因。

李致重等学者从具体研究对象、研究方法及基础理论等方面论述了中西医范式的不可通约性。而且，中、西医关系的特殊之处还在于，它们不只是同一领域的两个不同"学派"，更是基于两种完全不同的文化而发展起来的，这也使得二者之间的不可通约性表现得尤其明显和强烈。正是由于这种不可通约性导致了中西医之争。届于特定历史条件下"科学主义"的强势地位，中医最终被迫部分接受了西医"范式"。"范式丢失"是近现代中医举步维艰、发展停滞、甚至后退的根本原因。

任何一门科学的重大发展，都表现在基本概念的更新和范式的变革上……变革范式，是现时代中医理论发展的必经之路。

如何正本清源，重建范式？

正本清源是中医范式或重建的基础，这是一项十分艰巨浩大的工程。正本首先是建立传统范式。必须从经典著作入手，梳理还原，删汰芜杂，尽呈精华。

（一）解释学·语言能力与重建

东汉许慎在《说文解字·叙》中说："盖文字者，经艺之本，王政之始,前人所以垂后,后人所以识古。故曰:本立而道生。"给予中国古典解释学以崇高的地位。

解释学把生命哲学、现象学、存在主义分析哲学、语言哲学、心理学、符号学等理论融合在一起,强调语言的本体论地位,认为我们所能认识的世界只能是语言的世界,人与世界的关系的本质是语言的关系,不仅把解释当作人文科学的方法论基础,而且是哲学的普遍方法。

狭义解释学特指现代西方哲学领域中的解释学理论,它经过狄尔泰、海德格尔、伽达默尔、利科、哈贝马斯等思想巨匠在理论上的构建和推动,形成了哲学释义学;广义解释学则不限于西方哲学领域,一切关于文本的说明、注解、解读、校勘、训诂、修订、引申及阐释的工作都属于解释活动,都要依靠相应的解释方法和解释理论来完成,因而都可以称作解释学。中医书籍中只有少部分是经典原著,而其余大部分都属于关于经典原著的解释性著作。

从当代解释学观点看,任何现代理论或现代文化都发轫于传统,传统文化的生命力则在于不断的解释和再解释之中。传统文化和现代文化并不是对立的,而是统一的,确切地说,是对立统一。人类文化是一条河流,它从传统走来,向未来走去,亦如黑格尔所说,离开其源头愈远,它就膨胀得愈大。

拉法格相信:《老子》在其产生之初,在它的著者与当时的读者之间存在着一种共识,这种共识便是《老子》的初始意义,《老子》著者传达的是它,当时的读者从中读懂的也是它。那么,这种共识又是从何而来的呢?拉法格认为:处于同一时代同一环境中的人可能会在词义的联想、语言结构的使用、社会问题的关注上具有共同之处,所以他们之间能够彼此理解。拉法格采用语言学家乔姆斯基的"语言能力"一词来指代这种基于共有的语言与社会背景的理解能力。在他看来，这种"语言能力"是历史解释学的关键，是发现历史文本原始意义的途径。他建议读者利用多种传统方法增强自己理解《老子》的语言能力，如古汉语字词含义的研究、历史事件与古代社会结构的分析，其他古代思想家思想的讨论等。也就是说，旨在发现《老子》原始意义的现代读者应尽可能地将自己置于《老子》所处的时代，将当时的社会背景、语言现象等历史的事物内化为自己的"语言能力"。

历史的解释者的任务是利用历史的证据重新将《道德经》与它产生的背景联结起来，在该背景下对其进行分析研究。解释者首先必须去掉成见，不可以将我们现代的思想强加于古人，或用现代思想批判古人。

历史解释学方法是中医经典著作、传统理论研究的基本方法。其要旨在于忠实细密地根据经典话语资料和现代方法对原典重新解读。旧有的词语和概念通过词语组合方式和语境组件方式的特殊安排，突显出原典文本固有的基本意义结构。通过意义结构分析，探询其原始涵义、历史作用和现代意义。

（二）解构与重建

理解分析就是"解构"，而"解构"旨在重建，使新的理论概念或理论结构因此建立。自然科学家就是依循这一程序不断地改弦更张，发展其理论系统的……解构和重建与科恩所说的"范式变革"有所类同。何裕民先生认为：对原有理论概念或规则的重新理解和分析，对传统中医理论体系进行解构和重建，是现阶段中医理论发展的切实可行的最佳选择。

事实的确认和概念的重建是重建的途径与环节。

严肃的科学研究应以经验事实为基础，而不仅仅是古书古人的描述，古人的认识充其量只是帮助人们寻找经验事实，并在研究中给予一定的启示。

概念的重建与事实的确认可以说是互为因果的两大环节。梳理每个名词术语的历史演变和沿革情况、分析它们眼下使用情况及混乱原因，这两者有助于旧术语的解构；组织专家集体研讨以期相对清晰、合理地约定每一概念（名词术语）的特征和实质。

阴阳五行学说对传统中医理论之建构，具有决定性的作用。它们作为主导性观念和认识方法渗入中医学，有的又与具体的学术内容融合成一体，衍生出众多层次低得多的理论概念。藏象、经络、气血津液等可视作中医理论体系的第二层次，第三层次的是众多较为具体的概念或术语，其大多与病因病机、治法及"证"相关联。最低层次的是一些带有经验陈述性质的论述。形成这些概念，司外揣内、援物比类等起着主要作用，不少是从表象信息直接跳跃到理论概念的，许多概念与实体并不存在明确的对应关系，其内涵和外延有时也颇难作出清晰的界定。

一些学者主张：与学术内容融合在一起的阴阳五行术语，应通过概念的清晰化、实体化和可经验化而清理出去。亦即使哲学的阴阳五行与具体（中医）的科学理论分离……愚意以为不可，以其广泛渗透而不可剥离，阴阳五行已成为不可或缺的纲领框架，当以中医学理视之，而不仅仅视为居于指导地位的古典哲学思想。

（三）方法

正本清源，重建范式，必须有良好的方法。我们反对科学主义，但我们崇尚科学精神，我们必须学习运用科学方法，尤其是科学思维方法，科学观察方法，科学实证方法（不仅仅是实验室方法）。

"医林改错，越改越错"，《医林改错》中提出的"心无血，脉藏气"之说，显然是错误的。为什么导致错误的结论？主要是他不知道，观察是有其一定条件，一定范围的。离开原来的条件、时间、地点，观察结果会有很大差异。运用观察结论做超出原条件、原范围的外推时，必须十分审慎。他所观察的都是尸体，由于动脉弹力大，把血驱入静脉系统。这是尸体的条件，不可外推到活着的人体。对观察结果进行理解和处理时，必须注意其条件性、相对性和可变性。

在广泛占有资料的基础上，还必须要有正确的思维方法。对于马王堆汉墓出土的缣帛及竹木简医书成书年代的推定和对该批资料的运用，我国的有关专家认为："如果从《黄帝内经》成书于战国时期来推定，那么两部灸经的成书年代至少可以上溯到春秋战国之际甚至更早。"而日本山田庆儿先生认为，这种"推论的方法是错误的。不管我们最后会达到什么样的结论，我都不应该根据所谓《黄帝内经》是战国时期的著作这个还没有确证的假定，去推断帛书医书的成书年代，而必须相反地从关于后者已经确证了的事实出发，来推断前者成书的过程和年代"。山田庆儿先生基于"借助马王堆医书之光，可以逐渐看清中国医学的起源及其形成过程"。

吴坤安认为：喻嘉言、吴又可、张景岳辈，治疫可谓论切治详，发前人所未发。但景岳宜于汗，又可宜于下，嘉言又宜于芳香逐秽，三子皆名家，其治法之所以悬绝若此，以其所治之疫各有不同。景岳所论之疫，即六淫之邪，非时之气，其感同于伤寒，故每以伤寒并提，而以汗为主，欲尽汗法之妙，景岳书精切无遗。又可所论之疫，是热淫之气，从口鼻吸入，伏于募原，募原为半表半里之界，其邪非汗所能达，故有不可强汗、峻汗之戒；附胃最近，入里尤速，故有急下、屡下之法。欲究疫邪传变之情，惟又可之论最为详尽，然又可所论之疫，即四时之常疫，即俗名时气症也。若嘉言所论之疫，乃由于兵荒之后，因病致病，病气、尸气混合天地不正之气，更兼春夏温热暑湿之邪交结互蒸，人在气交中，无隙可避，由是沿门阖境，传染无休，而为两间之大疫，其秽恶之气，都从口鼻吸入，直行中道，流布三焦，非表非里，汗之不解，下之仍留，故以芳香逐秽为主，而以解毒兼之。是三子之治，各合其宜，不得执此而议彼。

学术研究中，所设置的讨论的问题必须同一，必须是一个总体，这是比较研究的基本原则。执此而议彼，古代医家多有此弊，六经辨证与卫气营血辨证、三焦辨证之争论，概源于方法之偏颇。

六、提高疗效是中医学术发展的关键

中医药学历数千年而不衰，并不断发展，主要依靠历代医学家临床经验的积累、整理提高。历代名医辈出，多得自家传师授。《周礼》有"医不三世，不服其药"，可见在很早人们即已重视了老中医经验。

以文献形式保留在中医典籍之中的中医学术精华仅仅是中医学术精华的一部分。为什么这样说？这是因为中医学术精华更为宝贵的部分是以经验的形式保留在老中医手中的。这是必须予以充分肯定、高度重视的问题。临床家，尤其是临床经验丰富、疗效卓著者，每每忙于诊务，无暇著述，其临床宝贵经验，留下来甚少。叶天士是临床大家，《外感温热篇》乃于舟中口述，弟子记录整理而成。《临证指南医案》，亦弟子侍诊笔录而成，真正是叶天士自己写的东西又有什么？

老中医经验，或禀家学，或承师传，通过几代人，或十几代或数百年的长期临床实践，反复验证，不断发展补充，这种经验比一般书本中所记述的知识要宝贵得多。老中医经验是中医学术精华的重要组成部分，舍全面继承，无法提高疗效。

书中的知识要通过自己的实践，不断摸索不断体会，有了一些感受，才能真正为自己所利用。真正达到积累一些经验，不消说对某些疾病能形成一些真知灼见，就是能准确地把握一些疾病的转归，亦属相当困难，没有十年二十年的长期摸索，是不可能的。很显然，通过看书把老中医经验学到手，等于间接地积累了经验，很快增加了几十

年的临床功力,这是中青年医生提高临床能力的必由之路。全面提高中医队伍的临床水平,必将对中医学术发展产生极大的推动作用。

老中医经验中不乏个人的真知灼见,尤其是独具特色的理论见解、自成体系的治疗规律都将为中医理论体系的发展提供重要的素材。尤其是传统的临床理论并不能完全满足临床需要时,理论与临床脱节时,老中医的自成规律的独特经验理论价值更大。

在强大的西医学冲击下,中医仍然能在某些领域卓然自立,是因为其临床实效,西医学尚不能取而代之。这是中医学赖以存在的基础,中医学的发展亦系之于此。无论如何,提高临床疗效都是中医学术发展的战略起点和关键所在。

中医以其疗效,被全世界越来越多的人认可,仅在英国就有3000多家中医诊所(这已是多年前的数字)。在美国有超过30%的人群,崇尚包括中医在内的替代医学自然疗法。在医学界也认为有一些疾病,西医学是束手无策的,应从中医学中寻求解决的办法。美国医学会在1997年出版的通用医疗程序编码中特别增加两个针灸专用编码,对没有解剖结构,没有物质基础的中医针灸学予以承认;在2015年实施的"国际疾病分类"ICD-11,辟专章将中医纳入其中。我们应客观地对待百年中医西化历史,襟怀大度地包容对中医的批评,矜平躁释,心态平和,目标清晰,化压力为动力,寓继承于创新,与时俱进。展望未来,我们对中医事业发展充满了信心。

单书健
2016年12月

序

　　十年前出版之《当代名医临证精华》丛书，由于素材搜罗之宏富，编辑剪裁之精当，一经问世，即纸贵洛阳，一版再版，被医林同仁赞为当代中医临床学最切实用、最为新颖之百科全书。一卷在手，得益匪浅，如名师之亲炙，若醍醐之灌顶，沁人心脾，开慧迪智，予人以钥，深入堂奥，提高辨治之水平，顿获解难之捷径，乃近世不可多得之巨著，振兴中医之辉煌乐章也，厥功伟矣，令人颂赞！

　　名老中医之实践经验，乃中医学术精华之最重要部分，系砺炼卓识，心传秘诀，可谓珍贵至极。今杏林耆宿贤达，破除"传子不传女，传内不传外"之旧规，以仁者之心，和盘托出；又经书健同志广为征集，精心编选，画龙点睛，引人入胜。熟谙某一专辑，即可成为某病专家，此绝非虚夸。愚在各地讲学，曾多次向同道推荐，读者咸谓得益极大。

　　由于本丛书问世迄已十载，近年来各地之新经验、新创获，如雨后春笋，需加补充；而各省市名老中医珍贵之实践经验，未能整理入编者，亦复不少，更应广搜博采，而有重订《当代名医临证精华》之议，以期进一步充实提高，为振兴中医学术，继承当代临床大家之实践经验，提高中青年中医辨治之水平，促进新一代名医更多涌现，发展中医学术，作出卓越贡献。

　　与书健同志神交多年，常有鱼雁往还，愚对其长期埋首发掘整理老中医学术经验，采撷精华，指点迷津，详析底蕴，精心编辑，一心为振兴中医事业而勤奋笔耕，其淡泊之心志，崇高之精神，实令人钦佩。所写《继承老中医经验是中医学术发展的关键》一文，可谓切中时弊，力挽狂澜，为抢救老中医经验而呼吁，为振兴中医事业而献策，愚完全赞同，愿有识之士，共襄盛举。

顷接书健来函，出版社嘱加古代医家经验，颜曰：古今名医临证金鉴。愚以为熔冶古今，荟为一帙，览一编于某病即无遗蕴，学术发展之脉络了然于胸，如此巨构，实令人兴奋不已。

书健为人谦诚，善读书，且有悟性，编辑工作之余，能选择系之于中医学术如何发展之研究方向，足证其识见与功力，治学已臻成熟，远非浅尝浮躁者可比。欣慰之余，聊弁数语以为序。

八二叟朱良春谨识

时在一九九八年夏月

凡　例

1.明清之季中医临床体系方臻于成熟，故古代文献之选辑，以明清文献为主。

2.文献来源及整理者，均列入文后。未列整理者，多为老先生自撰。或所寄资料未列，或转抄遗漏，间亦有之，于兹恳请见谅。

3.古代文献，间有体例欠明晰者，则略作条理，少数文献乃原著之删节摘录，皆着眼实用，意在避免重复，简而有要。

4.古代文献中计量单位，悉遵古制，当代医家文献则改为法定计量单位。一书两制，实有所因。药名多遵原貌，不予划一。

5.曾请一些老先生对文章进行修改或重新整理素材，使主旨鲜明，识邃意新；或理纷治乱，重新组构，俾叶剪花明，云净月出。

6.各文章之题目多为编纂者所拟，或对仗不工，或平仄欠谐，或失雅训，或难概全貌，实为避免文题重复，勉强而为之，敬请读者鉴谅。

7.凡入药成分涉及国家禁猎和保护动物的（如犀角、虎骨等），为保持方剂原貌，原则上不改。但在临床运用时，应使用相关的替代品。

8.因涉及中医辨证论治，故对于普通读者而言，请务必在医生的指导下使用，切不可盲目选方，自行使用。

目　录

述　要

殷墟甲骨文上即有"瘤"字之记载。《灵枢·刺节真邪》篇里，也有"筋瘤""肠瘤""昔瘤"等记载。认为"昔瘤"之病因病机主要是由于"已有所结，气归之，津液留之，邪气中之，凝结日以易甚，连以聚居"所致。《素问·六元正纪大论》提出关于积聚的治疗之攻补原则，云："大积大聚，其可犯也，衰其大半而止，过者死。"《素问·玉机真脏论》说："大骨枯槁，大肉陷下，胸中气满，喘息不便，内痛引肩项，身热，脱肉破䐃，真藏见，十月之内死。"

《难经·五十五难》中论述了"积"与"聚"的区别，提出了五脏积的病名、症状、病因病机等。"气之所积，名曰积；气之所聚，名曰聚。故积者五脏所生，聚者，六腑所成也。积者，阴气也，其始发有常处，其痛不离其部，上下有所始终，左右有所穷处。聚者，阳气也，其始发无根本，上下无所留止，其痛无常处，谓之聚。"由此可见，"积"是固定的，而"聚"是活动的。"积"由五脏阴气之所生，故"积"有心、肝、脾、肺、肾五种。《难经》中称心之积曰伏梁，肝之积曰肥气，脾气积曰痞气，肺之积曰息贲，肾之积曰贲豚。

晋·葛洪《肘后备急方·卷之四·治卒心腹癥坚方第二十六》中对癥块的发病过程，作了初步的描述，如说："凡癥坚之起，多以渐生，如有卒觉，便牢大，自难治也。腹中癥有结积，便害饮食，转羸瘦。"而且对于腹部癌肿不易早期诊断，临床进展非常迅速，晚期恶病体质等都做了较为细致的观察。可以说明远在晋代，我国医学家对腹部癌肿已有了初步的认识。葛洪所说的"癥坚"，大致指的就是现在所说的癌肿。

宋·《圣济总录·瘿瘤门》有："瘤之为义，留滞而不去也。气血流行不失其常，则形体和平，无或余赘，及郁结壅塞，则乘虚投隙，瘤所以生。初为小核，寝以长大。若杯盂然，不痒不痛，亦不结强，方剂所治，与治瘿法同，但瘿有可针割，而瘤慎不可破尔。"

宋·《卫济宝书·卷上·痈疽五发一曰癌》中第一次使用了"嵒"字，但所描述的症状与恶性肿瘤并不完全符合，只是属于痈疽五发的一种。《仁斋直指附遗方论·卷二十二发癌方论》对癌的特征叙述较为深刻，说："癌者上高下深，岩穴之状，颗颗累垂……毒根深藏，穿孔透里，男则多发于腹，女则多发于乳，或项或肩或臂，外症令人昏迷。"

《诸病源候论》卷四十"妇人杂病诸候四凡五十论·石痈候"中记载："石痈之状微强不甚大，不赤微痛热……但结核如石。""乳中隐核，不痛不痒""乳中结聚成核，微强不甚大，硬若石状。"又说："肿结皮强，如牛领之皮。"综上所述，前者颇似西医学乳腺癌体征表现，后者很像乳腺癌侵犯皮下组织和淋巴管后，淋巴管被癌栓堵塞，淋巴回流受阻，使乳腺皮肤粗糙，出现"橘皮样"改变。由此可见，中医学早在公元4世纪已对乳腺癌有了认识。

《妇人良方·乳痈乳岩方论第十四》明确提到了乳岩的病名。《疮疡经验全书·卷二·乳岩》中对乳岩的描述为："若未破可疗，已破即难治，捻之内如山岩，故名之，早治得生，若不治内溃肉烂见五脏而死。"

《疡科心得集》所描述的阴茎发生结节，坚硬并痛，名为肾岩，至形成溃疡呈菜花样，名肾岩翻花，则大致类似现在的阴茎癌。

《疮疡经验全书·茧唇》指出："始起一小瘤如豆大，或再生之，渐渐肿大，合而为一，约有寸厚，或翻花如杨梅，如疙瘩，如灵芝，如菌，形状不一。"类似现在的唇癌。中医外科有五大绝症，即乳岩、肾岩、茧唇、舌菌与失荣。所谓失荣，《疡科心得集·卷中·辨失营验生死不同论》说："失荣者……如树木之失于荣华，枝枯皮焦，故名也。生于耳前后及项间，初起形如栗子……按之硬石无情，推之不肯移动，如钉着肌肉者是也。不寒热，不觉痛，渐渐加大，后遂隐隐疼痛，痛者肌骨，渐渐破烂，但流血水，无脓，渐渐口大内腐，形如湖石，凹进凸出，斯时痛甚彻心，胸闷烦躁。"《医宗金鉴·外科心法要诀·失荣证》也说："其证初起，状如痰核皮色如常，日渐长大日久难愈，形气渐衰，肌肉瘦削，愈溃愈硬，色现紫斑，腐烂浸淫，渗流血水，疮口开大，胬肉高突，形似翻花瘤症，古今虽有治法，终属败症，但不可弃而不治。"由此可见，失荣一症大抵也属于颈部淋巴的转移癌症，甚至还可能包括了现在的一些淋巴肉瘤、腮腺癌、鼻咽癌转移等在内。

《三因方》中有瘿瘤的记载，并将其分为五瘿六瘤，其中石瘿的特点是坚硬不可移，很像甲状腺癌。《证治准绳病科准绳·瘿瘤》中并强调："如推之不动者，不可取也。痛无大小，不量可否而妄取之，必妨人命，俗云瘤者留也，不可轻去。"

内脏的一些癌症，则多属癥瘕、积聚、噎膈、反胃、崩漏带下等范围内。根据五脏不同，积亦有所区别，如心之积为伏梁，脾之积为痞气，肺之积为息贲，肝之积为肥气，肾之积为奔豚。其中伏梁指心下至脐有肿物，犹梁之横架于胸膈，甚则可以呕血；痞气在胃脘覆大如盘，可以出现黄疸；息贲于右胁下覆大如杯，皆不能除外肝癌及胃癌。

明·张景岳《景岳全书·杂证谟·积聚》中所说："凡积聚之治，如经之云者，亦既尽矣。然欲总其要，不过四法，曰攻，曰消，曰散，曰补，四者而已。"对积聚之治法做了高度概括。

噎膈之病名，首见于《内经》。《素问·通评虚实论》云："隔塞闭绝，上下不通，则暴忧之病也。"《素问·阴阳别论》说："三阳结谓之膈。"《灵枢·四时气》有"饮食不下，膈塞不通，邪在胃脘"之记载，阐明了本病的主要症状和病变部位。

《重订严氏济生方·呕吐翻胃噎膈门·五噎五膈论治》说："盖气之与神并为阳也。逸则气神安，劳则气神耗。倘或寒温失宜，食饮乖度，七情伤感，气神俱扰，使阳气先结，阴气后乱，阴阳不和，脏腑生病，结于胸膈，则成膈。气流于咽嗌，则成五噎……其为病也，令人胸膈痞闷，呕逆噎塞，妨碍饮食，胸痛彻背，或胁下支满……咽噎，气不舒。治疗之法，调顺阴阳，化痰下气，阴阳平匀，气顺痰下，噎膈之疾无由作矣。"究严用和之论，表明宋代对噎膈的病因病机、临床表现及治疗法则，皆有所发展与突破。

朱丹溪在《脉因证治·噎膈》中云："因血液俱耗，胃脘亦槁。"并提出"润养津血，降火散结"的治疗大法，对后世影响颇深。明·戴思恭《证治要诀·痞塞》曰："诸痞塞及噎膈，乃是痰为气所激而上，气又为痰所隔而滞，痰与气搏，不能流通。"

《景岳全书·杂证谟·噎膈》谓："噎膈一证，必以忧愁思虑，积劳积郁，或酒色过度，损伤而成。盖忧思过度则气结，气结则施化不行。酒色过度则伤阴，阴伤则精血枯涸，气不行则噎膈于上，精血枯涸，则燥结病于下。"

赵献可《医贯·噎膈》较详细地分析了本病与反胃及关格的鉴别。如说："噎膈、翻胃、关格三者，名各不同，病原迥异，治宜区别，不可不辨也。噎膈者，饥欲得食，但噎塞迎逆于咽喉胸膈之间，在胃口之上，未曾入胃，即带痰涎而出，若一入胃下，无不消化，不复出矣，惟男子年高者有之，少无噎膈。翻胃者，饮食倍常，尽入于胃，但朝食暮吐，暮食朝吐，或一两时而吐，或积至一日一夜，腹中胀闷不可忍而复吐；原物酸臭不化，此已入胃而反出，故曰反胃，男女老少皆有之。关格者，粒米不欲食，渴喜茶水饮之，少顷即吐出，复求饮复吐，饮之以药，热药入口即吐，冷药过时而出，大小便秘，名曰关格。关者下不得出，格者上不得入也。"

《医宗必读·反胃噎膈》说："反胃噎膈总是血液衰耗，胃脘干槁……大抵气血亏损，复因悲思忧恚，则脾胃受伤，血液渐耗，郁气生痰，痰则塞而不通，气则上而不下，妨碍道路，饮食难进。"《张氏医通》说："好热之人，多患膈症。"噎膈多属于食管癌，反胃则有一部分是属于胃癌的表现。

清·程钟龄《医学心悟·噎膈》说："古方治噎膈，多以止吐之剂通用……凡噎膈症，不出胃脘干槁四字……予尝用启膈散开关，更佐以四君子汤调理脾胃。"启膈散一方，一直为后世所沿用。

尤在泾《金匮翼·噎膈》说："噎膈之病，有虚有实。实者，或痰或血，附着胃脘，与气相搏，翳膜外裹，或复吐出，膈气暂宽，旋复如初，虚者，津枯不泽，气少不充，胃脘干瘪，食涩不下。虚者濡养，实者疏瀹，不可不辨也。

《类证治裁·噎膈反胃》说："噎者咽下梗塞，水饮可行，食物难入，由痰气之阻于上也。膈者胃脘窄隘，食下拒痛，由血液之槁于中也。"阐明了噎与膈的病机亦有异。《临证指南医案·噎膈反胃》指出本病是由于"脘管窄隘"所致。《医学真传·膈》曰："患此病者，百无一生，但有中上、中下之分，速死、迟死之异。中上者，上焦、中焦不和也；中下者，下焦、中焦不和也。中下不和其死迟，中上不和其死速。然治得其宜，速者可迟，治失共宜，迟者亦速矣。"指本病之预后。

孙秉严先生长期从事中医药治疗肿瘤的研究，积累了丰富的经验。孙氏体验，肿瘤总属瘀滞结毒而成。临床每分为八证：气滞毒结、血瘀毒结、寒瘀毒结、热瘀毒结、虚瘀毒结、实瘀毒结、痰湿闭阻毒结、津枯液燥毒结。孙氏体会寒瘀毒结最为多见，占肿瘤80%以上。于辨证，孙氏自有体会，创三印两触一点诊法，为传统四诊增添了新的内容。于肿瘤之治疗，孙氏主张以辛热温通，大攻大破，以荡涤瘀滞，消除毒结，每仗剧毒之品，以此为主而兼顾整体。

吴翰香教授长期从事血液病研究，他体会慢性粒细胞性白血病多见实热证；而慢性淋巴细胞白血病多属虚寒。早在50年代后期，即发现了雄黄的抗白血病作用。近年来西医血液病专家已从实验室及临床研究中证实了雄黄的药理作用机制。

颜德馨先生体会白血病之病机乃本虚标实。基本病因是肾虚，正气虚弱不能抗邪，治疗过程中必须密切关注正气复原，把扶正作为主要的治疗原则，攻补兼施。颜老治疗慢性粒细胞性白血病，主要方剂用青黄散，即青黛、雄黄，疗效较好。青黛之有效成分已被证明，并有靛玉红之提纯制剂。

大多医家治疗癌症仍恪守辨证论治，如刘炳凡先生主张察个体差异因人施治，注意局部与整体的关系，注意机体素质与抗病能力的关系。陈慈煦教授体会气滞痰凝，血瘀邪毒，胶结阻滞，是胃癌、食管癌关键病理环节，每用通降解毒治疗，收效显著。

邱佳信教授，长期从事肿瘤的研究，主张治疗消化道肿瘤，从健脾入手，以增强抗病能力，扶正祛邪。临床研究证明，以健脾为主辅以清热解毒，软坚散结，疗效显著。运用西医学生物学技术，邱教授证明了健脾药物对癌细胞有一定的细胞毒作用、抗癌增效作用和对正常细胞的保护作用、反突变作用以及肿瘤转移的抑制作用。

20世纪70年代，湖北中医药大学张梦侬先生，发表了白鹅、鸭血治疗食管癌、胃癌的文章，国内不少单位、医生多有沿用，疗效尚可。用白鹅血热饮治疗噎膈，似始自清初医家张石顽。

于脑瘤之治，周仲瑛教授积累了丰富的经验。周老认为脑肿瘤之成，多由禀赋不足，肝肾亏虚，痰浊瘀毒内生，痹阻脑络所致。倡用标本兼顾，攻补通消并举，重视祛风化痰，活血化瘀，每习用僵蚕、水蛭。临证主张以毒攻毒，常伍用马钱子散。

肿瘤之治，中西医均未摸索出固定的、稳妥的治疗方案和药物。卷中当代名医治疗肿瘤之经验，多系长期研究所得，可资临证借鉴。

严用和

积 聚 论 治

严用和（1199~1267），字子礼，南宋医家

　　夫积有五积，聚有六聚。积者生于五脏之阴气也，聚者成于六腑之阳气也。此由阴阳不和，脏腑虚弱，风邪搏之，所以为积为聚也。有如忧、思、喜、怒之气，人之所不能无者，过则伤乎五脏，逆于四肢，传克不行，乃留结而为五积。故在肝曰肥气，在心曰伏梁，在脾曰痞气，在肺曰息贲，在肾曰奔豚，其名不同，其证亦异。肥气之状，在左胁下，大如覆杯，大而似有头足，是为肝积。诊其脉弦而细，其色青，其病两下痛，牵引小腹，足寒转筋，男子为积疝，女子为瘕聚。伏之状，起于脐下，其大如臂，上至心下，犹梁之横架于胸膈者，是为心积。诊其脉沉而芤，其色赤，其病腹热面赤，咽干心烦，甚则吐血，令人食少，肌瘦。痞气之状，留于胃脘，大如覆杯，痞塞不通，是为脾积。诊其脉浮大而长，其色黄，其病则减，饱则见，腹满呕泄，足肿肉削，久不愈，令人四肢不转。息贲之状，在右胁下，大如覆杯，喘息奔溢，是为肺积。诊其脉浮而毛，其色白，其病气逆背痛，少气喜忘，目瞑肤寒，皮中时痛，或如虱缘，或如针刺。奔豚之状，发于小腹，上至心下，上下无时，有若豚走之状，是为肾积。诊其脉沉而急，其色黑，其病饥则见，饱则减，小腹里急，腰痛口干，目昏骨冷，久不愈，令人骨痿少气。又如六聚之成于六腑

则异是矣，何者？六腑属于三阳，太阳利清气，阳明泄浊气，少阳化精气，有如都会之腑，主转输以为常也。夫苟六腑失常，则邪气聚而不散，始发既无根本，上下无所留止，其痛亦无常处，故在上则格，在下则胀，傍攻两胁，如有杯块，易于转动，故非五积之比也。凡脉快而紧者，积聚也。脉来小沉重者，胃中有积聚也。大抵病各有证，治各有方。如诊心腹积聚，其脉牢强急者生，虚弱急者死。又诸脉实强者生，沉小者死，此又不可不察也。

又论：夫积者伤滞也。伤滞之久，停留不化，则成积矣。且人之脏腑，皆因触冒以成疾病，惟脾胃最易受触。盖日用饮食，稍或过多，停滞难化，或吐或呕，或泄或痢。当是之时，法宜推荡，然后助养脾胃。所谓推荡者，更宜斟量人之虚实，伤滞之轻重而推荡之。停滞一消，则不成积，克化失宜，久之必成积聚癥瘕矣。所谓积者，有气积、肉积、酒积、茶积、食积、痰积，更有妇室月经不通，遂成血积。凡治诸积之要，并载于后，倘于前证，参酌而用之可也。

香棱丸 治五积，破痰癖，消癥块及冷热积聚。

木香不见火　丁香各半两　京三棱细锉，酒浸一宿　枳壳去瓤，麸炒　蓬术细锉，用去壳巴豆三十粒，同炒巴豆黄色，去巴豆不用，一两　青皮去白　川楝子锉，炒　茴香炒

上等份，为细末，醋煮面糊为丸，如梧桐子大，以朱砂研极细为衣，每服二十丸，炒生姜盐汤下，温酒亦得，不拘时候。

妙应丸 治老人、虚人，一切虚寒，疝癖积块，攻胀疼痛。

黑附子各重七钱，去皮脐，剜作罐子，二枚　硇砂用水一盏，化在盏中，火上熬干，秤木香不见火，七钱半，三钱　破故纸微炒　荜茇各一两

上将飞过硇砂末，分入附子瓮内，却用剜出附子末盖口，用和成白面裹药半指厚，慢炭火内煨令黄色，去面，同木香等为细末，却将

原裹附子熟黄面为末，醋调煮糊为丸，如绿豆大，每服十五丸至二十丸，食后，生姜汤送下。

磨积丸　治肠胃因虚气癖于盲膜之外，流于季胁，气逆息难，多日频年，医所不治，久则营卫停凝，一日败浊疮为痈脓，多至不救。

胡椒一百五十粒　木香不见火，二钱半　全蝎去毒，十个

上为细末，粟米饮为丸，如绿豆大，每服十五丸，橘皮汤下。

大七气汤　治六聚，状如癥瘕，随气上下，发作有时，寒腹疼痛，攻刺腰胁，上气窒塞，喘咳满闷，小腹膜胀，大小便不利，或复泄泻，淋沥无度。

京三棱　蓬术　青皮去白　陈皮去白　藿香叶　桔梗去芦，锉，炒肉桂不见火　益智仁各一两半　甘草炙，三分　香附子炒去毛，一两半

上为㕮咀，每服五钱，水二盏，煎至一盏，去滓，温服，食前。

阿魏丸（续方）　治气积，肉积，心腹膨满，结块疼痛，或引胁肋疼痛，或痛连背膂，不思饮食。

木香不见火　槟榔各半两　胡椒　阿魏用醋化开，旋入，各二钱半

上为细末，用阿魏膏子并粟米饭，杵和为丸，如梧桐子大，每服四十丸，不拘时候，用生姜橘皮汤下。

脾积丸（续方）　治食积，茶积，饮食减少，面黄腹痛。

陈仓米用巴豆七粒去壳，同米炒令赤色，去巴不用，半斤　青皮去瓤，炒　陈橘皮各二两

上为细末，好醋搜和为丸，如豌豆大，每服二十丸，食后，用淡姜汤送下。

曲蘖丸（续方）　治酒癖不消，心腹胀满，噫醋吞酸，呃逆不食，胁肋疼痛。

神曲锉，炒　麦蘖炒，各一两　黄连去须，半两　巴豆去壳，同炒令转色，去巴豆不用，三粒

上为细末，沸汤搜丸，如梧桐子大，每服五十丸，食后，用姜汤吞下。

衮金丸（续方） 治痰积中脘，眈瞑呕吐，头疼恶心，时吐酸水。

陈皮不去白　天南星生用　干姜洗去灰，生用，各半两　雄黄研极细，二钱半

上为细末，用生姜自然汁浸，蒸饼为丸，如梧桐子大，以前雄黄末为衣，每服五十丸，食后，生姜汤下。

（《重订严氏济生方》）

严用和

翻 胃 论 治

严用和（1199~1267），字子礼，南宋医家

夫翻胃者，本乎胃，食物呕吐，胃不受纳，言胃口翻也。多因胃气先逆，饮酒过伤，或积风寒，或因忧思悒怏，或因蓄怒抑郁，宿滞痼癖，积聚冷痰，动扰脾胃，不能消磨谷食，致成斯疾。原其所自，女人得之，多由血气虚损；男子得之，多因下元冷惫。有才食而便吐者，有食久而后翻胃者，受病既若异同，医疗固宜审察。如前所载玉浮丸、胃丹等药，后方所载入药灵砂、丁附散之类，皆可对证选而用之。服药未应者，宜灸中脘、足三里二穴。中脘一穴在脐上四寸，足三里一穴，在膝下三寸，各灸七壮或九壮，其效尤著焉。其诸呕吐，备载前方，不复再叙也。

入药灵砂（续方） 治翻胃呕吐，食饮不下。

灵砂末一两　丁香末　木香末　胡椒末各半钱

上件和匀，煮枣圈肉杵和为丸，如绿豆大，每服五十粒，生姜米饮送下，不拘时候。

青金丹（续方） 治一切吐逆。

水银八钱　生硫黄另研，一钱

上二件，入无油铫内，用慢火化开，以柳木篦子拨炒，或有烟焰，以醋洒之，结成砂子，再研为细末，用粽子杵和为丸，如绿豆

大，每服三十丸，用生姜橘皮煎汤送下，不拘时候服。

丁附散（续方） 治翻胃吐逆，粥药不下者。

大附子一只 上坐于砖上，四面着火，渐渐逼热，淬入生姜自然汁中浸一霎时，再用火逼，再淬，约尽姜汁半碗为度。削去皮，焙干为末，入丁香末二钱和匀，每服二钱，水一盏，粟米少许，煎至七分，撤去粟米，带温服之，不拘时候，不过三服。

太仓丸（续方） 治脾胃虚弱，不进饮食，翻胃不食，亦宜服之。

陈仓米用黄土炒米熟，去土不用，一升 白豆蔻二两 丁香一两 缩砂仁二两

上为细末，用生姜自然汁法丸，如梧桐子大，每服百丸，食后，用淡姜汤送下。

五噎五膈论治

《素问》云：阳脉结，谓之膈。盖气之与神并为阳也。逸则气神安，劳则气神耗。倘或寒温失宜，食饮乖度，七情伤感，气神俱扰，使阳气先结，阴气后乱，阴阳不和，脏腑生病，结于胸膈，则成膈。气流于咽嗌，则成五噎。五噎者，忧、恚、寒、热、气也；五膈者，忧、思、劳、食、气也。其为病也，令人胸膈痞闷，呕逆噎塞，妨碍饮食，胸痛彻背，或胁下支满，或心忡喜忘，咽噎，气不舒。治疗之法，调顺阴阳，化痰下气，阴阳平匀，气顺痰下，膈噎之疾无由作矣。又有下虚，气上控膈，令人心下坚满痞急，肌中苦痹，缓急如刺，不得俯仰，名曰胸痹。

五噎散 治五噎，食不下，呕呃痰多，咽喉噎塞，胸背满痛。

人参 半夏汤泡七次 桔梗去芦，锉，炒 白豆蔻仁 木香不见火 杵头糠 白术 荜澄茄 沉香不见火 枇杷叶拭去毛 干生姜各一两

甘草炙，半两

上为细末，每服二钱，水一中盏，生姜七片，煎至六分，食后，温服。

五膈散 治五膈，胸膈痞闷，诸气结聚，胁肋胀满，痰逆恶心，不进饮食。李宪《德生堂经验方》云：治五般膈气结胸，膈痰逆满，恶心，呕呃。

枳壳去瓤，麸炒 木香不见火 青皮去白 大腹子 白术 半夏曲锉，炒 丁香不见火 天南星汤泡，去皮 干姜炮 麦蘖炒 草果仁各一两 甘草炙，半两

上为细末，每服二钱，水一中盏，生姜五片，煎至六分，温服，不拘时候。

瓜蒌实丸 治胸痞，胸中痛彻背，喘急妨闷。

瓜蒌实另研 枳壳去瓤，麸炒 半夏汤泡七次 桔梗炒，各一两

上为细末，姜汁打糊为丸，如梧桐子大，每服五十丸，食后，用淡姜汤送下。

李中梓

积聚临证必读

李中梓（1588~1655），字士材，号念莪，明代医家

总　　论

积之成也，正气不足，而后邪气踞之，如小人在朝，由君子之衰也。正气与邪气，势不两立，若低昂然，一胜则负，邪气日昌，正气日削，不攻去之，丧亡从及矣。然尊之太急，正气转伤，初、中、末之三法，不可不讲也。初者，病邪初起，正气尚强，邪气尚浅，则任受攻；中者，受病渐久，邪气较深，正气较弱，任受且攻且补；末者，病魔经久，邪气侵凌，正气消残，则任受补。盖积之为义，日积月累，匪朝伊夕，所以去之，亦当有渐，太亟则伤正气，伤则不能运化，而邪反固矣。

余尝制阴阳二积之剂，药品稍峻，用之有度，补中数，然后攻伐，不问其积去多少，又与补中，待其神壮，则复攻之，屡攻屡补，以平为期。此余独得之诀，百发百中者也。《经》曰：大积大聚，其可犯也，衰其半而已。故去积聚半，纯与甘温调养，使脾土健运，则破残之余积，不攻自走，必欲攻之无余，其不遗人夭殃者鲜矣。《经》曰：壮者气行即愈，怯者，着而为病。洁古云：壮盛人无积，虚人则

有之，故当养正则邪自除。譬如满座皆君子，一二小人自无容身之地。虽然，此为轻浅者言耳，若大积大聚，不搜而逐之，日进补汤无益也。审知何经受病，何物成积，见之既确，发直入之兵以讨之，何患其不愈。《兵法》云：善攻者，敌不知其所守。亦医中之良将也夫！

脉候　坚强者生，虚弱者死。细沉附骨者，积脉也，沉而有力为积，脉沉紧者有寒积，脉浮而牢积聚也。

医案

襄阳郡守于鉴如　在白下时，每酒后腹痛，渐至坚硬，得食辄痛。余诊之曰：脉浮大而长，脾有大积矣。然两尺按之软，不可峻攻。令服四君子汤七日，投以自制攻积丸三钱，但微下，更以四钱服之，下积十余次，皆黑而韧者。察其形不倦，又进四钱，于是腹大痛，而所下甚多，服四君子汤十日，又进丸药四钱，去积三次，又进两钱，而积下遂至六七碗许，脉大而虚，按至关部豁如矣。乃以补中益气调补，一月痊愈。

亲家工部王汉梁　郁怒成痞，形坚而痛甚，攻下太多，遂泄泻不止，一昼夜计下二百余次，一月之间，肌体骨立，神气昏乱，舌不能言，已治终事，待毙而已。余诊之曰：在证虽无活理，在脉犹有生机，以真藏脉不见也。举家喜曰：诸医皆曰必死，何法之治而可再起耶？余曰：大虚之候，法当大温大补，一面用枯矾、龙骨、粟壳、樗根之类，以固其肠；一面用人参二两、熟附五钱，以救其气。三日之间，服参半斤，进附二两，泻遂减半，舌转能言。更以补中益气加生附子、干姜，并五帖为一剂，一日饮尽。如是者一百日，精旺食进，泻减十九。然每日夜，犹下四、五行，两足痿废。用仙茅、巴戟、丁、附等为丸，参附汤并进。计一百四十日，而步履如常，痞泻悉愈。向使委信不专，有一人参以他说，有片语畏多参、附，安得有再生之日哉？详书之，以为信医不专者之药石。

社友姚元长之内　久患痞积，两年之间，凡攻击之剂，无遗用矣，而积未尽除，形体尪羸。余闻之，而告其友曰：积消其半，不可伐已，但用补汤，元气一复，病祟全祛耳。元长信之，送作补丸，服毕而痞果全消。踰三年，调理失宜，胸腹痛甚，医者以痛无补法，用理气化痰之药，痛不少衰。余诊之，大而无力，此气虚也，投以归脾汤加人参二钱，其痛立止。

给谏侯启东　腹中嘈痛。余按其左胁，手不可近，凡饮食到口，喉间若有一物接之者然。余曰：脉大而数，腹痛呕涎，面色萎黄，此虚而有湿，湿热相兼，虫乃生焉。当煎人参汤，送槟黄丸，以下虫积，虫若不去，虽服补汤，竟何溢乎？豫瞻先生，畏谨之至，不敢轻投，终莫能起。

倒仓法　肥嫩牝黄牛肉三十斤，切小块，去筋膜，长流水煮烂，滤去滓，取汁入锅中，慢火熬至琥珀色，则成矣。先令病人断欲食淡，前一日不食夜饭，设一室，明快面不通风，置秽桶瓦盆，贮吐下之物，另一瓷盆，盛所出之溺。病者入室饮汁，积至一二十杯，寒则重汤温而饮之。饮急则吐多，饮缓则下多，先急后缓，吐利俱多，因病之上下，而为之，活法也，以去尽病根为度。吐下后必渴，不得与汤，以自由之溺饮之，非惟止渴，抑且浣濯余垢。倦睡觉饥，先与稠米汤，次与淡稀粥，三日后，方少与菜羹，次与厚粥调养，一月沉疴悉安。以后忌牛肉数年。积久形成，依附肠胃回薄曲折处，自非刮肠剖骨之神，可以丸散犯其藩墙乎？肉液充满流行，有如洪水泛涨，浮槎陈朽，皆顺流而下，不可停留，凡属碍滞，一洗而空。

新制阴阳攻积丸　治五积、六聚，七癥，八瘕，痃癖，虫血，痰食，不问阴阳皆效。

吴茱萸泡　干姜炒　官桂去皮　川乌炮，各一两　黄连炒　半夏洗　橘红　茯苓　槟榔　厚朴炒　枳实炒　菖蒲忌铁　玄胡索炒　人参

去芦 沉香 琥珀另研 桔梗各八钱 巴霜另研,五钱

为细末,皂角六两,煎汁,泛为丸,如绿豆大,每服八分,渐加一钱五分,生姜汤送下。

千金硝石丸

硝石六两 大黄八两 人参 甘草各三两

为细末,用三年苦酒三斤,置器中,以竹片作准,每人一斤,刻一痕,先人大黄,不住手搅,使微沸,尽一刻,乃下余药,又尽一刻,微火熬丸,梧子大,每服三十丸。忌风冷,宜软粥将息。

肥气丸 治肝之积任在胁下。

柴胡二两 黄连七钱 厚朴五钱 椒去闭口者,炒,四钱 甘草炙,三钱 广茂炮 昆布 人参各二钱半 皂角去皮 弦子煨 茯苓各一钱半 川乌炮,一钱二分 干姜 巴霜各五分

除茯苓、皂角、巴豆,为细末,另研茯苓、皂角为末和匀,方入巴豆,蜜丸桐子大,初服二丸,一日加一丸,二日加二丸,渐加至大便微溏,再从两丸加服,积去大半,勿服。春、夏加黄连五钱。

息贲丸 治肺之积,在右胁下。

厚朴姜炒,八钱 黄连炒,一两三钱 人参去芦,二钱 干姜炮 茯苓另末 川椒炒,去汗 紫菀去苗,一钱五分 桂枝 桔梗 京三棱炮 天门冬 陈皮 川乌炮 白豆蔻各一钱 青皮五分 巴霜四分

丸法、服法,俱同肥气丸。

伏梁丸 治心之积,起脐上。

黄连一两五钱 人参 厚朴姜制,各五钱 黄芩三钱 肉桂 茯神 丹参炒,各一钱 川乌炮 干姜炮 红豆 菖蒲 巴豆霜各五分

丸服法,同肥气丸。

痞气丸 治脾之积,在胃脘。

厚朴姜炒,五钱 黄连八钱 吴茱萸炮,三钱 黄芩 白术各二钱

茵陈酒炒　砂仁干姜炒，各一钱五分　茯苓另末　人参　泽泻各一钱　川乌炮　川椒各五分　巴霜另研　桂各四分

丸、服法，同肥气汤。

奔豚丸　治肾之积，发于小腹，上至心下。

厚朴姜制，七钱　黄连炒，五钱　苦楝子酒煮，三钱　茯苓另末　泽泻菖蒲各二钱　玄胡索一钱五分　附子　全蝎　独活各一钱　乌头炮　丁香各五分　巴霜四分　肉桂二分

丸、服法，同肥气丸。秋、冬另加厚朴五钱。

三圣膏

石灰筛过极细，炒红，十两

用好醋熬成膏，入大黄末一两，官桂末五钱，搅匀，瓦器封贮，纸摊烘暖，贴患处。

酒　积

轻者，葛根、神曲、黄连、白蔻；甚者，甘遂、牵牛。

气　积

轻者，木香、枳壳、厚朴、橘红；甚者，枳实、牵牛。

血　积

轻者，干漆、桃仁、牡丹、归尾、赤芍药、红花；甚者，大黄、虻虫、水蛭、穿山甲、花蕊石。

痰　积

轻者，半夏、瓜蒌；甚者，滚痰丸；老痰，海石、瓦楞子；痰在皮里膜外，白芥子。

水　积

轻者，五苓散；甚者，商陆、甘遂、芫花。

茶　积

轻者，姜黄、芝麻；甚者，茱萸、椒、姜。

癖　积

轻者，三棱、蓬术；甚者，巴霜、大黄。

谷　积

轻者，麦芽、谷芽、神曲、砂仁；甚者，鸡内金。

肉　积

轻者，山楂、阿魏；甚者，硇砂、硝石。

蛋　积

白豆蔻、橘红、豆豉、芦汁。

菜　积

丁香、肉桂、麝香。

面　积

萝卜子、姜，酒煎。

鱼鳖积

紫苏、橘皮、木香、姜汁。白马尿治鳖积。

狗肉积

杏仁、山楂。

虫　积

雄黄、锡灰、槟榔、雷丸、芜荑、榧子、使君子。

疟

鳖甲、草果。

反胃噎塞

噎塞者，食不得入，是有火也；反胃者，食入反出，是无火也。反胃噎膈，总是血液衰耗，胃脘干槁。槁在上者，水饮可行，食物难入，名曰噎塞；槁在下者，食虽可入，良久复出，名曰反胃。二证总名为膈。故《内经》止有三阳结谓之膈一语。洁古分吐证为三端，上焦吐者，皆从于气，食则暴吐；中焦吐者，皆从于积，或先吐而痛，或先痛而吐；下焦吐者，皆从于寒，朝食暮吐，暮食朝吐。巢氏浪分五噎十膈，支派繁多，惑人滋甚。惟张鸡峰以为神思间病。法当内观静养，斯言深中病情。

大抵气血亏损，复因悲思忧患，则脾胃受伤，血液渐耗，郁气生痰，痰则塞而不通，气则上而不下，妨碍道路，饮食难进，噎塞所由成也。脾胃虚伤，运行失职。不能熟腐五谷，变化精微，朝食暮吐，暮食朝吐，食难入胃，复反而出，反胃所由成也。二者皆在膈间受病，故通名为膈也。

噎塞之吐，即洁古之上焦吐；反胃之吐，即洁古之下焦吐。王太仆云：食不得入，是有火也；食入反出，是无火也。噎塞大都属热，反胃大都属寒，然亦不可拘也。脉大有力，当作热治；脉小无力，当作寒医。色之黄白而枯者，为虚寒，色之红赤而泽者，为实热。以脉合证，以色合脉，庶乎无误。《经》曰：能合色脉，可以万全。

此证之所以疑难者：方欲健脾理痰，恐燥剂有妨于津液；方欲养血生津，恐润剂有碍于中州。审其极阳火旺者，当以养血为亟；脾伤阴盛者，当以温补为先。更有忧恚盘礴，火郁闭结，神不大衰，脉犹有力，当以仓公、河间之法下之，小小汤丸，累累加用，关局自透，膈间痰盛，微微涌出。因而治下，药势易行，设或不行，蜜盐下导，始终勾引，自然宣通，此皆虚实阴阳之辨，临证之权衡也。或泥于《金匮》《局方》，偏主辛温；或泥于《玉机》《心法》，偏主清润。凡若是者，皆赖病合法耳，岂云法治病乎？

死证　年满六旬者难治。禀厚，善守禁忌，尊信医药，亦有生者。粪如羊屎者不治。口吐白沫者不治。胸腹嘈痛如刀割者死。

脉候　紧而滑者，吐逆。小弱而涩者，反胃。沉缓无力，或大而弱为气虚。数而无力，或涩小，为血虚。弦为痰，滑为痰。寸紧尺涩，胸满不能食而吐。《难经》曰：脉革则吐逆。

医案

邑宰张孟端夫人　忧怒之余，得食辄噎，胸中隐隐痛。余诊之曰：脉紧且滑，痰在上脘，用二陈加姜汁、竹沥。长公伯元曰：半夏燥乎？余曰：湿痰满中，非此不治，遂用四剂，病尚不减，改大半夏汤服四帖，胸痛乃止，又四帖而噎亦减，服二十剂而安。若泥半夏为燥，而以他药代之，岂能愈乎？惟痰不盛，形不服者，不宜与服也。

江右太学方春和　年近五旬，多欲善怒，患噎三月，日进粉饮一盏，腐浆半盏，且吐其半。六脉细软，此虚寒之候也。用理中汤加人乳、姜汁、白蜜、半夏，一剂便减，十剂而日进糜粥，更以十余大补加竹沥、姜汁，四十帖，诸证皆愈。

南都徐奉诚　膈噎不通，渣质之物不能下咽，惟用人乳、醇酒数杯，吐沫不已，求治于余。余曰：口吐白沫，法在不治，脉犹未败，姑冀万一。用人参、黄芪、当归、白术、陈皮、桃仁、牛乳、白蜜、姜汁，连进十剂，白沫渐少，倍用参、术，三月全安。

嘉定钱远之　二十五岁，以鼓盆之戚，悲哀过度，不能食饭，又十余日，粥亦不能食，随食随吐，二便闭癃，自谓必死。求余诊，余曰：脉按有力，非死证也。以酒蒸大黄加桃仁、当归、砂仁、陈皮，蜜丸与服，凡五服而下燥屎干血甚多，病若失矣。数日之间，能食倍常。

大半夏汤　治肥人痰盛，胃反呕吐。

半夏汤洗，五钱　人参三钱　白蜜三钱

水二盅，和蜜扬之，二百四十遍，煎至八分服。

香砂宽中汤　治气滞胸痞，胃寒噎塞。

木香磨　白术炒　陈皮　香附各一钱五分　白豆蔻　砂仁　青皮　槟榔　半夏曲　茯苓各一钱　厚朴姜制，一钱二分　甘草三分

水二盅，姜三片，煎一杯，入蜜少许，食前服。

补气运脾丸　治脾虚噎塞。

人参二钱　白术三钱　橘红　茯苓各一钱五分　黄芪蜜炙，一钱　砂仁八分　甘草四分　炙半夏无痰去之，一钱　当归酒洗，三钱　芍药煨　生地黄各一钱五分　红花酒洗　桃仁去皮尖，炒　大黄酒煨　枳壳炒，各一钱

滋血润肠丸　治血枯，及死血在膈，大便燥结。

当归酒洗，三钱　芍药煨　生地黄各一钱五分　红花酒洗　桃仁去皮尖，炒　大黄酒煨　枳壳炒，各一钱

水盅半，煎七分，入韭汁半酒盅，食煎服。

人参利膈丸　治血少便燥，膈气之圣药也。

木香　槟榔各七钱半　人参　当归酒洗　藿香　甘草　枳实炒，各一两　大黄酒蒸　厚朴姜制，各二两

为末，水为丸，桐子大，每服三钱，白汤下。

丁香透膈汤　治虚寒呕吐，噎塞不起。

白术炒，二钱　香附炒　砂仁　人参各一钱　丁香　麦蘖　木香　肉果　白豆蔻　青皮各五分　沉香　厚朴姜制　藿香　陈皮各七分

半 甘草炙，一钱五分 半夏汤洗，七次 神曲炒 草果各二分半

水二盅，姜三片，枣一枚，煎八分服。

秦川剪红丸 治虫血成膈气。

雄黄另研 木香各五分 槟榔 三棱煨 蓬术煨 贯仲去毛 干漆炒烟尽 陈皮各一两 大黄一两五钱

为末，面糊丸，桐子大，每服五十丸，米饮下。

四生丸 治一切结热。

北大黄去皮，酒润，一两 黑丑净取头末，一两 皂角去皮，生用，一两 芒硝五钱

为末，水丸，梧桐子大，每服二三十丸，白汤下。

昆布丸 治噎塞妨碍，饮食不下。

昆布洗，出碱水 麦门冬去心 天门冬去心 诃黎勒各一两半 木通 大黄微炒 朴硝 郁李仁去皮尖，炒 桂心 百合各一两 羚羊角 杏仁去皮尖，炒 苏子炒 射干各五钱 柴胡 陈皮去白 槟榔各二钱半

为末，蜜丸，桐子大，每服三十丸，姜汤下。

柿饼，烧灰存性，酒服一钱，数服即效。

白水牛喉，去两头节并筋膜，节节取下，米醋一碗，炙至醋尽，为末。每服一钱，米饮下。

甘蔗汁二碗，姜汁一碗。每服一碗，日三服，即不吐。

驴尿，热服半盅，日服二次，便不吐。

雄猪肚，烘干为末，每服三钱，酒下。

猫胞一具，烘干为末，水调服即效。

千叶白槿花，阴干为末，老米汤调送一钱，日服三四次，颇有效。

芦根五两，水二杯，煎一杯，温服，时时呷之，尤效。

杵头糠，布包，时时拭齿，另煎汤，时时呷之效。

凡反胃证得药而愈者，切不可便与粥饭，惟以人参五钱，陈皮二钱，老黄米一两，做汤细啜，旬日之后，方可食粥。仓廪未固，不宜便进米谷，常致不救。

（《医宗必读》）

朱丹溪

噎膈反胃心法

朱丹溪（1281~1358），名震亨，字彦修，号丹溪，元末医家

或曰：诸气、诸饮与呕吐吞酸、膈噎反胃等证，《局方》未中肯綮，我知之矣。然则《要略》之方，果足用乎？抑犹有未发者乎？

予曰：天地气化无穷，人身之病亦变化无穷。仲景之书，载道者也。医之良者，引例推类，可谓无穷之应用，借令略有加减修合，终难逾越矩度。

夫气之初病也，其端甚微，或因些少饮食不谨；或外冒风雨；或内感七情；或食味过厚，偏助阳气，积成膈热，或资禀充实，表密无汗；或性急易怒，火炎上以致津液不行，清浊相干。气为之病，或痞或痛，不思食，或噫腐气，或吞酸，或嘈杂，或胀满。不求原本，便认为寒，遽以辛香燥热之剂投之，数帖时暂得快，以为神方。厚味仍前不节，七情反复相仍，旧病被劫暂开，浊液易于攒聚，或半月，或一月，前证复作。如此延蔓，自气成积，自积成痰，此为痰、为饮、为吞酸之由也。

良工未遇，谬药又行，痰挟瘀血，遂成窠囊，此为痞、为痛呕吐、为噎膈反胃之次第也。饮食汤液滞泥不行，渗道蹇涩，大便或秘，或溏，下失传化，中焦愈停。医者不察，犹执为冷，翻思前药，随手得快。至此宾主皆恨药欠燥热，颙伺久服，可以温脾壮胃，消积

行气，以冀一旦豁然之效。不思胃为水谷之海，多血多气，清和则能受；脾为消化之气，清和则能运。今反得香热之偏助，气血沸腾。其始也，胃液凝聚，无所容受；其久也，脾气耗散，传化渐迟。其有胃热易饥，急于得食，脾伤不磨，郁积成痛，医者犹曰，虚而积寒，非寻常草木可疗，径以乌附助佐丹剂，专意服饵。积而久也，血液俱耗，胃脘干槁。其槁在上，近咽之下，水饮可行，食物难入，间或可入，亦不多，名之曰噎。其槁在下，与胃为近，食虽可入，难尽入胃，良少复出，名之曰膈，亦曰反胃，大便秘少，若羊矢然。名虽不同，病出一体。

《要略》论饮有六，曰痰饮、悬饮、溢饮、支饮、留饮、伏饮，分别五脏诸证，治法至矣、尽矣！第恨医者不善处治，病者不守禁忌，遂使药助病邪，辗转深痼，去生渐远，深可哀悯。

或曰：《千金》诸方，治噎膈反胃，未尝废姜、桂等剂，何吾子之多言也？

予曰：气之郁滞，久留清道，非借香热不足以行。然悉有大黄、石膏、竹茹、芒硝、泽泻、前胡、朴硝、茯苓、黄芩、芦根、瓜蒌等药为之佐使。其始则同。其终则异，病邪易伏，其病自安。

或曰：胃脘干槁者，古方果可治乎？将他有要捷之法者，或可补前人未发者乎？

予曰：古方用人参以补肺，御米以解毒，竹沥以消痰，干姜以养血，粟米以实胃，蜜水以润燥，姜以去秽，正是此意。张鸡峰亦曰：噎当是神思间病，唯内观自养，可以治之。此言深中病情，而施治之法，亦为近理。

夫噎病生于血干。夫血，阴气也。阴主静，内外两静，则脏腑之火不起，而金水二气有养，阴血自生，肠胃津润，传化合宜，何噎之有？因触类而长，曾制一方，治中年妇人，以四物汤，加和白陈皮、留尖桃仁、生甘草、酒红花，浓煎，入驴尿饮，以防其或生虫也，与数十帖而安。又台州治一匠者，年近三十，勤于工作，而有艾妻，且喜酒。其面白，其脉涩，重则大而无力。令其谢去工作，卧于牛家，取新温牛乳细饮之，每顿进一杯，一昼夜可饮五七次，尽却食物，以渐而至八九次，半月大便润，月余而安。然或口干，盖酒毒未解，间饮甘蔗汁少许。

或者又曰：古方之治噎膈反胃，未有不言寒者，子何不思之甚？

予曰：古人着方，必为当时抱病者设也。其人实因于寒，故用之而得效，后人遂录以为今式，不比《局方》泛编成书，使天下后世之人，凡有此证者，率遵守以为之定法，而专以香热为用也。虽然夹寒者亦或有之，但今人之染此病，率因痰气，久得医药传变而成，其为无寒也明矣！

（《局方发挥》）

翻　胃

翻胃大约有四：血虚、气虚、有热、有痰。治必用童便、韭汁、竹沥、牛羊乳、生姜汁。气虚，入四物君子汤，右手脉无力。血虚，入四物汤加童便，左手脉无力。切不可用香燥之药，若服之必死，宜薄滋味。治反胃，用黄连（生姜汁浸）三钱，炒山楂肉二钱，保和丸二钱，同为末，糊丸如麻子大，胭脂为衣，人参汤入竹沥再煎一沸，下六十丸。有痰，二陈汤为主，寸关脉沉或伏而大。有气结，食开滞导气之药，寸关脉沉而涩。有内虚阴火上炎而反胃者，作阴火治之。年少者，四物汤清胃脘，血燥不润便故梁，《格致余论》甚详。年老虽不治，亦用参、术，关防气虚胃虚。气虚者，四君子汤加芦根、童便，或参苓白术散，或韭汁、牛羊乳，或入驳驴尿。又有积血停于

内而致，当消息逐之。大便涩者难治，常令食兔肉则便利。翻胃即膈噎，膈噎乃翻胃之渐，《发挥》备言年高者不治。粪如羊屎者，断不可治，大肠无血故也。

戴云：翻胃，血虚者，脉必数而无力；气虚者，脉必缓而无力；气血俱虚者，则口中多出沫，但见沫大出者必死。有热者，脉数而有力；有痰者，脉滑数，二者可治。血虚者，四物为主；气虚者，四君子为主。热以解毒为主，痰以二陈为主。

入方

用马剥儿烧灰存性一钱，好枣肉，平胃散二钱。上和匀，温酒调服，食即可下，然后随病源调理。

又方

茱萸　黄连　贝母　瓜蒌　牛转草

治翻胃，韭菜汁二两，牛乳一盏，上用生姜汁半两，和匀温服，效。

治翻胃、积饮通用益元散，生姜自然汁澄白脚，丸小丸子，时时服。

烧针丸　此药清镇，专主吐逆。

黄丹不以多少

上研细，用去皮小枣肉，丸如鸡头大。每用，针签于灯上烧灰为末，乳汁下一丸。

枣肉平胃散

厚朴姜制　陈皮去白，各三斤二两　甘草炙　红枣　生姜各二斤　苍术泔浸一宿，炒，五斤

上锉，拌匀，以水净过面上半寸许，煮干，焙燥为末。每服二钱，盐汤空心点服。

（《丹溪心法》）

朱丹溪

乳　硬　论

朱丹溪（1281~1358），名震亨，字彦修，号丹溪，元末医家

乳房，阳明所经；乳头，阴所属。乳子之母，不知调养，怒忿所遂，郁闷所遏，厚味所酿，以致厥阴之气不行，故窍不得通，而汁不得出，阳明之血沸腾，故热甚而化脓。亦有所乳之子，膈有滞痰，口气焮热，含乳而睡，热气所吹，遂生结核。于初起时，便须忍痛，揉令稍软，吮令汁透，自可消散。失此不治，必成痈疖。治法：疏厥阴之滞以青皮，清阳明之热细研石膏，行汗浊之血以生甘草之节，消肿导毒以瓜蒌子。或加没药、青橘叶、皂角刺、金银花、当归，或汤或散，或加减随意消息，然须以少酒佐之。若力以艾火两三壮于肿处，其效尤捷。彼庸工喜于自炫，便用针刀引惹拙痛，良可哀悯。

不得于夫，不得于舅姑，忧怒郁闷，昕夕积累，脾气消气横逆，遂成隐核，如大棋子，不痛不痒，数十年后方为疮陷，名曰奶岩。以其疮形嵌凹似岩穴也，不可治矣。若于始生之际，便能消释病根，使心清神安，然后施以治法，亦有可安之理，予族侄妇年十八时，曾得此病。察其形脉稍实，但性急躁，伉俪自谐，所难者后姑耳。遂以《本草》单方青皮汤，间以加减四物汤，行以经络之剂，两月而安。

（《格致余论》）

赵献可

噎 膈 论

赵献可，字养葵，明代医家

噎膈、翻胃、关格三者，名各不同，病原迥异，治宜别，不可不辨也。

噎膈者，饥欲得食，但噎塞迎逆于咽、胸膈之间，在胃口之上，未曾入胃，即带痰涎而出。若入胃下，无消化，不复出矣。惟男子年高者有之，少无膈。翻胃者，饮食倍常，尽入于胃矣，朝食暮吐，暮食翻吐，或一二时而吐，或积至一日一夜，腹中胀闷不可忍而复吐，原物酸臭不化，此已入胃而反出，故曰翻胃，男女老少皆有之。关格者，粒米不欲食，渴喜茶饮，饮之少顷即出，复求饮，复吐。饮之以药，热药入口则即出，冷药过时而出，大小便秘，名曰关格。关者，下不得出也；格者，上不得入也。惟女人多有此证。

论噎膈，丹溪谓得之七情、六淫，遂有火热炎上之化，多升少降，津液不布，积而为痰为饮。被劫时暂得快，不久复作。前药再行，积成其热，血液衰耗，胃脘干槁。其槁在上，近咽之下，水饮可行，食物难入，入亦不多，名之曰噎。其槁在下，与胃为近，食虽可入，难尽入胃，良久复出，名之曰膈，亦曰反胃。大便秘少，若羊矢然。必外避六淫，内节七情，饮食自养，滋血生津，以润肠胃，则金无畏火之炎，肾有生水之渐。气清血和，则脾气运健，而食消传化矣。

丹溪之论甚妙。但噎膈、翻胃，分别欠明。余独喜其"火热炎上之化""肾有生水之渐"二句，深中病原。惜其见尤未真，以润血为主，而不直探肾中先天之原。故其立方，以四物中牛羊乳之类，加之竹沥、韭汁化痰化瘀，皆治标而不治本也。岂知《内经》原无此语，惟曰："三阳结，谓之膈。"三阳者，大肠、小肠、膀胱也。结，结热也。大肠主津，小肠主液。大肠热结则津涸，小肠热结则液燥。膀胱为州都之官，津液藏焉。膀胱热结，则津液竭。然而三阳何以致结热？皆肾之病也。盖肾主五液，又肾主大小便，肾与膀胱为一脏一腑。肾水既干，阳火偏盛，熬煎津液，三阳热结，则前后闭涩。下既不通，必反干上，直犯清道，上冲吸门喉咽，所以噎食不下也。何为水饮可入，食物难下，盖食入于阴，长气于阳，反引动胃口之火，故难入。水者，阴类也，同气相投，故可入。口吐白沫者，所饮之水沸而上腾也。粪如羊矢者，食入者少，渣滓消尽，肠亦干小而不宽大也。此症多是男子年高五十以外得之，又必其人不绝色欲。潜问其由，又讳疾忌医，曰近来心事不美，多有郁气而然。予意郁固有之，或以郁故，而为消愁解闷之事，不能无也。此十有八九，亦不必深辨。但老人天真已绝，只有孤阳，只以养阴为主。王主仆云："食久似出，是无水也；食入久出，是无火也。无水者，壮水之主；无火者，益火之源。"褚侍中云："上病疗下，直须以六味地黄丸料大剂煎饮，久服可挽于十中之一、二。又须绝嗜欲，远房帏，薄滋味，可也。"若曰温胃，胃本不寒；若曰补胃，胃本不虚；若曰开郁，香燥之品适以助火。《局方发挥》已有明训。河间刘氏下以承气，咸寒损胃，津液愈竭。无如补阴，焰光自灭，世俗不明，余特详揭。

论反胃，《金匮要略》曰："趺阳脉浮而涩，浮则为虚，涩则伤脾。脾伤则不磨，朝食暮吐，暮入朝吐，宿食不碍，名曰反胃。"余阅《函史·列传》有一医案云："病反胃者，每食，至明日清晨皆出不化。医以暖胃药投之罔效，脉甚微而弱。有国工视之，揆诸医所用药，无远于病而不效，心歉然未有以悟也。读东垣书，谓吐有三症，气、积、寒也。上焦吐者从气，中焦吐者从积，下焦从寒。今脉沉而迟，朝食暮吐，暮食朝吐，小便利，大便秘，此下焦吐也。法当通其闭，温其寒。乃遂跃然，专治下焦，散其寒，徐以中焦药和之而愈。"观此可见下焦吐者，乃命门火衰，釜底无薪，不能蒸腐胃中水谷，腹中胀满，不复不吐也。王太仆所谓"食久反出，是无火矣"是矣。益火之源，先以八味丸补命门之火，以扶土母，徐以附子理中汤理中焦，万举万全。不知出此，徒以山楂、神曲平胃化食，速其亡也。

论关格者，忽然而来，乃暴病也。大小便秘，渴饮水浆，少顷则吐，又饮又吐，唇燥，眼珠微红，面赤或不赤，甚者或心痛或不痛。自病起，粒米不思，滴水不得下胃，饮一杯吐出杯半，数日后脉亦沉伏。此寒从少阴肾经而入，阴盛于下，逼阳于上，谓之格阳之症，名曰关格。关格者，不得尽其命而死矣。须以仲景白通汤，用《内经》"寒因热用"之法。《经》曰："若调寒热之逆，冷热必行，则热物冷服。下咽之后，冷性既除，热性始发。由是病气随愈，呕哕皆除，情且不违，而致大益"。此和人尿、猪胆汁咸苦寒之物于白通汤中，要其气相从，可以去拒格之寒也。服药后，脉渐出者生，脉乍出者死。陶节庵《杀车槌》中有回阳反本汤极妙。愈后须以八味丸常服，不再发。

又有一种肝火之症，亦呕而不入，但所呕者酸水或苦水，或青蓝水，惟大小便不秘，亦能作心痛，此是火郁、木郁之症。木郁则达之，火郁则发之。须用茱、连浓煎，细细呷之，再服逍遥散而愈。愈后须以六味丸调理。

（《医贯》）

俞　震

噎膈医案按

俞震（1709~1799），字东扶，清代医家

丹溪治一少年　食后必吐出数口，却不尽出，膈上时作声，面色如平人。病不在脾胃，而在膈间。其得病之由，乃因大怒未止，辄食面，故有此证。想其怒甚，则死血菀于上，积在膈间，碍气升降，津液因聚，为痰为饮，与血相搏而动，故作声也。用二陈加韭汁、萝卜子。二日以瓜蒂散吐之，再一日又吐之，痰中见血一盏；次日复吐之，见血一盅而愈。

又一人　不能顿食，喜频食。一日，忽咽膈壅塞，大便燥结，脉涩，似真脏脉。喜其形瘦而色紫黑，病见乎冬，有生意。以四物汤加白术、陈皮浓煎，入桃仁十二粒研，再沸饮之。更多食诸般血，以助药力。四十余帖而便润，七十帖而食进，百帖而安。

震按：丹溪治噎膈反胃数条，皆以瘀血治而效。如一人因跌仆后，中脘即痛而起；一人食入必屈曲下膈，梗涩微痛，由腊月常饮点剁酒而起，其脉皆涩，皆以韭汁冷饮得愈。然系噎膈之渐，未成真病也。又如一人，勤劳且有艾妻，且喜酒，病反胃半年，脉涩不匀，重取大而无力，用新温牛乳细饮之，日夜八九盏，以滋精血。佐甘蔗汁，以解酒毒而安。一人多服金石房中药，病噎膈，得吐则快，脉涩，重取弦大，用竹沥御米煮为粥，频频少与之，遂不吐。继以米粥

入竹沥，又继以四物加陈皮，月余而安。此皆病重药轻，不知何以奏捷如此？及考汪石山治噎膈案，一曰面青性急，肝木盛也；脉缓而弱，脾土虚也，用异功加神曲，少佐黄连；一曰脉皆浮洪弦虚，得之酒与劳，年逾六十，大虚证也，用人参三钱，白术、归身、麦冬各一钱，陈皮七分，香附六分，黄芩五分，白芍八分，干姜四分，黄连三分，煎服五帖，而脉敛膈宽，饮食能进，方为堂堂之阵，正正之旗，后当仰则于此。

汪石山见一人　形瘦而苍，年逾五十，诊其脉皆弦涩而缓，尺脉浮而无根，曰：尺脉当沉反浮，病主肾水亏乏。其余脉皆弦涩而缓者，弦脉属木，涩为血少；缓，脾脉也。以脉论之，用肝木凌脾而血液枯槁，当成噎膈证也。问之，胸膈微有碍，曰：不久膈病成矣，病成非药可济。后果病膈而卒。

震按：石山论脉，最为精细。若今人诊得弦涩而缓，必谓缓为有胃气，则生也。至如尺脉之浮而无根，或匆匆不及致详矣。

虞天民治一人　年五十余，夏秋间得噎膈，胃脘痛，食不下，或食下良久复出，大便燥结，人黑瘦甚，右手关前弦滑而洪，关后略沉小，左三部俱沉弦，尺带芤。此中气不足，木来侮土，上焦湿热，郁结成痰，下焦血少，故大便燥结；阴火上冲吸门，故食不下。用四物以生血，四君以补气，二陈以祛痰，三合成剂。加姜炒黄连、枳实、瓜蒌仁，少加砂仁，又间服润肠丸，或服丹溪坠痰丸。半年服煎药百余帖，而痊愈。

震按：此与石山用人参三钱之案，大同小异。

王中阳治一村夫　因食新笋羹，咽纳间，忽一噎，延及一年，百药不效。王以荜茇、麦芽、青皮、人参、苦梗、柴胡、白蔻、木香、良姜、半夏曲为末。每一钱，水煎热服。次日病家来报曰：病人近日，自己津唾亦咽不下，昨药幸纳之，胸中沸然作声，觉有生意。王遂令其以米作粉，煮粥入药，再煎匀啜之，一吸而尽。连服数日，得回生。因名其方曰还魂散。

震按：风劳鼓膈四大恶病，而噎膈尤恶，十有九死。此云村夫食笋成噎，想不过阻其气道耳，亦必无一年之久，若一年则胃气垂绝矣。此微之人参，岂敌青皮、麦芽、木香、桔梗、柴胡、姜、芨等之辛燥攻散耶？至如华元化以蒜酢吐蟠胸之蛇，绛州僧以蓝靛化破喉之鱼，南唐烈祖食饴而噎，吴廷绍之用楮实，《外台》王焘幼年反胃，卫士之用驴溺，凡属医书，无不详载，然求其验者殊少。要知返魂散及此种单方，非以治七情酒色之噎膈也。若忧郁愤懑，或纵酒肆欲而成者，惟人参为主，合对证之药投之，十中犹救一二。余皆宛转就死，无法可施也。孙兆用附子一个，剜中，纳丁香四十九粒，浸以生姜自然汁，煮干末服，想治阴寒之膈。嵩崖用黄连浓煎，递入金银、田螺、萝菔、韭、梨、柏叶四汁，再加竹沥、童便，人、羊、牛三乳熬膏，想治热燥之膈。方可并驱，效难操券也。张鸡峰谓须内观静养，丹溪王案详载坐功、运气二说，有至理存焉，犹恐迫不及待耳。

李士材治邑宰张孟端夫人 忧怒之余，得食辄噎，膈中隐隐痛。李曰：脉紧且滑，痰在上脘。用二陈加姜汁、竹沥，曰：半夏燥乎？李曰：湿痰满中，非此不治，遂用四剂。病尚不减，改用大半夏汤。服四帖，胸痛及止。又四帖而噎亦减，服二十剂而安。

又治江右太学方春和 年近五旬，多欲善怒，患噎三月，日进粉饮一盅，腐浆半盅，且吐其半，六脉细软。此虚寒之候也，用理中汤加人乳、姜汁、白蜜、半夏。一剂便减，十剂而日进糜粥。更以十全大补加竹沥、姜汁，四十帖，诸证皆愈。

嘉定钱远之 二十五岁，以鼓盆之戚，悲哀过度，不能食饮。又十余日，粥亦不能食，随食随吐，二便闭涩，自谓必死。求诊于李，李曰：脉按有力，非死证也。以酒蒸大黄，加桃仁、当归、砂仁、陈皮，蜜丸与服。凡五服，而下燥屎干血甚多，病若失矣。数日之间，能食倍常。

震按：此非噎膈，不过忧忿而气闭血瘀，暂时关格耳。其所以易愈者，病暴起而脉有力也。若前二案，未必见效。

易思兰治一人　胸膈胃脘饱闷，腹仍饥而不能食，腰腿酸疼，坐立战摇，日夜卧榻，大便燥结，每日虽进清粥一二盅，食下即呕吐酸水，醋心。众作膈治，不效。易诊左右寸关俱沉大有力，两尺浮中沉三候俱紧，按之无力，乃曰：此气膈病也。两寸居上，其脉当浮，今却沉大，左寸沉者，神之郁也。右寸沉者，气之郁也。大者，火也，气有余即是火，火郁在上，故胸膈饱闷。凡汤水入咽，逆而不下，停于胃口，为火熏蒸，而成酸水矣。两尺俱紧者，此又寒邪从虚而入，主腰腿酸疼，坐立战摇而不能起矣。法当开导其上，滋补其下。乃以越鞠丸，加苏梗、桔梗、木香、沙参、贝母作汤服，以畅卫舒中，火郁发之之义也。另用八味丸，以补下焦，又塞因塞用之法也。服数日，上则嗳气，下转矢气，可以纳谷而自立矣。

周慎斋治一人　年五十五，胸前微痛，无休息时。六脉俱无胃气，惟胃脉略缓。盖胸中受气于丹田，时时心下微痛，乃丹田阳气不到胸中，膈气无疑。脾脉微缓，调理脾胃，犹可迁延。保元汤加山药、沉香。

又治一女　喉间常起噎硬，饮食难消，舌上干燥，胸前痛如有所伤，两腿无力，面上肉紧，六年矣。方用六味汤，加白芷、细辛各八分。

一人饮食能进　遇子时则作吐作泻。慎斋谓其人必苦忧思，思则脾气郁结，不能散精于肺，下输膀胱，故津液直入大肠而泻也。吐者，脾不健运，不能传化幽门，宿食积于胃中，子时阳生，冲动陈垢，故吐也。宜扶脾为主，用人参、白茯苓、山药各一钱，炙草五分，附子、制乌药三分，姜一片，煎服愈。

震按：慎斋三案，非真膈证，然治法新奇，可与喻西昌分道扬镳。西昌载膈证三案，亦非真膈证。如李思萱室，以参汤调赤石脂末，是胎前呕哕洞泻也。黄昭旭室，以六君加旋覆煎汤调石脂末，是胎前大呕痰沫，二便不通也。倪庆云先服理中六剂，次用旋覆煎汤调赭石末，是呕吐黑臭水及噫气不绝也。此皆暴病，形似关格，与由噎至膈、以渐加重者悬殊，故不录。

张路玉治朱彦真　酒膈，不食，惟日饮热酒一二觥，少顷即作酸呕出，膈间不痛，治久不效。良由平昔好饮热酒，死血留胃口之候。授以人参散，参一两煎成，加麝香五厘，冰片二厘。三剂，便能进食。盖麝、片善散胃口之痰与瘀血耳。十剂后，改服柏子仁汤而愈。

沈锡蕃　平昔大便燥结，近患噎膈月余。虽素禀丰腴，日来面色㿠白，大非昔比。时方谷雨，值此证危殆之际，始求治于石顽。诊得六脉沉涩，按久则衰，幸举指即应。为疏六君子汤，下一味狗宝作散调服。甫十剂，而呕吐食进；再二十剂，而谷肉渐安，起居如故。惟大便尚觉艰难，乃以六味丸去泽泻，加归、芍、首乌作汤。服至月余，便溺自如。秋深更服八味丸，三月而康。大抵噎膈之人，体肥痰逆者可治，枯癯津衰者多不可治。同时有同道王公峻患此，禀气病气，与沈相类，误信方士，专力委之，而致不起。顾人月亦患此证，自谓胀急，不当用参，日服仙人对坐草而毙。郭孝闻，八月间噎食艰进，六脉弦劲搏指，延至来春三月告殂。然瘦人间有可疗者。昔秦伯源噎膈，形神枯槁，神志抑郁，且不能胜汤药之费。予门人邹恒友，令其用啄木鸟入麝熬膏，时嗅其气，以通其结；内服逍遥散加香、砂，以散其郁。不数剂，所患顿除。厥后海货行陈君用噎膈，亦用此法而愈。两君至今，色力尚强。又一农人噎膈不食，时呕清涎如赤豆沙水，此属血瘀于内可知矣。庸师不审，误用消克破气药，而致绝粒不食。其邻叟怜之，伊病苦，求救于予。遥拟一方，用桂苓饮，中当归、桃仁、丹皮、牛膝，以熬枯黑糖和䗪虫浆调服，下溏黑如污者甚多。当知农人戮力受伤，血郁于内而致呕逆，但当攻其积血，呕逆自已。孰谓治病不求其本，而可轻议其药哉？

震按：石顽治病，喜用古方，而杂以新药，能生后学之智慧。如此数条，虽皆以前贤成法，无甚精义，然录之亦可以充广识见。至如《临证指南》有生姜泻心汤、附子泻心汤进退，黄连汤、外台茯苓饮，加黄连、干姜，理中汤，加丁香、吴茱，及妙香丸，与鲜地、麦冬、柏仁、桃仁、苏子、松子、芝麻诸汁，亦是前贤成法，总可以治假膈证，不可以治真膈证。试观仲景《金匮》只有反胃，汤药不载，噎膈情形，虽医中之圣，亦无法以治之也。

（《古今医案按》）

马培之

噎膈存真

马培之（1820~1903），名文植，晚清医家

噎膈之症，肺胃二经病也。噎在吸门，膈在贲门。吸门即喉咙，下接肺气，为呼吸之门户；贲门居心窝之中，胃之上口，上连于咽，为水谷之道路，由此而入胃中。张鸡峰谓神思间病，缘忧思恚怒，心脾受伤，心阳郁接，则脾肺之气亦因之郁滞。脾与胃为夫妇，以膜相连，脾不能为胃行其津液，生气伤残，心火炎于上，津枯气结，水谷之道路枯而狭窄。会厌噎塞，食难下喉，槁在肺也；即食虽入喉，而不能下膈，槁在贲门；始则尚堪粥饮，继之米粒不入，入而还出，肺胃均槁。阴津无以下输，肠胃燥干，粪如猫屎。《素问》谓三阳结。病结者，热结也。血脉燥结，前后不通，乃无形之真气先伤，生机败坏。近时治此病者，每以辛香耗气，取快一时，见燥热口干，阴伤气竭而毙。细揣是症，虽见于膈上，总由脏真气衰，精枯血少。少壮之人不病，多见于高年衰老之人，忧郁劳心，属虚属火可鉴矣。当专事脾肾。肾为胃关，水亏则关门不利，肾不吸胃，脾弱则阴津不布，不能生血。土不生金，水不润金，肺槁于上，气不下回，肠胃干涸。余宗前贤论治，以六味、归脾、八仙长寿、生脉、牛乳、五汁诸方，略参一二顺气之品，往往获效。即食入痰涌者，乃脾虚津液不归正化，蒸变成痰，非湿痰寒痰可比。以大半夏汤，用长流水煎，煎好，扬

三百六十五遍，加朱砂少许，服时将右手脉门扎紧，徐徐服下，亦屡屡获效，是上病治下，滋苗灌根，以脾肾为资生立命之本也。刍荛之见，敢质明眼，当有以教我也。人身一小天地，扬三百六十五遍者，寓周天之意，使其升而能降。将脉门扎紧，俾肺胃之气下回入于胃，不致入而还出之意也。

（《医略存真》）

马培之

乳岩、乳核辨

马培之（1820~1903），名文植，晚清医家

乳岩、乳核，男妇皆有之，惟妇人更多，治亦较难。乳头为肝肾二经之冲，乳房为阳明气血会集之所。论症核轻而岩重，论形核小而岩大。核如颈项之瘰疬，或圆或扁，推之可移；岩如山岩之高低，或凹或凸，似若筋挛。皆肝脾郁结所至，痰气凝滞则成核，气火抑郁则成岩。核则硬处作痛，岩则硬处不痛，四围筋脉牵掣作疼。治核宜解郁化痰；治岩宜解郁清肝。再察脉之虚实、体之强弱，虚者略兼平补，以扶其正。陈《正宗》欲用艾灸针刺，此治乳痈之法，非乳岩、乳核之治法也。乳岩、乳核断不可刺，刺则必败且速。《全生集》欲用阳和丸，此治虚寒之病，非郁火凝结之病也。郁火方盛，断不可以阴疽例视。最妙初觉即用消散，消散不应，必须宽怀怡养，随症调治，犹可暂延。若抽掣作痛，即属郁火内动，急进清肝解郁，外用清化膏丹敷贴。然医药虽尝，终无济于情志之感触也。

再论乳岩，乃七情致伤之症，以忧思郁怒，气积肝胃而成。气滞于经则脉络不通，血亦随之凝泣，郁久化火，肿坚掣痛，非痈疽可用攻补诸法。奈医以乳痈为实，乳岩为虚，泥用参、术以滞其气，气盛而火愈炽，焉得不溃？历年见是症破溃者，非补剂即服阳和汤，败坏者多矣。故复申言，为后学者戒。

乳　脱

　　男子脱囊之症，先贤论治已详，虽一囊尽脱，不致伤身。女子乳脱一症，方书未之载也。余临证六十余年，仅见一二。有一乳尽脱者，有腐去大半者，乃肝胃郁火热逼营分，血凝毒聚。初起寒热肿痛，色红而紫，三五日后，皮腐自紫而黑，血水渗流，四围裂缝，烦热口干作恶，毒将内陷，不可救药。宜大剂清热解毒，羚、犀、牛黄、石膏、熊胆、黄连、银花、花粉、人中黄等。如烦热定，肿势退，或可挽回，急进大剂养阴，兼扶元气，亦有可愈者。如腐脱后肉不红活，白而板者，决不收功。妇人之乳，是性命之根。女以肝为先天，溃腐之后，根本不立，气竭肝伤而败矣。

（《医略存真》）

乳　岩

　　某　气虚生痰，阴虚则热，气火夹痰，交并络中，乳岩坚肿，痛如虫咬。此阳化内风，动扰不宁，每遇阴晦之日，胸闷不畅，阴液枯燥，宜养阴清气化痰，缓缓图之。

　　天冬　羚羊角　夜合花　橘叶　郁金　海蜇　蒌仁　茯苓　川贝母　泽兰　连翘　荸荠

　　复诊：乳核掣痛已减，肝火未清，脉尚弦数。仍以前法。

　　白芍　全瓜蒌　当归　丹皮　夏枯草　连翘　北沙参　大贝　黑栀　泽兰　橘叶　合欢花

肾　岩

泾县，查。下焦积湿积热不清，致成肾岩，僵硬翻花，幸未出血，溺管不硬，尚可挽回。拟方速治乃佳，万勿轻视也。

川黄柏_{盐水炒，一钱五分}　泽泻二钱　小生地三钱　生甘草八分龟甲八钱　赤芍一钱五分　丹皮三钱　知母一钱五分　萆薢二钱　风化硝四分

（《外科集腋》）

张锡纯

治 膈 食 方

张锡纯（1860~1933），字寿甫，清末民国医家

参赭培气汤　治膈食。

潞党参六钱　天门冬四钱　生赭石轧细，八钱　清半夏三钱　淡苁蓉四钱　知母五钱　当归身三钱　柿霜饼五钱

服药后含化徐徐咽之。

人之一身，自飞门以至魄门，一气主之，亦一气悬之。故人之中气充盛，则其贲门（胃之上口）宽展，自能容受水谷，下通幽门（胃之下口）以及小肠、大肠，出为二便，病何由而作？若中气衰惫，不能撑悬于内，则贲门缩小，以及幽门、小肠、大肠皆为之紧缩。观膈证之病剧者，大便如羊矢，固因液短，实亦肠细也。况中气不旺，胃气不能息息下降，而冲气转因胃气不降，而乘虚上干，致痰涎亦随逆气上并，以壅塞贲门。夫此时贲门已缩如藕孔，又加逆气痰涎以壅塞其间，又焉能受饮食以下达乎？故治此证者，当以大补中气为主，方中之人参是也。以降逆安冲为佐，以清痰理气为使，方中之赭石、半夏、柿霜是也。又虑人参性热、半夏性燥，故又加知母、天冬、当归、柿霜以清热润燥，生津生血也。用苁蓉者，以其能补肾，即能敛冲，冲气不上冲，则胃气易于下降。且患此证者，多有便难之虞，苁蓉与当归、赭石并用，其润便通结之功，又甚效也。若服数剂无大

46

效，当系贲门有瘀血，宜加三棱、桃仁各二钱。

仲景《伤寒论》有旋覆代赭石汤，原治伤寒发汗，若吐若下解后，心下痞硬，噫气不除者。周扬俊、喻嘉言皆谓治膈证甚效。此方，重用赭石，不用旋覆花者，因旋覆花《神农本草经》原言味咸，今坊间所鬻旋覆花，苦而不咸，用之似无效验。惟邑武帝台为汉武帝筑台望海之处，地多咸卤，周围所产旋覆花，大于坊间鬻者几一倍。其味咸而兼辛，以治膈食甚效。

或问：《神农本草经》旋覆花，未言苦亦未言辛。药坊之苦者，既与《神农本草经》之气味不合，岂武帝台之辛者，独与《神农本草经》之气味合乎？答曰：古人立言尚简，多有互文以见义者。《神农本草经》为有文字后第一书，其简之又简可知。攻读《神农本草经》之法，其主治未全者，当于气味中求之；其气味未全者，即可于主治中求之。旋覆花《神农本草经》载其主结气、胁下满、惊悸，除水，去五脏间寒热，补中下气。三复《神农本草经》主治之文，则覆花当为平肝降气之要药，应借辛味，以镇肝木，其味宜咸而兼辛明矣。至于苦味，性多令人涌吐，是以旋覆花不宜兼此味也。其味不至甚苦，亦可斟酌加入也。

一叟 年六十余得膈证，向愚求方。自言犹能细嚼焦脆之物，用汤水徐徐送下，然一口咽之不顺，即呕吐不能再食，且呕吐之时，带出痰涎若干。诊其脉关后微弱，关前又似滑实，知其上焦痰涎壅滞也。用此汤加邑武帝台所产旋覆花二钱，连服四剂而愈。

一人 年四十六，素耽叶子戏，至废寝食。初觉有气上冲咽喉，渐至妨碍饮食，时或呕吐不能下行。其脉弦长而硬，左右皆然。知系冲气挟胃上冲。治以此汤，加武帝台旋覆花二钱、生芡实四钱，降其冲逆之气而收敛之，连服十剂而愈。

族家姑 年五旬有六，初觉饮食有碍，后渐增重，惟进薄粥，其脉弦细无力。盖生平勤俭持家，自奉甚薄，劳心劳力又甚过。其脉之细也，因饮食菲薄而气血衰，其脉之弦也，因劳心过度而痰饮盛也。姑上有两姊，皆以此疾逝世，气同者其病亦同，惴惴自恐不愈。愚毅然以为可治，投以此汤，加白术二钱、龙眼肉三钱，连服十余剂痊愈。

堂侄女 年四十八岁，素羸弱多病。因自理家务。劳心过度，恒彻夜不寐，于癸卯夏日得膈证。时愚远山，遂延他医调治，屡次无效。及愚旋里，病势已剧。其脉略似滑实，重按无力。治以此汤，加龙眼肉五钱，两剂见轻。又服十余剂痊愈。

奉天北镇县萧叟 年六十七岁，得膈证延医治不愈，迁延五六月，病浸加剧，饮水亦间有难下之时。来院求为诊治。其脉弦长有力，右部尤甚。知其冲气上冲过甚，迫其胃气不下降也。询其大便，干燥不易下，多日不行，又须以药通之。投以参赭培气汤，赭石改用一两。数剂后，饮食见顺，脉亦稍和，觉胃口仍有痰涎杜塞。为加清半夏三钱，连服十剂，饮食大顺，脉亦复常，大便亦较易。遂减赭石之半，又服数剂，大便一日两次。遂去赭石、柿霜饼、当归、知母，加于术三钱，数剂后自言，觉胃中消化力稍弱。此时痰涎已清，又觉胃口似有疙瘩，稍碍饮食之路，遂将于术改用六钱，又加生鸡内金（捣细）二钱，佐于术以健运脾胃，即借以消胃口之障碍，连服十余剂痊愈。

友人吴某治姜姓叟 年六十余，得膈食证。屡次延医调治，服药半载，病转增进。吴某投以参赭培气汤，为其脉甚弦硬，知其冲气上冲，又兼血液枯少也，遂加生芡实以收敛冲气，龙眼肉以滋润血液，一剂能进饮食，又连服七八剂，饮食遂能如常。

附

奉天义县马某来函：

去年（乙丑）舍侄某 患膈食，延医诊治，年余无效。及病至垂危，诸医束手无策，有旧戚赠一良方，言系《衷中参西录》所载之方，名参赭培气汤，服之立见功效。连服十剂，其病痊愈。

奉天法库县万某来函：

邱某之女 年十五，天癸已至，因受凉而经闭。两阅月，发现心热、心跳、膨胀等证，经医治疗未效，更添翻胃吐食、便燥、自汗等证。又经两月，更医十数，病益剧。适友人介绍为之诊视，脉浮数而濡，尺溺于寸，面色枯槁，肢体消瘦，不能起床；盖两月间食入即吐，或俟半日许亦必吐出，不受水谷之养，并灼热耗阴，无怪其支离若是也。

思之再四，此必因受惊气乱而血亦乱，遂至遏其生机，且又在童年，血分未充，即不能应月而潮，久之不下行，必上逆，气机亦即上逆，况冲为血海，隶属阳明，阳明有升无降，冲血即随之上逆，瘀而不行，以至作灼作胀。其心跳者，为上冲之气血所扰也。其出汗吐食者，为上冲之气血所迫也。其津液因汗吐过多而消耗，所以大便干燥也。势非降逆、滋阴、镇心、解瘀之药并用不可。查参赭镇气汤及参赭培气汤二方，实为治斯证之津梁，爰即二方加减。赭石两半，当归、净萸肉、龙骨、牡蛎各五钱，白芍、肉苁蓉、党参、天冬、生鸡内金各三钱，磨取铁锈之水煎服。一剂病似觉甚，病家哗然，以为药不对证，欲另延医。惟介绍人主持甚力，勉又邀生再诊，此中喧变生固未之知也。既诊脉如故，决无病进之象。后闻有如此情形，生亦莫解。因反复思之，恍悟：此必胃虚已极，兼胃气上逆过甚，遽投以如此重剂，其胃虚不能运化，气逆更多冲激，想有一番瞑眩，故病似加重也。干斯将原方减半，煎汤一盅，又分两次温服下，并送服柿霜三钱。其第一次服，仍吐药一半，二次即不吐，服完此剂后，略进薄粥，亦未吐，病家始欢然相信。又连服三剂，汗与吐均止，心跳膨胀亦大见轻。惟灼热犹不甚减，遂去净萸肉、龙骨、牡蛎，加生地、玄参各四钱，服五剂后，灼热亦愈强半。如此加减服之，一月后遂能起床矣。嘱其仍守服原方，至诸病痊愈后可停药勿服，月事至期亦当自至也。

（《医学衷中参西录》）

陈实功

乳痈乳岩论治

陈实功（1555~1636），字毓仁，号若虚，明代医家

夫乳病者，乳房为阳明胃经所司，乳头为厥阴肝经属，乳子之母，不能调养，以致胃汁浊而壅滞为脓，又有忧郁伤肝，肝气滞而结肿。初起必烦渴呕吐，寒热交作，肿痛甚者，宜牛蒡子汤主之。厚味饮食，暴怒肝火妄动结肿者，定橘叶散散之，又忧郁伤肝，思虑伤脾，积想在心，所愿不得，致经络痞涩，聚结成核。初如豆大，渐若围棋子，半年一年，二载三载，不疼不痒，渐渐而大，始主疼痛，痛则无解，日后肿如堆栗，或如覆碗，紫色气秽，渐渐溃烂，深者如岩穴，凸者若泛莲，疼痛连心，出血则臭，甚则五脏俱衰，四大不救，名曰乳岩。凡犯此者，百人必百死。知觉若早，姑用清肝解郁汤，或益气养荣汤，患者再加清心静养，无挂无碍，服药调理，尚可苟延岁月。若中年以后，无夫之妇得此，其死尤速，故曰：夫乃妇之天也。惟初生核时，急用艾灸核顶，待次日起疱挑破，用铍针针入四分。用冰蛳散条插入核内，糊纸封盖，至十三日，其核自落，用玉红膏生肌敛口，再当保养，庶不再发。又男子乳疖，与人微异，女损肝胃，男损肝肾，盖怒火房欲过度，以致虚血燥，肾虚精怯，血脉不得上行，肝筋无以荣养，遂茹痛，治当八珍汤加山栀、牡丹皮。口干者，加减八味丸。肾气素虚者，肾气丸。已溃作脓者，十全大补汤。怀孕之妇

乳疾曰内吹，因胎气而上冲，致阳明乳房作肿，宜石膏散清之。不可用寒，亦可清散。迟则迁延日久，将产出脓，乳亦从脓窍流出，其口难完。有此者纯用补托生肌，其口易完矣。

徐曰：乳病有数种，种种各别，须知之。

又曰：乳肿不同，俱系阳明。结气结痰，各有专方。一概瞎药，皆有损无益也。

乳痈乳岩看法

初起红赤肿痛，身微寒热，无头眩，无口干，微疼者。已成焮肿发热，疼痛有时，一囊结肿，不侵别囊者轻。溃脓黄而稠，肿消疼痛渐止，四边作痒生肌者顺。溃后自止，肿痛自消，新肉易生，脓口易合者顺。初起一通肿，木通不红，寒热心烦，呕吐不食者逆。已成不热红，坚硬如石，口干不眠，胸痞食少者逆。已溃无脓，正腐烂，肿势愈高，痛势愈盛，流血者死。溃后肉色紫黑，苦连心，哕气日深，形体日削者死。

乳疽乳岩治法

初起发热恶寒，头眩体倦，六脉浮数，邪在表，宜散之。发热无寒，恶心呕吐，口干作渴，胸膈不利者，宜清之。忧郁伤肝，思虑伤脾，结肿坚硬微痛者，宜疏肝行气。已成焮肿发热，疼痛有时，已欲作肿者，宜托里消毒。脓已成而胀痛者，宜急开之。脾胃虚弱，宜更兼补托。溃而不敛，脓水清，肿不消，疼不止，宜大补气血。结核不知疼痛，久而渐大，破后惟流污水，宜养血清肝。

徐曰：此亦是乳痈治法。乳岩无治法，不过使之迁延岁月，不致痛苦恶具而已。

乳痈乳岩治验

一妇人因怒 左乳肿痛，寒热交作，服人参败毒散一剂（人参败毒散徐勒。批曰：不切。）表证已退，又用牛蒡子汤二服，肿消渐安。

一妇人忧思过度 久郁成痨，左乳结核如桃，（徐曰：此名乳核。）半年，似痛非痛，咳嗽生痰，身发潮热，诊之脉微数而无力，此真气虽弱，而邪火尚未有余，如用药合理，尚堪调治。先用逍遥散加香附、贝母，十余服，而咳嗽渐止，寒热间作，又用八珍汤加香附、牡丹皮、柴胡、远志。十余服，身热去其八九，又服益气养荣汤加青皮、木香。两月余，胸膈得利，暖气得舒，饮食渐进，肌肤渐泽。外肿以阿魏化痞膏贴之，半年余而消。

一妇人右乳疼痛 肿如覆碗。诊之，脉数有力，此有余症，欲作脓也。用托里消毒散，数服而胀痛，针之出脓碗许，又用十全大补汤加香附，十余服而安。

徐曰：此是乳痈实证，右乳子之时有此，乃是外吹也。

一妇人暴怒 左乳结肿疼痛，自服仙方活命饮二剂，疼痛稍止，结肿不消。仍服清凉败毒之剂。肿痛更作，形体日弱。诊之，脉浮数而无力，此真气虚而邪气实也，非补不可。用益气养荣汤四五服，其肿始高，寒热亦退，又十余服而脓溃，兼服十全大补汤，两月而痊。此曰：症非纯补，岂能得愈（纯补二字徐勒。批曰：外症无纯补。）

一男子年过五旬 因妻丧子不成立，忧郁伤肝，左乳结肿，半年痛甚作腐，肝脉弦数。先用小柴胡汤加青皮、山栀、远志、贝母，数服，而肝脉稍平，又用八珍汤，仍加前药，十余服，其肿渐腐为脓，更服益气养荣汤，庶保收敛。彼为内医所惑，谓郁怒伤肝，肝经有火，不必用补。更服降火流气宽中等剂，致食少便秘，发热作渴，复请余治。肝脉复弦，口干作渴，邪火内淫，饮食减少，脾土受伤，便秘发热，阴血竭而为燥为热。以上俱内损症也，辞不治，后月余果死。

徐曰：此即男子乳岩，本属难治。

一妇人左乳结核 三年方觉肿痛。诊之，脉紧数而有力，此阳有余而阴不足也，况结肿如石，皮肉紫色不泽，用真乳岩症，辞不治。又一妇左乳结肿，或小或大，或软或硬，俱不作痛，至半年余，肿如覆碗，坚硬木痛，近乳头累累遍生疙瘩，时痛时痒。诊之，脉弦而数，肿色惨黑不泽。此气血已死，亦辞不治。又一妇已溃，肿如泛莲，流血不禁，亦辞之，后果俱死。

徐曰：此段所述，皆真乳岩，无愈理。

楣案：余所制消核膏，凡乳核初起无内症，贴之无不消者。但除根甚难耳。因循不治，变为乳岩，则难治。乳岩溃后，宜贴阳和解凝膏，近日刻本《经验良方》载以鸦片灰作掺药，亦有得愈者。附记于此。

又案：《全生集》乳岩治法，初起用犀黄丸，每服三钱，酒送十服痊愈。或以阳和汤加土贝五钱煎服，数日可消。倘误以膏贴药敷，（楣案：贴余消核膏无弊，说见瘰疬门后。）定主日渐肿大，内作一抽之痛，已觉迟治。倘皮色变异，难以挽回，勉以阳和膏日服，或以犀黄丸日服，或二药每日早晚轮服，服至自溃而痛者，外用大蟾六只，分作三日，每日早晚，取蟾破腹连杂，蟾身刺孔，贴于患口，内服千金托里散。三日后，接服犀黄丸，可救十中三四。溃后不痛而痒极者，无一毫挽回。大忌开刀，开则翻花最惨，万无一活，男妇皆在此症。

（《外科正宗》）

陈实功

瘿 瘤 论

陈实功（1555~1636），字毓仁，号若虚，明代医家

夫人生瘿瘤之症，非阴阳正气结肿，乃五脏瘀血浊气痰滞所成。瘿者阳也，色红而高突，或蒂小而下垂。瘤者阴也，白而漫肿。肝弦筋，怒动肝火，血燥筋挛，曰筋瘤，心主血，暴急太甚，火旺逼血沸腾，复被外邪所搏而肿，曰血瘤。脾主肌肉，郁结伤脾，肌肉消薄，上气不行，逆于肉里而为肿，曰肉瘤。肺主气，劳伤元气，腠理不密，外寒搏而为肿，曰气瘤。肾主骨，恣欲伤肾，肾火郁逼，骨无荣养而为肿，曰骨瘤。余谓筋瘤者，坚而色紫，累累青筋盘曲，甚者结若蚯蚓，治当清肝解郁，养血舒筋，清肝芦荟丸是也。血瘤者，微紫微红。软硬间杂。皮肤隐隐缠若红丝。擦破血流，禁之不住。治当养血凉血，抑火滋阴，安敛心神，调和血脉，芩连二母丸是也。肉瘤者，软若棉，硬似馒，皮色不变，不紧不宽，终年只似覆碗然，治当理脾宽中，疏通戊土，开郁行痰，调理饮食，加味归脾丸是也。气瘤者，软而不坚，皮色如故，或消或长，无热无寒，治当清肺气，调经脉，理劳伤，和荣卫，通气散坚丸是也。骨瘤者，形色紫黑，坚硬如石，疙瘩高起，推之不移，昂昂坚贴于骨。治当补肾气，养血行瘀，散肿破坚利窍，调肾气丸是也。此瘤之五名，治瘤之五法。徐曰：诸瘤皆聚顽物，非服药所能愈。又立斋云：筋骨呈露曰筋瘿，赤结曰血

瘿，皮色不变曰肉瘿，随忧喜消长曰气瘿，坚硬可移曰石瘿，此瘿之五名也。通治瘿瘤初起，元气实者，海藻玉壶汤、六军丸。久而元气虚者，琥珀黑龙丹、十全流气饮选服，自然缩小消磨。切不可轻用针刀掘破，出血不止，多致立危。久则脓血崩溃，渗漏不已，终致伤人。又一种粉瘤，作红粉色，多生耳项前后，亦有生于下体者，全是痰气凝结而成，宜铍针破去脂粉。以三品一条枪插入数次。以净内膜，自愈。又一种黑砂瘤，多生臀腿，肿突大小不一，以手摄起，有黑色是也。软硬不一。又一种发瘤，多生耳后发下寸许，罗小高突，按之不痛，亦针之。粉发齐出。又一种蛔虫瘤，生于胁下。又一种蛆瘤，连生肩膊。以上数瘤，详在后治验中，非谬也。予观古又有虱瘤焉，要皆五脏湿热火浊气瘀血所感而成，非正病也。

瘿瘤看法

初起红色光亮，微热微痛，根脚浮浅，不坚实者轻。已红赤高肿，作热焮痛，顶破皮穿，脓溃肿消者轻。已溃脓稠色鲜，根脚缩小，内肉渐生，外皮渐紧者顺。溃后气体平和，饮食如故，肿消痛止，口平收敛者顺。初起肉色不变，寒热渐生，根脚散漫，时或阴痛者险。已成坚硬如石，举动牵强，咳嗽生痰，皮寒食少者逆。破后血水，肿不消，痛不止，脾气衰弱者逆。破后血水不止，肿硬更增败腐不脱，呃气恶心者死。

瘿瘤治法

初起无表里之症相兼，但结成形者，宜行散气血。已成本痛无痒，或软或硬，色白者，痰聚也，宜行痰顺气。已成色红，坚硬渐大，微痒微疼者，宜补肾气，活血散坚。形如茄蒂，瘤大下垂焉，用药点其蒂，满落生肌收敛。已破流脓不止，瘤仍不消，宜健脾胃为主，佐以化坚。已溃烂出血不常。瘤口开泛者，宜养血凉血，佐以清肝。溃后瘤肿渐消，脾弱不能收敛者，补肾气，兼助脾胃。

瘿瘤治验

一男子 臀瘤五年，形如覆瓢，按之隐隐黑色，此黑粉瘤也，以针破之，按出黑砂兼黑粉共约碗许，用三品一条枪插入患内，十余日，每次捺出黑膜，其瘤渐消，内服十全大补汤，健脾胃，养气血，月余而敛。

一男子 腮上生瘤半年，形若覆桃，皮色不变，按之微红，此粉瘤也。针破之，捺去脂粉，插前药半月而愈。

一义乌兵士 肩膊下连生小瘤五枚，三月后发，余痒异状，以手扪之，嚅嚅攻动如虾。余谓此必有异虫，以针破其一枚，先出红水一匙，少顷，取出黑嘴粉红虫一条，徐曰：奇症，形如蛆样，长六七分。又破一枚亦然。其人渐觉昏晕，此泄气之过也。余瘤停针，服补中益气汤数剂，用膏盖已针者，又五六日，痛者方健，渐次破之，又用补药余服而愈。

一妇人及一女子 耳后发际下一寸，各生一瘤，半年渐大，用针破之，先出脂粉，后出头发数根，长约二尺，齐根剪断，出血少许，俱用插药，数日，化出内膜而愈，以此观之，知有发瘤也。

一妇人 腰间生一肉瘤，三年余方渐微痛，一日，溃后出小蛔三条，长约五寸，置温汤中，游动半时方息。时病者形体衰弱，面黄肌瘦，朝以八味丸，午用人参养荣汤，服至百日外，元气渐醒。又百日，其口方收。余意其蛔乃经络气血所化。

一妇人 气冲穴生瘤，红紫坚硬，乃血瘤也。心肝二脉俱已洪数，此心气郁结，肝气受伤之故，辞以不治。后请京师一医治之，头已穿溃，虽强投补托化坚凉血等剂，日溃日烂，终至不应。破经两月，一日涌出紫血盆许而亡。人问其故？余曰：以脉洪数，心火旺也。肝脉弦数，肝气伤也。火旺逼血妄行，肝伤不能藏血，破必出血不止，多致危亡。余所以预辞不治也。

瘿瘤主治方

清肝芦荟丸

清肝芦荟丸芎芍，昆布青连皂地黄，海粉当归甘草节，筋瘤治宜用此方。

治恼怒伤肝，致肝气郁结为瘤，坚硬色紫，累累青筋，结若蚯蚓，遇喜则安，遇怒则痛者。

川芎　当归　白芍各二两　生地酒浸，捣膏，二两　青皮　芦荟　昆布　海粉　甘草节　牙皂　黄连各五钱

上为末，神曲糊为丸。如梧桐子大，每服八十丸。白滚汤量病上下食前后服之。

徐曰：方亦近理，但恐不能见效。

楣案：青皮、昆布、海粉、牙皂。

芩连二母丸

芩连二母丸芎芍，熟地当归羚羊角，蒲黄生地与骨皮，甘草柏叶为丸服。

治心火妄动，逼血沸腾，外受寒凉，结为血瘤，微紫微红，软硬间杂，皮肤隐隐缠如红丝，皮破血流，禁之不住者。

黄连　黄芩　知母　贝母　川芎　当归　白芍　生地　熟地　蒲黄　羚羊角　地骨皮各等份　甘草减半

上为末，侧柏叶煎汤，打寒食面为丸，如桐子大。每服七十丸，

灯芯汤送下，或作煎剂服之亦效。

徐曰：血瘤破盾，用大补气血之品，尚恐难效。此等丸药，那能取效。

顺气归脾丸

顺气归脾丸贝母，乌附芪陈术茯神，枣仁远志归参等，木香甘草合欢根。

治思虑伤脾，致脾气郁结，乃生肉瘤，软如绵，肿似馒，脾气虚弱，日久渐大，或微疼或不疼者。

陈皮　贝母　香附　乌药　当归　白术　茯神　黄芪　酸枣仁　远志　人参各一两　木香　甘草炙，各三钱

上为末，合欢树根皮四两煎汤，煮老米糊，丸如桐子汰，每服六十丸，食远白滚汤送下。

徐曰：肉瘤破，亦非此方所能治。

通气散坚丸

通气散坚丸半夏，陈贝芎归粉草苓，香附桔蒲参海藻，南星枳实共黄芩。

治忧郁伤肺，致气浊而不清，聚结为瘤，色白不赤，软不坚，由阴阳失度，随喜怒消长者。

陈皮　半夏　茯苓　甘草　石菖蒲　枳实炒　人参　胆星　花粉　桔梗　川芎　当归　贝母　香附　黄芩酒炒，各等份

上为末，荷叶煎汤泛为丸，豆大，每服一钱，食远，灯芯二十根，姜三片，泡汤送下。

徐曰：此通治瘤之方，如欲用药，亦不过如此耳。

调元肾气丸

调元肾气丸参地，山药丹归黄泽苓，麦冬龙骨香砂柏，丹皮知母效如神。

治房欲劳伤忧恐损肾，致肾气弱而骨无荣养，遂生骨瘤，坚硬如石，形色或紫或不紫，推之不移，坚贴于骨，形含日渐衰瘦，气血不荣，皮肤枯槁，甚者寒热交作，饮食无味，举动艰辛，脚膝无力，并宜服之。

生地酒煮，捣膏，四两　萸肉　山药　丹皮　茯苓各二两　人参　归身　泽泻　麦冬捣膏　地骨皮　龙骨各一两　木香　砂仁各三钱　黄柏盐水炒　知母童便炒，各五钱

上为末，鹿角胶四两，醇酒化稠，加蜜四两，同煎滴珠，和药为丸，如桐子大，每服八十丸，空心温酒送下。忌白萝卜、火酒、房事。

徐曰：此泛常补阴之方，非治瘤之法也。

海藻玉壶汤

海藻玉壶汤贝陈，昆布芎归连翘膏，半夏独活甘草节，海带同煎效有灵。

治瘿瘤初起，或肿或硬，或赤或不赤，但未破者。

海藻　贝母　陈皮　昆布　青皮　川芎　当归　连翘　半夏　甘草节　独活各一钱　海带五分

水二盅，煎八分，量病上下食前后服之。凡服此门药，先断厚味大荤，次宜绝欲虑心为妙。

徐曰：此亦瘿瘤通治之方。

活血散瘿汤

活血散瘿汤芍归，青陈芎半地黄随，参苓昆布丹皮草，红花肉桂木香陪。

治瘿瘤已成，日久渐大，无痛无痒，气血虚弱者。

白芍　当归　陈皮　川芎　半夏　熟地　人参　茯苓　丹皮各一钱　红花　昆布　木香　甘草节各五分　青皮　肉桂各三分

水二盅，煎八分，量病上下服，再饮酒一小杯。

徐曰：前方意重。

六军丸

六军丸内用蜈蚣，全蝎僵蚕蝉蜕同，夜明砂与穿山甲，诸种瘿瘤可见功。

治瘿瘤已成未溃者，不论年月新久，并宜服之。

蜈蚣去头足　蝉蜕　全蝎　僵蚕炒去丝　夜明砂　穿山甲

以上等份为细末，神曲糊为丸，粟米大，朱砂为衣，每服三分，食远酒下，忌大荤煎炒，日渐可消。

徐曰：此治结痰实症，不得概用，恐误人。

枯瘤方

枯瘤方用白砒硇，黄丹轻粉与斑蝥，乳香没药硼砂等，雄黄田螺米粥调。

治瘤初起成形未破者，及根蒂小而不散者

白砒　硇砂　黄丹　轻粉　雄黄　乳香　没药　硼砂各一钱　斑蝥二十个　田螺去壳，干切片，三枚

共研极细，糯米粥调和捏作小棋子样，曝干，先灸瘤顶三炷，以药饼贴之。上用黄柏末水调盖敷药饼，候十日外，其瘤自然枯落，次用敛口药。

徐曰：此亦可修合备用。

楣案：白砒、硇砂、斑蝥，田螺徐圈。

又案：蒂小而不散之瘤，有以蛛丝切之者，此本古方，吴广文元禧言，友人子牙缝生多肉，用此法而愈。是不独可治瘤也。

秘传敛瘤膏

秘传敛瘤膏血竭，轻粉龙骨海螵蛸，象皮乳香各等份，鸡子熬油一处调。

治瘰瘤枯药落后，用此搽贴，自然生肌完口。

血竭　轻粉　龙骨　海螵蛸　象牙　乳香各一钱　鸡蛋煮熟，用黄熬油一盅，十五枚

以上各为细末，共再研和，入鸡蛋油内搅匀，每日早晚，甘草汤洗净患上，鸡翎蘸涂，膏药盖贴。

徐曰：此方用处颇多。

琥珀黑龙丹

琥珀黑龙丹海带，南星血竭五灵脂，海藻木香并京墨，麝香加上更相宜。

治五瘿六瘤，不论新久，但未穿破者。

琥珀一两　血竭二两　京墨　五灵脂炒　海带　海藻　南星　姜汁拌炒，各五钱　木香三钱　麝香一钱

以上各为细末，和匀再研，炼蜜丸，一钱重，金箔为衣，晒干蜜收，每用一丸，热酒一杯，量病上下食前后化服。如患在下部，服后随用美膳压之。

徐曰：轻症初起者，可用。

十全流气饮

十全流气饮陈皮，赤茯青皮香附随，木香乌药芎归芍，甘草同煎效最奇。

治忧郁伤肝，思虑伤脾，致脾气不行，逆于肉里，乃生气瘿肉瘤，皮色不变，日久渐大者。

陈皮　赤苓　乌药　川芎　当归　白芍各一钱　香附八分　青皮六分　甘草五分　木香三分　姜三片　枣二枚

水二盅，煎八分，食远服。

徐曰：此通治气郁之方。

楣案：瘤中无粉砂等物，如肉瘤气瘤血瘤之类，余所制消核膏，

初起亦可贴。

又：秘方用甘遂、大戟、芫花各四钱，研极细末，白酒调匀，圈在瘤根，留出其顶。

另用生甘草二两煎膏，围在前药之外，初起亦消，此方与消核膏同义。

瘿瘤应用方

三品一条枪　人参养荣汤　补中益气汤　八味丸　十全大补汤　寒食面

（《外科正宗》）

陈实功

失 荣 证 治

陈实功（1555~1636），字毓仁，号若虚，明代医家

失荣者，先得后失，始富终贫，亦有虽居富贵，其心或因六欲不遂，损伤中气，郁火所凝，隧痰失道停结而成。其患多生肩以上，初起微肿，皮色不变。日久渐大，坚硬如石，推之不移，按之不动。半载一年，方生阴痛，气血渐衰，形容瘦削，破烂紫斑，渗流血水，或肿泛如莲，秽气熏蒸，昼夜不歇，半生疙瘩，愈久愈大，越溃越坚，犯此俱为不治。予立二方，曾治数人，虽不获痊愈，而不夭札速死，诚缓命药也。

和荣散坚丸

和荣散坚归地参，茯神术附贝南星，丹酸远柏并龙齿，芦荟朱砂与角沉。

治失荣症坚硬如石，不热不红，渐肿渐大者。

归身　熟地　茯神　香附　人参　白术　橘红各二两　贝母　南星　酸枣仁　远志　柏子仁　丹皮各一两　芦荟　角沉各八钱　龙齿煅，无龙齿，或用鹿角尖，二两煅，亦可朱砂六钱，为衣，一两

上为细末，炼蜜丸桐子大。每服八十丸，食后用合欢树根皮，煎汤送下。患者若猛省自宽，澹泊甘命，亦有十中一二得愈者。否则难脱然也。

飞龙阿魏化坚膏

治失荣症，及瘿瘤乳岩，瘰疬结毒初起坚硬如石，皮色不红，日久渐大，或疼或不疼，但未破者，俱用此贴。用蟾酥丸药末一料，加金头蜈蚣五条，炙黄，去头足，研末，同入熬就乾坤一气膏二十四两，化开搅和，重汤内炖化，红煅摊贴，半月一换，轻者渐消，重者亦可不大，常贴保后无虞。

（《外科正宗》）

王洪绪

乳岩指要

王洪绪（1669~1749），名维德，号林屋散人，清代外科学家

初起乳中生一小块，不痛不痒，症与瘰疬恶核相若，是阴寒结痰，此因哀哭忧愁，患难惊恐所致。其初起以犀黄丸，每服三钱，酒送，十服痊愈。或以阳和汤加土贝五钱煎服，数日可消。倘误以膏贴药敷，定主日渐肿大，内作一抽之痛，已觉迟治，若皮色变异，难以挽回。勉以阳和汤日服，或以犀黄丸日服，或二药每日早晚轮服，服至自溃，用大蟾六只，每日早晚取蟾破腹连杂，以蟾身刺孔，贴于患口，连贴三日，内服千金托里散，三日后接服犀黄丸。十人之中，可救三四。溃后不痛而痒极者，断难挽回。大忌开刀，开则翻花最惨，万无一活。男女皆有此症。

马曰：乳岩乃心肝二经，气火郁结，七情内伤之病，非阴寒结痰，阳和汤断不可服，服之是速其溃也，溃则百无一生。惟逍遥散最为稳妥，且犀黄丸内有乳香、没药、麝香，辛苦温燥，更当忌投。

（《外科证治全生集》）

吴　谦

乳岩心法要诀

吴谦，字六吉，清代医家

乳岩初结核隐疼，肝脾两损气郁凝，核无红热身寒热，速灸养血免患攻。耽延续发如堆栗，坚硬岩形引腋胸，顶透紫光先腐烂，时流污水日增疼。溃后翻花怒出血，即成败证药不灵。

此证由肝脾两伤，气郁凝结而成。自乳中结核起，初如枣栗，渐如棋子，无红无热，有时隐痛。速宜外用灸法，内服养血之剂，以免内攻。若年深日久，即潮热恶寒，始觉大痛，牵引胸腋，肿如覆碗坚硬，形如堆栗，高凸如岩，顶透紫色光亮，肉含血丝，先腐后溃，污水时津，有时涌冒臭血，腐烂深如岩壑，翻花突如泛莲，疼痛连心。若复因急怒，暴流鲜血，根肿愈坚，期时五脏俱衰，即成败证，百无一救；若患者果能清心涤虑，静养调理，庶可施治。初宜服神效瓜蒌散，次宜清肝解郁汤，外贴季芝鲫鱼膏，其核或可望消。若反复不应者，疮势已成，不可过用克伐峻剂，致损胃气，即用香贝养荣汤。或心烦不寐者，宜服归脾汤；潮热恶寒者，宜服逍遥散，稍可苟延岁月。如得此证者，于肿核初起，即加医治，宜用豆粒大艾壮，当顶灸七壮，次日起疱，挑破，用三棱针刺入五六分，插入冰螺散捻子，外用纸封糊，至十余日其核自落，外贴绛珠膏、生肌玉红膏，内服疏肝、养血、理脾之剂，生肌敛口自愈。

季芝鲫鱼膏

尖鲫鱼肉　鲜山药去皮，各等份

上共捣如泥，加麝香少许，涂核上，觉痒极，勿搔动，隔衣轻轻揉之，七日一换，旋涂即消。

冰螺捻

硇砂二分　大田螺去壳，线穿晒干，五枚　冰片一分　白砒即人言，面裹煨熟，去面用砒，一钱二分

将螺肉切片，同白砒研末，再加硇片同碾细，以稠米糊，搓成捻子，瓷罐密收。用时将捻插入针孔，外用纸糊，封，贴核上勿动，十日后四边裂缝，其核自落。

（《医宗金鉴》）

吴　谦

上石疽证治心法要诀

吴谦，字六吉，清代医家

石疽生于颈项旁，坚硬如石色照常，肝郁凝结于经络，溃后法依瘰疬疮。

此疽生于颈项两旁，形如桃李，皮色如常，坚硬如石，不痛不热。由肝经郁结，以致气血凝滞经络而成。此证初小渐大，难消难溃，既溃难敛，疲顽之证也。初起气实者，宜服疏肝溃坚汤；气虚者，宜服香贝养荣汤，外用葱白、蜂蜜，捣泥敷贴。日久不消者，以阳燧锭每日灸之，以或消，或软，或将溃为度。既溃法同瘰疬。

香贝养荣汤

白术土炒，二钱　人参　茯苓　陈皮　熟地黄　川芎　当归　贝母去心　香附酒炒　白芍酒炒，各一钱　桔梗　甘草各五分　姜三片　枣二枚

水二盅，煎八分，食远服。

胸膈痞闷，加枳壳、木香。饮食不甘，加厚朴、苍术。寒热往来，加柴胡、地骨皮。脓溃作渴，倍人参、当归、白术，加黄芪。脓多或清，倍当归、川芎。胁下痛或痞，加青皮、木香。肌肉生迟，加白蔹、肉桂。痰多，加半夏、橘红。口干，加麦冬、五味子。发热，加柴胡、黄芩。渴不止，加知母、赤小豆。溃后反痛加熟附子、沉香。脓不止，倍人参、当归，加黄芪。虚烦不眠，倍人参、熟地，加

远志、枣仁。

〔方歌〕香贝养荣用四君，四物贝桔香附陈，气血两虚宜多服，筋瘰石疽效如神。

(《医宗金鉴》)

吴　谦

失荣症治心法要诀

吴谦，字六吉，清代医家

失荣，耳旁及项肩，起如痰核不动坚，皮色如常日渐大，忧思怒郁火凝然。日久气衰形削瘦，愈溃愈硬现紫斑，腐烂浸淫流血水，疮口翻花治总难。

失荣症，生于耳之前后及肩项。其证初起，状如痰核，推之不动，坚硬如石，皮色如常，日渐长大。由忧思、恚怒、气郁、血逆与火凝结而成。日久难愈，形气渐衰，肌肉削瘦，愈溃愈硬，色现紫斑，腐烂浸淫，渗流血水，疮口开大，胬肉高突，形似翻花瘤证。古今虽有治法，终属败证。但不可弃而不治，初宜服和荣散坚丸，外贴阿魏化坚膏，然亦不过苟延岁月而已。

和荣散坚丸　治失荣，调和荣血，散坚开郁。

川芎　白芍酒炒　当归　茯苓　熟地　陈皮　桔梗　香附　白术土炒，各一钱　人参　甘草炙　海粉　昆布　贝母去心，各五钱　升麻　红花各三钱　夏枯草熬汤，再加红蜜四两再熬成膏，一斤

共研细末，夏枯草膏合丸，如梧桐子大。每服三钱，食远白滚水送下。

身热，加黄芩、柴胡。自汗、盗汗，去升麻，倍人参，加黄芪。饮食无味，加藿香、砂仁。饮食不化，加山楂、麦芽。胸膈痞闷，加

泽泻、木香。咳嗽痰气不清，加杏仁、麦冬。口干作渴，加知母、五味子。睡眠不宁，加黄柏、远志、枣仁。惊悸健忘，加茯神、石菖蒲。有汗恶寒，加薄荷、半夏。无汗恶寒，加苍术、藿香。妇人经事不调，加延胡索、丹皮。腹胀不宽，加厚朴、大腹皮。

阿魏化坚膏

用蟾酥丸药末一料，金头蜈蚣五条，炙黄去头足，共研匀；将太乙膏二十四两，重汤炖化，离火入前药末，搅冷为度。每用时以重汤炖化，用红绢摊贴，半月一换。轻者渐消，重者亦可少解，常贴可保不致翻花。

（《医宗金鉴》）

吴 谦

茧唇心法要诀

吴谦，字六吉，清代医家

茧唇脾胃积火成，初如豆粒渐茧形，痛硬溃若翻花逆，久变三消定主凶。此证由脾胃积火结聚而成。初起如豆粒，渐长若蚕茧，坚硬疼痛，妨碍饮食。初起及已成无内证者，用蟾酥饼贴之，陀僧膏盖之，日久渐消。或口渴者，宜服清凉甘露饮。

若面赤、口唇燥裂、便秘者，此属气实，宜服凉膈散；若日轻夜重，五心烦热，两颧现红，脉虚数无力者，宜服加减八味丸，以滋水养阴；若溃后如翻花，时津血水者属逆。失于调治，久则变为上消、中消、下消之证，属凶。

清凉甘露饮

麦冬去心　知母　黄芩　石斛　枳壳麸炒　枇杷叶去毛，蜜炙　银柴胡　犀角镑　生地　茵陈蒿　甘草生，各一钱　灯芯五十寸　淡竹叶一钱

水二盅，煎八分，食远服。

〔方歌〕清凉甘露医茧唇，润燥止渴又生津，麦冬知草芩斛壳，枇杷银胡犀地茵。

（《医宗金鉴》）

高秉钧

辨乳癖乳痰乳岩论

高秉钧（1755~1827），字锦庭，清代医家

薛立斋曰：乳房属足阳明胃经，乳头属足厥阴肝经，男子房劳恚怒，伤于肝肾；妇人思虑忧郁，损于肝脾，皆能梦疡。第乳之为疡有不同。有乳中结核，形如丸卵，不疼痛，不发寒热，皮色不变，其核随喜怒为消长，此名乳癖，良由肝气不舒郁积而成。若以为痰气郁结，非也。夫乳属阳明，乳中有核，何以不责阳明而责肝。以阳明胃土最畏肝木，肝气有所不舒，胃见木之郁，惟恐来克，伏而不扬，气不敢舒；肝气不舒，而肿硬之形成；胃气不敢舒，而畏惧之色现。不疼不赤，正见其畏惧也。治法不必治胃，但治肝而肿自消矣。逍遥散去姜、薄，加瓜蒌、半夏、人参主之。

有乳中结核，始不作痛，继遂隐隐疼痛，或身发寒热，渐渐成脓溃破者，此名乳痰。或亦由肝经气滞而成，或由胃经痰气郁蒸所致。用药疏肝之中，必加贝母、半夏、瓜蒌等以治痰，则未脓可消。至已溃必兼补气血，方易收口。

乳疡之不可治者，则有乳岩。夫乳岩之起也，由于忧郁思虑，积想在心，所愿不遂，肝脾气逆，以致经络痞塞结聚成核。初如豆大，渐若棋子，不红不肿，不疼不痒。或半年一年或两载三载，渐长渐大，始生疼痛，痛则无解日。后肿如堆栗，或如覆碗，紫色气秽，渐

渐溃烂，深者如岩穴，凸者如泛莲，疼痛连心，出血则臭，并无脓水，其时五脏俱衰，遂成四大不救。凡犯此者，百人百死。如能清心静养，无挂无碍，不必勉强。五味逍遥散、归脾汤或益气养荣汤主之。此证溃烂体虚，亦有疮口放血如注，即时毙命者，与失荣症同。

（《疡科心得集》）

高秉钧

辨肾岩翻花绝症论

高秉钧（1755~1827），字锦庭，清代医家

夫肾岩翻花者，俗名翻花下疳。此非出交合不洁，触染淫秽而生。而其人肝肾素亏，或又郁虑忧思，相火内灼，水不涵木，肝经血燥，而络脉空虚，久之损者愈损，阴精消涸，火邪郁结，遂遭疾于肝肾部分。初起马口之内，生肉一粒，如竖肉之状，坚硬而痒，即有脂水。延至一二年，或五六载时，觉疼痛应心，玉茎渐渐肿胀，其马口之竖肉处，翻花若榴子样，此肾岩已成也。渐至龟头破烂，凸出凹进，痛楚难胜，甚或鲜血流注，斯时必脾胃衰弱，饮食不思，即食亦无味，形神困惫。或血流至两三次，则玉茎尽为烂去。如精液不能灌输，即溘然而毙矣。此证初觉时，须用大补阴丸，或知柏八味，兼用八珍、十全大补之属，其病者再能怡养保相，可以冀其久延岁月。若至成后，百无一生，必非药力之所能为矣。此与舌疳、失营、乳岩为四大绝症，犹内科中有疯、痨、臌、膈，不可不知。

（《疡科心得》）

蒋宝素

乳岩案绎

蒋宝素（1795~1873），字问斋，号帝书，清代医家

乳头属肝，乳房属胃。乳房结核，数载方溃为乳岩，以其形似岩穴故也。未有不因忧思气结、肝郁脾伤所致。夫坤道以肝为先天，故乳大于男子。肝郁不伸，脾土受克。肝主筋，筋挛为结核。脾主肉，肉溃为岩穴。水不济火，舌赤，时或有苔。土为木克，大便非溏即泻。初溃间流鲜血，怒动肝火之征，近流污水清脓，气血双亏之象。火灼金伤，燥甚则痒，痒则咳，咳则振动，乳中挈痛，喉中如烟焰上腾，总属阳亏所致。是证遍考前贤诸论，皆言不治。盖由情志乖离，人心不能如寒灰槁木故也。若能心先身死，则人活病除。虽有此说，未见其人也。勉拟香贝养荣汤加减，尽其心力。

制香附　川贝母　人参　云茯苓　冬白术　炙甘草　大熟地　当归身　川芎　大白芍

乳岩本是危疴，前贤方论皆言不治。惟孙思邈《千金翼方》及《东医宝鉴》有不必治岩，补其阴阳气血，自可带病延年之说。此即昔人解结、解庄以不解之之意。夫治岩成法，非芳香开郁，即清凉泻火，二者能无耗气伤阴、败胃之虑乎。故有以取乎不解之之法也。素本阴亏火盛，木郁脾伤，土不生金，清肃不降，一水不胜二火，脏阴营液潜消，是以疾弥甚以留连，药多方而效寡，气血复伤于迟暮之年，抑

郁更继以沉病之际，因循辗转益觉多岐。用药大要，甘为迟钝，范我驰驱。仍以养荣汤加减，尽其人力，以俟天命。

大熟地　人参　冬白术　云茯苓　当归皮　大白芍　女贞子　旱莲草　肥玉竹　济水阿胶

长流水，桑柴火熬膏，入胶熔化。早晚服三钱。

左乳之上，缺盆之下，赤肿高耸如岩，溃处血流甚涌，瘀条如箭。素昔忧思郁结，脏阴营液俱亏，水不济火，又不涵木，木复生火，二火迫血妄行，从阳明胃脉直贯乳房涌出。水之逆流从乎气，血之倒行由于火，治火又非苦寒所宜。盖苦寒无生气而败胃故也。脉来软数而空，证势危如朝露，必得血止方能引延时日，否则汗喘、神昏、痉厥诸危证所由至也。爰以血肉有情，静养真阴，引益肾水，以济二火，冀有转机。

灵犀角　玄武板　生牡蛎　大生地　野三七　济水阿胶　当归身　大白芍　濂州　珍珠粉

血肉有情，壮水养阴，共服一百余剂，岩势未见效机。

考古证今，皆为不治。与其坐以待毙，何如一块以出再生之路。幻想乳中结核，犹男子之睾丸，溃流脓血即囊痈之属。际此药力，养精蓄锐，日久正可一战，以奏其功。死而后生，亡而后存，古法有诸。

龙胆草　黄芩　黑山栀　木通　建泽泻　车前子　当归身　柴胡根　炙甘草　大生地　川黄连　生大黄

连进龙胆泻肝加味，大获效机。高耸之岩渐颓，深潜之穴渐满，眠食俱安，二便通调，六脉和缓，五善悉具，七恶全无。安不忘危，凝神静养。

大熟地　人参　绵州黄芪　当归身　冬白术　川郁金　炙甘草　酸枣仁　广木香　生姜　大枣　龙眼肉

　　肝郁幻生乳岩，考之于古，验之于今，耳之所闻，目之所见，均皆不治。气血羸弱，不待决裂而终。气血充盈，相持日久，则有洞胸之惨。潜思乳岩，必因脏腑乖戾之气所生。譬如草木花实之异，亦由根干之气所化。人在气交之中，何所不有。不幸而有斯疾，独恨《经》无明文。即万变总由一气所化，能化其气，异疾可消，正不胜邪，终期于尽。爰以异类有情之品，化其脏腑生岩异气，或可图功。然亦无中生有之法，所谓人力尽而归天命。拟《医话》异类有情丹主之。

　　大濂珠　西牛黄　大块丹砂　灵犀角　真狗宝　透明琥珀　真象牙　生玳瑁

　　等份，水飞至无声。每服一钱，用人参八分，煎浓汁一茶杯调下。

（《问斋医案》）

余听鸿

乳 症 论

余听鸿（1847~1907），名景和，晚清医家

　　乳症，皆云肝脾郁结则为癖核，胃气壅滞则为痈疽。乳头属肝，乳房属胃。男子乳房属肾。此乃先哲大概言也。大匠诲人，志规矩而已。况乳疡证名甚多，有群书可考。然治法之巧，在临证施治之人。余细思之，胸中所过经络甚多，其症之始，各有其源。若不知经络、病因、虚实，如治伤寒不辨六经，茫无头绪。聊将经络、病因录之，幸乞高明指正。《内经》曰：脾之大络，名曰大包，出渊腋下三寸，布胸胁。胃之大络，名曰虚里，贯膈络肺，出左乳下，其动应衣。脾胃之大络，皆布于胸中。足太阴脾脉，络胃，上膈。足阳明胃脉，贯乳中，下膈，属胃络脾。脾胃二经乏脉，皆过其间。足厥阴肝脉，上贯膈，布胁肋。足少阳胆脉，合缺盆，下胸中，络肝，循胁里。手麻阴心包之脉起于胸中，循胸出胁，下腋。手太阴肺脉，循胃口，上膈，横出腋下。《经》云：冲脉任脉皆起于胞中。任脉循腹里，上关元，至胸中。冲脉挟脐上行，至胸中而散。

　　乳房之部位属脾胃，乳之经络属肝胆。胸中空旷之地，而行气血。心主一身之血，肺主一身之气，心肺皆在胸中。谷于胃，以传于肺。五脏六腑皆以受气，清者为营，浊者为卫。营气行于经隧之内，卫气行于皮肤分肉之间。乳汁生于脾胃之谷气，故其味甘。疏泄

主于肝胆木气，肝主疏泄是也。乳汁厚薄，主于冲任之盛衰。冲任为气血之海，上行则为乳，下行则为经。妇人哺乳则经止。男子之乳房属背，何也？男以气为主，女以血为先。足少阴肾之脉络膀胱，其直者从肾上贯肝膈，入肺中。水中一点真阳，直透阴之上。水不涵木，木气不舒，真阳不能上达，乳中结核，气郁，无血液化脓，比女子更甚。虽云肝病，其本在肾。鄙见治乳症，不出一气字定之矣。脾胃土气，壅则为痈。肝胆木气，郁则为疽。正气虚则为岩。气虚不摄为漏。气散不收为悬。痰气凝结为癖、为核、为痞。气阻络脉，乳汁不行，或气滞血少，涩而不行。若治乳，从一气字着笔。无论虚实新久，温凉攻补，各方之中，挟理气疏络之品，使其乳络疏通。气为血之师，气行则血行。阴生阳长，气旺液通，血亦随之而生，自然壅者易通，郁者易达，结者易散，坚者易软。再辨阴阳虚实。譬如内吹、外吹、乳痈、乳疽，属阳者多；乳岩、乳悬、乳痞、乳劳等，属虚者多；乳核、乳癖等坚硬，属气郁者多。何经之症，参入引经之药。今采四十方，皆内科手笔，平淡中自有神奇，当细心参而玩之，采以群书，加以巧思。临症操纵有权，治法自然可得。余听鸿注。

徐洄溪先生东洞庭刘某夫人 患乳疬，医者不能消散成功之后，又用刀向乳头上寸余出毒，疮口向上，脓反下注，乳囊皆腐，寒热不食，将成乳劳。内外二科聚议无定，群以为不治矣。延余诊之，曰：此非恶证，治不如法耳。尚可愈也，但须百日耳。其家戚族，皆少年喜事。闻余言，欲塞群医之口，向病家曰：我辈公恳先生，留山中百日，必求收功而后已。

吴 右胁有形高突，按之无痛。此属瘕聚，非若气结痰凝，难以推求。然病久仅阻在脉，须佐针刺宣通。正在伏天，宜商。

真蛤粉 白芥子 半夏 郁金 瓜蒌皮 黑栀皮 橘红 姜皮

王 骑射驰驱，寒暑劳形，皆令阳气受伤。三年来右胸胁形高微突。初病胀痛无形，久则形坚以硬。是初为气结在经，久则血伤入络。系于脏腑外廓，犹堪勉强支持。但气钝血滞，日渐瘀痹，延为癥痕。怒劳努力，气血交乱，病必旋发。故寒温消克，理气逐血，总之未能讲究络病工夫。考仲景于劳伤血痹诸法，其通络方法，每取虫蚁迅速飞走诸灵。俾飞者升，走者降，血无凝阻，气可宣通。与攻积除坚，徒入脏腑者有间。录法，备末议。

蜣螂虫　䗪虫　当归须　生牡蛎　煨木

冯浏河　左乳结核，积久方痛，肝郁成岩。宜襟怀宽解，庶可带病延年。姑拟益气养荣汤，以观机宜。

人参　茯苓　陈皮　川贝母　当归　川芎　黄芪　熟地　白芍　桔梗　于术　甘草　制香附

许盛泽　乳中结核多年，不疼不痒，日渐高肿。脉来细涩，左关弦甚。此乃肝脾气郁而成，难以消散。且以归脾汤常服，庶不致溃。

党参　冬术　归身　陈皮　远志　黄芪　茜草　川贝母　甘草　茯苓

林嘉定　乳疡之中，岩为难治。

党参　白芍　茅菇　川贝母　归身　天葵　苏子　蒌仁　夏枯草

许枫泾　乳岩之症，皆由情志不遂，肝脾积郁而成。现在溃烂，失血如墟，治之颇属掣肘。倘能怡养性情，即延年上策。乞灵药石，诚恐无补。

清阿胶　合欢花　枣仁　黄绢灰　金石斛　北沙参　茯神　白芍

孙浒关　乳房为少阳行经之地，气血皆少，加以情怀失畅，气血痹郁，有形而痛。治当在络。脉涩，无寒热，非痈脓之候。恐年齿日加，必咸岩症。

柴胡　佩兰　川贝母　夏枯草　当归　茯苓　甘草　白芍

徐吴江　乳岩溃腐，勉拟补益，聊作支持之计。

党参　黄芪　川贝母　远志　川郁金　白芍　当归　冬术　茯苓　甘草

张常熟　三阴疟后，两乳坚肿。此由肝脾气郁，防成岩症。

柴胡　威灵仙　归身　川石斛　白芍　制首乌　牡蛎　木槿叶

秦无锡　乳岩多由肝脾气郁所致，不疼不痒。似乎小恙，然非轻浅之症。宜情怀宽解，庶几免溃烂之虞。

党参　枣仁　丹参　茜草　清阿胶　黄芪　川贝母　续断　白芍

俞荆溪　乳岩四十载，溃烂如墟，秽水淋漓，甚则出血。证属棘手，殊难图治。且以止血。

黄绢灰　地榆灰　陈棕灰　丝绵灰　藕节灰　蒲黄灰　艾叶灰　马尾灰　血余灰　莲房灰

各药醋炙为末，糯米汤下。

王昆山　年已五旬，乳岩经久，不能全消。宜涤虑除烦，胜于苦口药石。

全香附　川贝母　山楂核　广皮　白芍　山慈菇　当归　煅牡蛎

宋南浔　肝胃不和，乳中结核。始以澹然，渐致狂獗。书云：岩无愈理。况素有气恼，肝阳尤盛。宜屏开家务，希图渐消。

制香附　陈皮　党参　白芍　山慈菇　川石斛　当归　川贝母

陈黎里　乳房结核，在少阳之络。此经气血皆薄，攻之非易。恐迁延岁月，酿为岩证耳。

川郁金　香附　丹皮　泽兰　鲜菊叶　青橘叶　当归　青蒿　蒺藜　鲜竹茹

沈震泽　乳房结核如拳，青筋暴露，脉来细涩。此因气血不和，郁结成岩。证属顽硬，无求速愈，拟煎剂以和营卫之乖违，进丸剂以攻结核之坚顽，庶几得中病机。

生洋参　茯苓　川芎　冬术　白芍　炙橘叶　归身　甘草　生

地　牡蛎

丸方

制香附　神曲　茯苓　甘草　川芎　白术　黑山栀　厚朴　橘
红　楂肉

（《外症医案汇编》）

余听鸿

失 荣 症

余听鸿（1847~1907），名景和，晚清医家

失荣一症，其名不可思议，大约与马刀、侠瘿类同名异也。失荣属少阳忧思郁结者多，外感风邪者少，内损症也。失荣者尝贵后贱，尝富后贫，处先顺后逆之境，失其尊荣，郁结而成，故名失荣也。鄙见是否，明家教正。《内经》曰：尝贵后贱，虽不中邪，病从内生，名曰脱营。贵时尊荣，贱时屈辱，心怀眷慕，志结忧惺，病从内生，血脉虚减，名曰脱营。尝富后贫，名曰失精，五所留连，病有所并，富而从欲，贫夺丰财，内结忧煎，外悲过物，然则心从想慕，神随往计，营卫之道闭以迟留，气血不行，积并为病。《内经》虽概言之，人处先顺后逆境，经曰思则气结，忧愁者气闭而不行，失荣等症成矣。方书所谓郁则达之，如木郁则达之也，达者通畅流利之义。不独木也，诸郁皆欲达也。其起之始，不在脏腑，不变形躯，正气尚旺，气郁则理之，血郁则行之，肿则散之，坚则消之；久则身体日减，气虚无精，顾正消坚散肿；其病日深，外耗于卫，内夺于营，滋水淋漓，坚硬不化，温通气血，补托软坚。此三者，皆郁则达之义也。不但失荣一症，凡郁症治法，俱在其中矣。若治不顾本，犯经禁病禁，气血愈损，必为败症。故辑五方，质之疡科，须究心焉。余听鸿注。

董某 失荣已溃，愈烂愈坚，不时渗流血水，脉形皆现虚象。是

谓败症,但不可弃而不治。古人立和营散坚丸,最为洽妥,舍此别无他法矣。

人参　熟地　当归　桔梗　升麻　茯苓　白芍　陈皮　昆布　红花　白术　川芎　川贝母　海粉　甘草　香附

为末,夏枯草膏泛丸。

陈太仓　颈项痰核,推之不动,按之如石,失荣已成。

石决明　新会皮　滑石　甘草　连翘　川贝母

顾江阴　症系失荣,由肝气郁积而成。消之不易,全凭耐养为安。

甜葶苈　瓜蒌　川贝　杜苏子　澄香　橘叶

复方　证似轻松,仍以散坚开郁。

青橘叶　通草　蒌仁霜　苏子　川石斛　钩藤　川贝母　月石

又丸方

毛沉香　白芍　茯苓　甜葶苈　川贝母　天竺黄　海浮石　杜橘红

夏枯草汤泛丸

（《外证医案汇编》）

贺季衡

男性乳岩案

贺季衡（1856~1933），名钧，晚清民国医家

周男　乳岩发于左，坚硬如石，日以益大，间或作痛，乳头流脂，皮外无色，脉弦细，舌白。肝家气火与宿痰相薄于胃络，气脉不能所致。最防破溃翻花。

生石决先煎，一两　全瓜蒌六钱　大白芍二钱　大贝母四钱　川郁金二钱　白蒺藜四钱　细青皮一钱　生牡蛎先煎，八钱　当归二钱　黑山栀二钱　蒲公英五钱　夏枯草二钱

二诊：清肝家之气火，化络中之痰浊，合为丸剂，以消乳岩之坚硬，防其破溃翻花。

大生地五两　淡海藻二两　煅牡蛎五两　黑山栀二两　当归二两　大贝母三两　全瓜蒌五两　细青皮一两五钱　赤白芍各一两　白蒺藜三两　淡昆布二两　川郁金二两　蒲公英四两　金橘皮一两五钱　云苓三两

上为末，夏枯草四两、旋覆花（包）一两五钱，煎汤加蜜水泛丸。

另：龙泉粉晒干，二两　荆三棱五钱　蓬莪术五钱　大贝母五钱

上研末，每次加麝香一分和匀，醋敷，或加蜜少许，涂于白洋布上贴之。

另：赤石脂一钱　川黄柏五分　熟石膏一钱　广黄尖二分　轻粉三分

梅片一分　飞滑石一钱　寒水石煅，一钱

上味研极细末，后入梅片和匀，涂乳头，外以鸡蛋皮贴之。

（《贺季衡医案》）

王肯堂

瘿 瘤 准 绳

王肯堂（1549~1613），字宇泰，明代医家

《灵枢》云：虚邪之入于身也深，寒与热相搏，久留而内着，寒胜其热，则骨疼肉枯，热胜其寒，则烂肉腐肌为脓，内伤骨。内伤骨为骨蚀，有所疾前筋，疾前二字，衍文也。筋当作结。筋屈不得伸，邪气居其间而不反发，为筋瘤。有所结气归之，卫气留之，不得反，津液久留，合为肠瘤。久者数岁乃成，以手按之柔。已有所结，气归之，津液留之，邪气中之凝结，日以易甚，连以聚居，为昔瘤，以手按之坚。有所结，深中骨，气因于骨，骨与气并，日以益大，则为骨疽。有所结，中于肉，宗气居之，邪留而不去，有热则化而为脓，无热则为肉疽。凡此数气者，其发无常处，而有常名也。《刺节真邪》篇：此皆虚邪中人为病，弗去而久留着，故积岁累月而成疽瘤也。

《三因》云：瘿多着于肩项，瘤则随气凝结，此等皆年数深远，浸大浸长，坚硬不可移者，名曰石瘿。皮色不变者，名曰肉瘿。筋脉露结者，名曰筋瘿。赤脉交结者，名曰血瘿。随忧愁消长者，名曰气瘿。五瘿皆不可妄决破，决破则脓血崩溃，多致夭枉。瘤则有六，骨瘤、脂瘤、气瘤、肉瘤、脓瘤、血瘤，亦不可决溃，肉瘤尤不可治，治则杀人。唯脂瘤，破而去其脂粉则愈。丹溪云：服瘿瘤药，先须断厚味。

海藻丸 治瘿瘤通用。

海藻洗晒 川芎 当归 官桂 白芷 细辛 藿香 白蔹 昆布洗晒 明矾煅，各一两 海蛤煅 松萝各七钱半

为细末，炼蜜丸如弹子大。每服一丸，食后，含咽下。

守瘿丸 治瘿瘤结硬。

通草二两 杏仁去皮尖，研 牛蒡子各一合 昆布洗 射干 诃梨勒 海藻洗，各四两

上为细末，炼蜜和丸，如弹子大。每服一丸，食后，嚼化，日三。

海藻酒方 治颈下卒结核渐大，欲成瘿瘤。

上用海藻，洗去咸一斤，酒二升，渍一宿，取一二合饮之。酒尽，将海藻暴干，捣末。酒调一钱七，日三，即瘥。如浸，用绢袋盛了浸，春夏二日，秋冬三日。

白头翁丸 治气瘿、气瘤。

白头翁半两 昆布洗，十分 通草 海藻洗，各七分 连翘 玄参各八分 桂心三分 白蔹六分

上为细末，炼蜜和丸，如梧桐子大。每服五丸，用酒送下，忌蒜、面、生葱、猪、鱼。

海藻散坚丸 治肝经瘿瘤。

海藻 昆布各二两 小麦醋煮，炒干，四两 龙胆草二两

上为末，炼蜜丸桐子大。每服二三十丸，临卧白汤送下，并嚼化咽之。

五　瘿

在颈项间，皮宽不急，累累而垂者是也。宜破结散、消疬丸、海

藻丸、昆布丸、黄药酒、藻药散，兼以针灸法同施，方有效。及常服复元通气散、蜡矾丸，自然缩小。

木通散 治颈下卒生结囊，欲成瘿。

木通 松萝 桂心 蛤蚧酥炙 白蔹 琥珀 海藻洗 昆布洗，各一两

上为细末。每服二钱，不拘时，温酒调下。

五瘿丸

菖蒲二两 海蛤 白蔹 续断 海藻 松萝 桂心 倒挂草 蜀椒 半夏各一两 神曲三两 羊靥百枚

上为细末。以牛、羊脂髓为丸，如芡实大。每服一丸，食后，临卧嚼化服。

昆布丸

槟榔 昆布 海藻各二两

上为末，炼蜜丸弹子大。每用一丸，含咽化下。

藻药散 治气瘿。

海藻酒洗，一两 黄药子万州者佳，二两

上为末。置掌中，以舌时时舐，以津咽下。消三分之二止药。先须断厚味，戒酒色。

按：《本草》黄药子，主诸恶肿，疮瘘。《斗门方》以浸酒，疗项下瘿气。《医学纲目》及丹溪，误作黄檗，盖檗、药字相近，又误檗为连，则其失愈远矣。

二海丸 治气瘿。

海藻 昆布各酒洗，晒干，

上等份为末，炼蜜丸杏核大。稍稍咽汁，又用海藻洗净，切碎，油醋熟，作常菜食之。

消瘿散 治瘿气。

海藻酒洗　海带酒洗　昆布酒洗　海马酒炙　海红蛤　石燕各煅　海螵蛸各一两

上为末，清茶下。兼服含化丸，兼灸，相济以收全功。

含化丸　治瘿气。

海藻　海蛤煅　海带　昆布　瓦龙子煅　文蛤即花蛤，背有斑文　诃子去核　五灵脂各一两　猪靥焙干，另研，十四个

时时咽下，兼灸法，以助丸功。

通气丸　治瘿气。

海藻　海带　昆布　夏枯草　木通各一两　诃子　薄荷各五钱　杏仁少许

上为末，炼蜜丸如芡实大。每用一丸，嚼化。兼灸，以泄瘿气方效。

黄药酒　治忽生瘿疾及一二年者。

上用万州黄药子三斤，须紧重者为上，如轻虚即是他州者，力慢须加一倍。以无灰酒一斗，投药在内，固济瓶口，以糠火烧一伏时停。待酒冷即令患者时时饮一盏，勿令绝酒气，经三五日，常把镜自照，觉消则停饮，不尔，令人项细也。用火时，不可多，惟烧酒气香出，瓶头有津，即止火不待经宿也，已验如神，忌毒食。

昆布散　治瘿气，去风火郁滞，散痰气壅结。

防风　荆芥　黄连酒炒　昆布　海藻　海粉　羌活　升麻　连翘　青皮　胆星　贝母　牛蒡子　夏枯草炒　沉香　香附子　抚芎　黄芩酒炒

上薄荷煎服，或末，或丸俱可。痰多加南星、半夏，又宜灸天突穴，为妙。

三因破结散

海藻洗　草龙胆　海蛤　通草　昆布　矾石枯　松萝各三分　麦面

四分　半夏　贝母各二分

上为末。酒服方寸匕，日三。忌鲫鱼、猪肉、五辛、生菜诸杂毒物。十日知，二十日愈。

玉壶散　治三种瘿。

海藻洗　海带洗　昆布　雷丸各一两　青盐　广茂各半两

上为细末。陈米饮丸，如榛子大，嚼化。以炼蜜丸，亦好。

子和人参化瘿丹

海带洗　海藻洗　海蛤　昆布以上四味，皆焙　泽泻炒　连翘以上各等份　猪靥　羊靥各十枚，猪、羊靥即猪羊外肾，乃囊中之卵也

上为末，蜜丸如芡实大。临卧，嚼化一二丸。忌油腻物。

罗氏宝金散　偏医瘿气，无不瘥。

猪羊靥暖水洗去脂膜后，晒干，杵为细末，十对　海藻洗　海带洗，各二两　丁香　木香　琥珀研　麝香研，各二钱半　真珠研，半两

上件，先将丁香、木香、海藻、海带杵为细末，入下项药末，合和再研细，重罗过。每服一钱，热酒一盏，调服。夜卧服垂头而睡。若在室男女，十服必效；如男子、妇女患者，一月见效。有胎不可服。

海带丸　治瘿气，久不消。

海藻洗　贝母　青皮　陈皮各等份

上件为细末，炼蜜为丸，弹子大，食后，嚼化一丸效。

针砂方　治瘿气。

上用针砂浸于水缸中，平日饮食皆用此水。十日一换钟砂，服之半年，自然消散。

昆布散　治瘿气结肿，胸膈不利，宜服。

昆布洗　海藻洗　松萝　半夏汤泡　细辛　海蛤细研　白蔹　甘草炙，各一两　龙胆草　土瓜根　槟榔各二两

上为细末。每服二钱，食后，温酒调下。

治瘿气胸膈壅塞，颈项渐粗，宜服此方。

商陆　昆布洗，各二两　射干　羚羊角镑　木通　海藻洗　杏仁汤浸，去皮尖，麸炒黄，各一两　牛蒡子微炒，一两半

上咬咀。每服三钱，水一中盏，入生姜半分，煎至六分，去滓。不拘时温服，

治瘿气神验方

琥珀　桔梗各半两　乌贼鱼骨　昆布洗，各一两　赤小豆酒煮熟，焙　小麦酒煮，各三分

上为细末，炼蜜丸如小弹大，绵裹一丸，常噙咽津。

神效开结散　治瘿疾，不问年岁极验。

沉香　木香　橘红四两　猪靥子生于豚猪项下　珍珠砂锅内泥封口，煅过丝，一枚如枣大，四十九粒

上为末，每服一钱，临卧，冷酒调搽，徐徐咽下，轻者三五服；重者一料，痊愈。修合用除日效。忌咸、酸、油腻、涩气等物。

六　瘤

六瘤者，随气凝结皮肤之中，忽然肿起，状如梅李，皮软而光，渐如杯卵。若发肿都软，不痛者血瘤。发肿日渐增长，而不大热，时时牵虚者气瘤。气结微肿，久而不消，后亦成脓。诸瘿瘤、疣赘等，至年衰皆自内溃，治于壮年，可无后忧。按之推移得动者，可用取法去之。如推之不动者，不可取也。瘤无大小，不量可否而妄取之，必妨人命。俗云：瘤者留也，不可轻去，不为无理。治法：先以铁罐膏，点瘤顶上令肉黑腐，不痛，方可以刀剪去黑腐，又以药涂，令肉腐溃，又可剪之，又涂又剪，瘤根去尽为度。若怕针刀者，却以井金

散涂之，令肉黑极，十分腐烂，方可用刀剪之，若稍有些肉不黑尽，沿肉未死；肉未死血亦未死，血未死则不可剪刮，恐血出多，致有昏晕之失。其肉十分黑极，十分腐烂，推得动者，此肌肉死也，肌死则血死。其血死乃可剪刮无妨，虽血瘤、肉瘤取之亦无妨也。小瘤取之即愈，大瘤取之有半载肌肉麻痹也，宜服养气血药，久之自愈。

〔薛〕《内经》云：肝统筋而藏血，心裹血而主脉，脾主肉而统血，肺主气而司腠理，肾统骨而主水。若怒动肝火，血涸而筋挛者，其自筋肿起，按之如箸，久而或有血缕，名曰筋瘤，用六味地黄丸，四物、山栀、木瓜之类。若劳役火动，阴血沸腾，外邪所搏而为肿者，其自肌肉肿起，久而有赤缕，或皮俱赤，名曰血瘤，用四物、茯苓、远志之类。若郁结伤脾，肌肉消薄，外邪所搏而为肿者，其自肌肉肿起，按之实软，名曰肉瘤，用归脾、益气二汤。若劳伤肺气，腠理不密，外邪所搏而壅肿者，其自皮肤肿起，按之浮软，名曰气瘤，用补中益气之类。若劳伤肾水，不能荣骨而为肿者，其自骨肿起，按之坚硬，名曰骨瘤，用地黄丸及补中益气汤主之。夫瘤者，留也。随气凝滞，皆因脏腑受伤，气血乖违，当求其属而治其本。大凡属肝胆二经结核。八珍加山栀、胆草以养气血，清肝火；六味丸以养肺金，生肾水。若属肝火血燥，须生血凉血，用四物、二地、丹皮、酒炒黑胆草、山栀。中气虚者，补中益气兼服。若治失其法，脾胃亏损，营气虚弱，不能濡于患处，或寒气凝于疮口，荣气不能滋养于患处，以致久不生肌而成漏者，悉调补脾胃，则气血壮而肌肉自生矣。若不慎饮食起居，及六淫七情，或用寒凉蚀药，蛛丝缠，芫花线等法以治其外，则误矣。

长洲庠王天爵 辛丑春，左腿近环跳患之，状如大桃，按之濡软，恪服除湿、流气、化痰之剂，恶寒发热，食少体倦，形气俱虚，脉洪大而虚，气瘤也，肺主之。盖胆属木，肺属金，然发于胆经部分，乃肺金侮肝木，元气亏损而其脓已内溃矣，遂用十全大补汤数剂，出清白稀脓甚多，顿加寒热，烦渴头痛，殊类伤寒状，予谓此因脓泄而血气益虚耳，仍用前汤，其势益甚，脉洪数大，按之如无，乃加附子一钱，其势愈甚而脉复如前，此虚甚而药未能及也，更加附子二钱，三剂诸症顿退。乃朝用补中益气汤，夕用十全大补汤，各三十余剂，出腐骨五块，疮口将完。后因不慎起居，患处复溃。诸症更发，咽间如焚，口舌无皮，用十全大补加附子一钱服之，诸症悉愈。二日不服，内病悉至，患处复溃。二年后又患，服前药不应，诊其尺脉微细如丝，此属命门火衰，用八味丸为主，佐以十全大补汤稍愈。至乙已，仍患虚寒之症而殁。

一男子　左腿外侧近臀，肿一块，上有赤缕三年矣，饮食起居如常，触破涌出血脓，发热恶寒，此胆经受证，故发于腿外侧，诊其脉左尺洪数，右关弦洪，此肾水不能生肝木，用补中益气汤，六味地黄丸而痊。

一男子　小腹患之，脓水淋漓，此足三阴之症，用补中益气加麦门、五味，以培脾土，用六味地黄丸以生肾水，更用芦荟丸，以清肝火而敛。

一老儒　眉间患之二年，其状如紫桃，下坠盖目，按之如水囊，此肝脾之症，脓瘀内溃而然耳。遂刺出血脓目即开，以炒黑胆草、山栀、芎、归、芍药、柴胡、白术、茯苓之类而愈。

嘉善周上舍　两耳下，项间筋挛，臃肿坚硬，咳嗽气喘，内热盗汗，所服皆化痰、散坚、行气之剂，势益甚。予诊之左关弦涩，左尺洪数，此怒气伤肝，房劳损肾，须滋肾水，生肝血，慎调摄，至水旺之际，庶可愈矣。彼欲速效，乃外敷商陆、石灰等药；内服海藻、蓬术之类，至秋金旺之际，元气愈虚，其肿愈甚而殁。

镇江孙上舍　缺盆间肿如覆瓯，坚硬色赤，内热晡热，自汗盗汗，就治于予。曰：贱疾皆以散坚、行气、降火、破血之剂，欲其内消而反甚，其脉左尺洪数，按之而弱，左关洪数，按之而涩，此怒气伤肝，血涸而筋挛也，因其急于仕进，予辞不能治。彼亦不言，后果殁。此症若补脾肺，滋肝肾，则木得水而敷华，筋得血而滋润，多有得生者。

张子和治新寨一妇人　年四十余，有瘿三瓣。戴人令以咸吐之，三涌、三汗、三下，瘿已消半，次服化瘿之药，遂大消去。夫病在上者，皆宜吐，亦自有消患之法耳。

又在西华　众人皆讪以为吐泻而已。一日，魏寿之与戴人入食肆中，见一夫病一瘤，正当目上纲内眦，色如灰李，下垂覆目，睛不能视物。戴人谓寿之曰：吾不待食熟，立取此瘤。魏未之信也，戴人曰：吾与尔取此瘤何如？其人曰：人皆不敢割！戴人曰：吾非用刀割，别有一术，其人从之。乃引入一小室中，令俯卧一床，以绳束其腘，刺委中大出血，先令以手揉其目，瘤上亦刺出雀粪，立平。出户，寿之大惊。戴人曰：人之有技可尽窥乎。

郜城　戴人之乡也，一女子未嫁，年十八，两手背皆有瘤，类鸡距，一类羊角，腕不能钏，向明望之如桃胶然，夫家欲弃之。戴人见之曰：在手背者为胶瘤，在面者为粉瘤。此胶瘤也，以铍针十字刺破，按出黄胶脓三二匙，立平。瘤核更不再作，婚事复成。非素明者，不敢用此法耳。

清上消郁汤　治痰火，气血郁结，作核成瘤，脉弦而滑在上部者。

昆布洗　玄明粉　陈皮　半夏姜制　黄连　海藻　莪术　川芎　香附　青黛　白芥子

上薄荷煎服。

解下除湿汤　治湿热郁结，血气凝滞，作核成瘤在下部者。

海藻洗　黄柏　三棱　香附　青皮　栀子炒　连翘　槟榔　木通

上薄荷煎服。

南星散　治皮肤、颈项、面上瘤，大者如拳，小者如粟，或软或硬，不痒不痛，宜用此药，切不可辄用针灸，多致不救。

生南星大者，一枚

上细研烂，入好醋五七点，杵如膏。先以细针刺患处令气透，却以膏药摊贴，觉痒，则频换贴，取效。

枯瘤膏　治六瘤，瘰疬，痔漏。如无此膏，以铁罐膏代之，更捷。

草乌四两　川乌二两　干桑耳　桑朽木各一两半　矿石灰　桑柴灰　荞麦秸灰各一碗

上将草乌、川乌、桑耳、桑朽木，共烧成灰，和矿石灰、桑柴灰、荞麦秸灰，一处装处酒漏内，以棕塞其漏窍，用水二斗，煎滚淋汁，慢火熬浓，以十碗取一碗为度，以厚实瓷器收贮，密封固。如用入矿石灰调匀为糊，点瘤顶上，以湿纸数重贴药上，如若未干不须贴，若留久药干，以唾调涂，直待十分黑腐，以刀剪刮取之，腐肉未尽，又点又刮。如怕剪刮者，却用井金散点之以渐，腐烂自去，不用针刀，后却以膏药贴之，去尽腐肉为度。

井金散　治六瘤瘰，大有神效。

土黄三钱　硇砂生，晒干　雄黄各二钱　轻粉　朱砂　乳香　没药各一钱　麝香　片脑各少许

为末，以唾调为稀糊。涂瘤顶上，唾湿纸两重盖之。后用黄龙膏贴纸上，间日一度上药，次添药彻的周回，大如韭叶，如此上之无复，渐渐折之，后根摇自然有裂衅，随后自下来。若腐肉未去尽者，锉针头散于疮口腐肉上，贴膏药，一日一换，直待腐肉去尽为度。

造土黄法

信石生二两　硇砂生二钱　木鳖子肉　巴豆肉各五钱

上以信、硇研末。以木鳖、巴豆捣成膏，入石脑油和作一块，油纸数重包裹，埋于土坑四十九日。取出，瓷器收贮听用，如无石脑油亦可。

黄龙膏　凉肌退肿。

黄柏　黄芩　大黄

上末，蜜水调为糊饼，贴纸上。

又枯瘤方

白矾　硇砂　黄丹　雄黄　轻粉各一钱　朱砂　乳香　没药各二钱斑蝥生用，三十个

上研为末，糯米粥为丸，捏作棋子样，爆干。先灸破瘤顶三炷，以药饼盖上，用黄柏末，以水调贴之，数日，自然枯干落下。

一方，以铜绿为末，草刺瘤破掺上，以膏药涂之。

点瘤赘方　神验。

桑柴灰　枣树灰　黄荆灰　桐壳灰各二升半

上以沸汤淋汁五碗许，澄清。入斑蝥四十个、穿山甲五片、乳香、脑子，不拘多少，约五碗煎作二碗，用瓷器盛之。乳香、脑子候冷入之，后临用时，入新石灰调成膏，神妙。敷瘤上，干以清水润之，其效如神。

龙骨散　生肌肉。

诃子肉　龙骨生　细茶各等份

上末，干换。

麻药

南星　半夏　川乌　川椒　石灰　草乌各等份

上六味，各生为末。醋调涂瘤上，用药则不痛。

止血药

京墨煅　百草霜各等份

上为末，换之即以手按住。

桃红散　止血大效。

石灰十两　麻油　大黄水浸透取汁，各半盏，五钱

（《证治准绳》）

王肯堂

石痈、石疽方治

王肯堂（1549~1613），字宇泰，明代医家

谓痈疽肿硬如石，久不作脓者是也。

犀角汤 治石痈热毒气盛，肿硬疼痛，口干烦闷。

犀角镑 木香各七钱半 连翘 栀子仁 射干 当归切焙 升麻 赤芍药 玄参 枳壳麸炒 甘草生，各一两 大黄炒，二两

上锉碎，每服三钱，水一盏煎至六分，去滓。不拘时温服。

黄连散 治石痈结硬发热，紫赤色，毒气攻冲未定，日夜疼痛。宜用此消肿化毒止痛。

黄连 川大黄生 白蔹 马牙硝 黄柏各一两 麒麟竭 青盐各半两 赤小豆炒熟，半合 杏仁汤浸，去皮尖，研，四十九粒

上为细末。蜜水调涂，干即易之。

大黄散 治石痈肿硬疼痛，心腹烦闷不得宣畅。

川大黄炒，一两 川芒硝 黑豆皮 枳壳去瓤，麸炒，各半两 牛蒡子微炒 当归 芎䓖各二钱半 甘草生，锉，半两

上锉碎，分作三服。每服水一盏煎至五分，去滓。不拘时温服，以利为度。

治石痈坚如石，未作脓者。上用生商陆根，不拘多少，熟捣敷之，干即易，取软为度及治湿漏诸疮疖。羊城人用此方取效者多。

沉香汤　治石疽肿毒结硬，口干烦热，四肢拘急不得卧。

沉香　防风去叉　木香各七钱半　麦门冬去心　当归切，焙　枳壳麸炒　独活去芦　羚羊角屑　升麻　玄参　地骨皮　赤芍药　甘草生，锉，各一两　大黄锉，炒，二两

上锉碎。每服四钱，水一盏半煎至七分，去滓。不拘时温服。

（《证治准绳》）

龚居中

五 瘿 瘤

龚居中，字应园，明代医家

此症非阴阳正式结肿，乃五脏瘀血，浊气痰滞而成。瘿者阳也，色红而高突，或带小而下垂；瘤者阴也，色白而漫肿，亦无痒痛，久所不觉。薛立斋分别甚详。肝统膜，怒动肝火，血燥曰筋瘤。心主血，暴急火甚，火旺逼血沸腾，复被外邪所搏而肿曰血瘤。脾主肌肉，郁结伤脾，肌肉消薄，土气不行，逆于肉里而肿曰肉瘤。肺主气，劳伤元气，腠理不密，外寒搏而为肿曰气瘤。肾主骨，恣欲伤肾，肾次郁遏，骨无荣养筋为肿曰骨瘤。此五瘤之名也。筋瘤坚而色紫，垒垒青筋盘曲，结如蚯蚓。宜清肝解郁，养血舒筋，清肝芦荟丸治之。血瘤者，微紫微红，软硬间杂，皮肤急急缠若红丝，擦破血流，禁之不住。宜养血凉血，抑火滋阴，安敛心神，调血脉，用芩连二母丸治之，肉瘤者，软若绵，硬似馒，皮色不变，不紧不宽，终年只似覆肝然。治当理脾宽中，疏通戊土，开郁舒痰，调理饮食，用加味归脾丸治之。气瘤者，软而不坚，皮色如故或消，或无寒无热。宜清肺气，调经脉，理劳伤，和荣卫，用通气散坚丸治之。骨瘤者，形色紫黑，坚硬如石，疙瘩高起，推之不移，坚贴于骨。宜补肾气，养血行瘀，散肿软坚利窍，用调元肾气丸治之。又筋骨呈露曰筋瘿，赤脉交结曰血瘿，皮色不变曰肉瘿，随忧喜消长曰气瘿，坚硬不可移曰石瘿，此瘿之五名也。其治略与五瘤同。瘿瘤初起元气实者，用海藻玉壶汤、六军丸。久而元气虚者，琥珀黑龙丹、十全流气饮。审详用药自然缩小消磨，切不可轻用针刀，掘破出血不止，多致立危。久则脓血崩溃，渗漏不已，终致伤人。

又种粉瘤，红粉色，多生耳项前后，亦有生于下体者。全是痰气凝结而成，宜披针破去脂粉，以三品一条枪插入数次，以清内膜自愈。又一种黑砂瘤，多生臀腿，肿突大小不一，以手摄起，内有黑色是也。亦用针刺，内出黑砂有声，软硬不一。又一种发瘤，多生耳后发下寸许，软小高突，按之不痛，亦针之，粉发齐出。此瘿瘤之十三症也。又有虫瘤生于胁下，蛆瘤生于胳膊中者，此异症也，治法俱后。

清肝芦荟丸　治筋瘤，遇喜则消，遇怒则痛有理。

川芎　当归　白芍　生地酒浸，捣膏，各二两　青皮　芦荟　昆布　海粉　甘草节　牙皂　黄连各三钱

上为末，神曲糊为丸，如梧桐子大。每服八十丸，白滚汤送下。

芩连二母丸　治血瘤流血不禁。

黄连　黄芩　知母　贝母　川芎　当归　白芍　生地　熟地　蒲黄　羚羊角　地骨皮各等份　甘草减半用

上为末，侧柏叶煎汤。打寒食面为丸，如梧桐子大。每服七十丸，灯芯汤送下，或作煎剂服之也可。

加味顺气归脾丸　治肉瘤或疼或不疼者。

陈皮　贝母　香附　乌药　当归　白术　茯神　黄芪　酸枣仁　远志　人参各一两　木香　甘草各三分

上为末，合欢树根皮四两煎汤，煮老米糊为丸，如梧桐子大。每服六十丸，食远服，白滚汤下。

通气散坚丸　治气瘤随喜怒而消长者。

陈皮　半夏　茯苓　甘草　石菖蒲　枳实炒　人参　胆南星　天花粉　桔梗　川芎　当归　贝母　香附　黄芩酒炒，各等份

上为末，荷叶煎汤。豌豆大，每服一钱。食远。灯芯十根，姜片泡汤送下。

调元肾气丸　治骨瘤形体日衰，寒热交作，脚膝无力。

怀生地酒煮，捣膏，四两　山萸肉　山药　牡丹皮　茯苓各二两　人参　当归身　泽泻　龙骨　麦门冬捣膏　地骨皮各一两　木香　砂仁各二钱　黄柏盐水炒　知母童便炒，各五分

上为末，鹿角胶四两，老酒调化，加蜜四两煎，滴水成珠，和药丸如梧桐子次。空心服八十丸。忌白萝卜、火酒、房事。

海藻玉壶汤　治瘿瘤初起未破，赤白肿硬皆可服。

海藻　贝母　陈皮　昆布　青皮　川芎　当归　半夏　连翘　甘草节　独活各一钱　海带五分

水二盅，煎八分。量病上下食前服之。

活血散瘿汤　治瘿瘤渐大，不疼不痒，气血虚弱者。

白芍　当归　陈皮　川芎　半夏　熟地　人参　牡丹皮　茯苓各一钱　红花　昆布　木香　甘草各五分　青皮　肉桂各三钱

水二盅，煎八分，服后饮酒一小杯。

六军丸　治瘿瘤已成溃者，不论年月新久并宜服之。

蜈蚣去头，去足　蝉蜕　全蝎　僵蚕炒去丝　夜明砂　穿山甲各等份

共为细末，神曲糊为丸，粟米大，朱砂为衣。每服三分，食远酒下。忌大荤煎炒，日可消。

枯瘤方　治瘤初起，成形夫破及根蒂小而不散者。

白砒　碱砂　黄丹　轻粉　雄黄　乳香　没药　硼砂各一钱　田螺大者去骨，三个　斑蝥二十个

上将田螺晒干切片，同药研极细，糯米调和，捏作小棋子样晒

干。先灸瘤顶三炷，以药饼贴之。用黄柏末调盖敷药饼，候十日外，其瘤自然枯落，次用敛口药，秘传敛瘤膏，瘤瘿枯落后用此搽贴，自然生肌完口。

又方

血竭　轻粉　龙骨　海螵蛸　象皮　乳香各二钱　鸡蛋煮糖心用黄，内放油一小盅，十五个

以上药各为细末，再共研之，和入蛋黄油内搅匀。每日上晚甘草汤洗净患处，鸡翎蘸涂膏药盖贴。

琥珀黑龙丹　治五瘿出瘤，不论新久，但未穿破并宜服之。

琥珀一两　血竭二两　京墨　五灵脂炒　海带　海藻　南星姜汁炒，各五钱　木香三钱　麝香一钱

以上各为细末，和匀再研，炼蜜丸一钱重，金箔为衣，晒干藏盖。每用一丸热酒，一杯化服。如患在下部，随用盖压之。

十金流气饮　治气瘿，肉瘿皮色不变，日久渐大者。

陈皮　赤茯苓　乌药　川芎　当归　白芍各一钱　香附八分　青皮六分　甘草五分　木香三分　姜三片　枣二枚

水二盅，煎八分。食远服。

三品一条枪　治粉瘤、砂瘤、瘰疬、痔漏、痈疽诸症。

明矾三两　白砒一两五分　雄黄二钱四分　乳香一钱二分

砒、矾二味为末，入小罐内。加炭火煅红，青烟尽，旋白烟，约上下红彻，住火。取罐顿地上一宿，取出净末一两，加后二味研极细，面糊调搓成如线，阴干。凡遇粉及砂、发、虫、风等瘤，用药针挑破将线插入，早晚插二次。如孔大者多插几条。俟其开裂出诸恶物，其瘤自消。服十全大汤自愈。痈痔法同。

（《外科活人定本》）

邹　岳

瘿瘤真诠

邹岳，清代医家

　　瘿瘤发于皮肤血肉筋骨之处，瘿者如缨络之状，瘤者随气留住，故有是名也。多外因六邪，营卫气血凝郁；内因七情，忧恚怒气，湿痰瘀滞，山岚水气而成。皆不痛痒。且瘿症属阳，色红而高突，皮宽不急，蒂小而下垂；瘤症属阴，白色而漫肿，皮嫩而光亮，头小而根大。但瘿有五种，瘤有六种，宜分别治之。

　　筋瘿者筋脉呈露；血瘿者赤脉交结；肉瘿者皮色不变；气瘿者随喜怒而消长；石瘿者坚硬不移，此五瘿也。初起元气实者，海藻玉壶汤、六军丸；久而元气虚者，琥珀黑龙丹、十全流气饮选而服之，自然缩小，渐渐消磨。若久而脓血崩溃，渗漏不已者不治。

　　筋瘤色紫而坚，青筋盘曲如蚓，治宜养血舒筋，如清肝芦荟丸可治。血瘤皮肤缠隐，红丝软硬间杂，治宜凉血抑火，如芩连二母丸。肉瘤色不变，软如绵，不宽不紧，治宜行痰开郁理中，如顺气归脾丸。气瘤亦色不变，软如绵，但其随喜怒而消长。治宜清肺和营，如通气散坚丸。骨瘤色黑皮紧，高堆如石，贴骨不移，治宜补肾行瘀，破坚利窍，如调元肾气丸。粉瘤色如红粉，大而必软，治宜开痰行气，如千金指迷方。

　　瘿瘤诸症，俱宜用药缓缓消磨。不可轻用刀针决破，以致出血不止，立见危殆。惟粉瘤可破，多生耳项前后，亦有生下体者，全系痰气凝结而成。宜用披针破去脂粉，以白降丹捻子插入两次，将内膜化尽，徐用生肌散贴之自愈。又有一种黑砂瘤，多生臂腿，肿突大小不一，以手摄起内有黑色即是。亦用针刺出黑砂有声，软硬不一，插药如前。又有发瘤，多用耳后发下寸许，软小高突，按之不痛，亦用针刺之，粉发齐出，插药如前。又有虱瘤，发后其痒彻骨，开破出虱无数。内有极大一虱出，其虱方尽。插药如前。可刺之瘤，如有四五枚者，先刺一二枚，觉有昏聩，由泄气之过也，余瘤停止，服补中益气汤数剂，俟患者健旺，再渐渐破之补之。又有虫瘤，每生胁下，本忧思恚怒而成，每难获效，宜按本经虚实治之。

凡头大蒂小者，不拘何瘤，俱可用蛛丝线扎之，每日抽紧，听其自行枯落。小者七日内可落。扎时内服行气调血之药数剂，如香附、青皮、当归、白芍之类。若发于阳明经，多系湿热酒毒，宜于服药内加粉葛根、枳椇子以解酒毒。

瘤症若畏开针者，先用灯火灸一壮，将白降丹点少许于灸迹上，用膏盖之，次日即能开口，仍照上法治。

若先辨不真，不知何瘤，先用线针于瘤头上针一分深，用手捻之，若是白浆，便是粉瘤。若是脓水，便是气瘤，可以照上治法。若用手捻之，针口内流血不止，便是血筋等瘤，不可擅开，徐用手将所针针口皮捻起，紧捻一刻，其血自行，下口仍自合。

瘿瘤初起，先用甘草煎浓膏，笔蘸涂瘤四围，待干再涂，凡三次。次以大戟、芫花、甘遂等份为末，以醋调，另用笔蘸药涂其中，不得近着甘草处。次日则缩小些。又照前法涂二三次，自然渐渐缩小而消矣。

血瘤初起，用银锈散搽之，即便坠落。

海藻玉壶汤

海藻玉壶　海带　贝母　陈皮　半夏　青皮　独活　昆布　连翘　当归　川芎

六军丸

蜈蚣　虫蜕　全虫　姜虫　夜明砂　山甲

共为末，神曲糊丸，朱砂衣，每服三分，黄酒送下。

琥珀黑龙丹

琥珀一钱　血竭二两　京墨　灵脂　海带　海藻　南星五钱　木香三钱　无寸三分

研末蜜丸，每丸一钱，金箔为衣，每用一丸，热酒送下。

十全流气饮

陈皮　赤苓　台乌　川芎　当归一钱　白芍一钱　香附八分　青皮六分　木香三分　甘草五分　生姜三片　红枣二枚引

清肝芦荟丸

当归　川芎　白芍　生地一两　青皮　昆布　海藻　黄连　牙皂　甘草节二钱五分

研末，神曲糊丸梧子大。每服八十丸，白汤下。

芩连二母丸

黄芩　黄连　知母　贝母　川芎　当归　白芍　生地　全虫　羚角　蒲黄一两　甘草五钱

研末，用侧柏叶煎汤，打寒食面为丸梧子大。每服七十丸，灯芯汤送下。或作煎剂用亦佳。

顺气归脾丸

陈皮　贝母　香附　台乌　当归　黄芪　白术　茯神　枣仁　远志　人参一两　木香二钱　甘草三钱

研末，用合欢树根皮四两煎汤，煮老米糊为丸，每服六十丸，白汤送下。

通气散坚丸

陈皮　半夏　茯苓　胆星　贝母　人参　枳实　香菖蒲　花粉　川芎　当归　桔梗　海藻　黄芩

研末，用荷叶煎汤糊丸，每服一钱，灯芯生姜汤送下。

调元肾气丸

生地四两　麦冬　茯苓　山药　枣皮　丹皮二两　人参　当归　全地　泽泻　龙骨一两　木香　砂仁三钱　黄柏　知母炒,五钱

研末，用鹿胶四两，老酒浸化，加蜂蜜四两同煎，滴水成珠，和药为丸梧子大。每服八十丸，空心温酒送下。

千金指迷丸

半夏四两　茯苓二两　枳壳二两　风化硝三钱

研末糊丸。

补中益气汤

见上卷。

银锈散

水银一钱　上片三分　轻粉一钱　儿茶三钱　黄柏三钱　潮脑一钱镜锈一钱　贝母一钱

共研细末。

（《外科真诠》）

王维德

石 疽 指 要

王维德（1669~1749），字洪绪，号林屋散人，清代医家

初起如恶核，渐大如拳，急以阳和汤、犀黄丸，每日轮服，可消。如迟至大如升斗，仍如石硬不痛，又曰，久患现红筋则不治。再久患生斑片，自溃在即之证也。溃即放血，三日内毙。如现青筋者可治，内服阳和汤，外以活商陆根捣烂，加食盐少许敷涂，数日作痒，半月皱皮，日敷日软而有脓袋下，以银针穿之，当服千金托里散，加熟地同生芪各一两，代水煎药。服十剂后以阳和解凝膏满贴患上，空出穿针之眼，使其血活，若皮膜中似成脓巷，用布绑紧，使皮膜相连。内服大补、保元等汤，参芪忌炙，服至收功。如其毒气未尽，忌投补剂。

马曰：现青筋者亦不可治。商陆根虽能溃坚，用之皮腐，入盐更痛，徒伤其肌，徒增其痛，未必能消，只有服补养气血之剂，以解阴凝，庶可保延岁月。

（《外科证治全生集》）

何长治

失荣医案

何长治（1821~1889），字补之，号鸿舫，清代医家

左 操劳之体，营液素亏。自去年九月起，寒热后，左耳根遽发胀块，至今实如瘿瘤下坠，不痒不痛；手臂常觉发麻，且酸；近更咳痰黏腻，舌干红，胃纳亦少；诊脉右部浮数，左部细弱，重按不克应指；难于熟寐。夫耳根属足厥阴之络，心液亏，肝必失所养，浮热时升，营液皆提及于上，娇脏亦经受烁，故致咳呛痰逆，所谓火日甚，阴精皆为之耗，虽属外症，总系内伤。鄙拟养营和络，扶滋化之源，以觇进止。病久未易见功，炎夏更宜加注意焉。管见如何，候裁夺之。

生黄芪钱半　湖丹皮钱半　肥玉竹二钱　白茯神三钱　煅龙齿三钱
生草四分　中生地三钱　当归身钱半　赤茯苓三钱　酸枣仁三钱　海藻四钱　加姜汁炒　竹茹钱半

（《何鸿舫医案》）

丁甘仁

香贝养营汤治疗失营案

丁甘仁（1865~1926），名泽周，晚清民国医家

徐左 失营症破溃翻花，血水淋漓，内热口干，纳谷减少，阴分亏耗，肝郁挟痰瘀凝结，胃气不和，脉象细弱，人不治之条，勉拟香贝养营汤加减。

川贝母三钱　生香附钱半　全当归二钱　大白芍二钱　紫丹参二钱银柴胡一钱　川石斛三钱　粉丹皮钱半　广橘白一钱　生熟谷芽各三钱藕节一两

马齿苋加平胬丹作饼贴之，一日一换。

（《丁甘仁医案续编》）

孙秉严

辨"三印"查"一点"触耳触腹
破瘀滞开闭结以毒攻毒

孙秉严（1920~2005），北京中医肿瘤研究基金会门诊部主任医师

癌的发生，是人体脏腑阴阳失调，六淫、七情、外伤等因素诱发的结果。与其他疾病不同的是，上述致病的内外因素，使体内产生寒性或热性瘀滞后，又能产生一种毒，由于毒的日积月累，才引发了癌。这种毒虽然看不见，但有"象"，表现于局部和全身。所以癌症是一种全身性的病变，肿物是其局部表现，应把治疗全身与局部、治本与治标结合起来。使用的药物，既峻猛攻邪，又使病人饮食增加，精神振奋，不偏废其中任何一方面。但人体因病致虚者多见，因虚而致病者少见，因此治癌的基点是驱邪，邪去正即安。按八纲、气血津液辨证方法，把临床各种癌症分为八证：气滞毒结、血瘀毒结、寒瘀毒结、热瘀毒结、虚瘀毒结、实瘀毒结、痰湿闭阻毒结、津枯液燥毒结。其中寒瘀毒结型最多见，占肿瘤病人的 80% 以上。

癌症的治疗，必以清除体内的"毒"为最终目的。而癌症病人，无论患病以前或患病以后，多有大便秘结不通或通而不爽的现象，有的大便坚硬如羊屎，说明无论癌症病人还是正常人，都应注意大便的通畅。颇为赞赏张子和攻下以祛邪的思想，祛毒、破瘀、攻下三者结合，用于各种类型的癌症。大原则确定之后，还要根据整体情况和病

114

性的寒热虚实选择药味和加减化裁。祛毒常用的有汞制剂、砷制剂、斑蝥、蟾蜍、巴豆（不去油）等剧毒品（大都配在成药中）；破瘀常用桃红四物、三棱、莪术、水蛭、干漆；攻下常用川军、巴豆、玄明粉、槟榔、二丑。癌症患者，脾肾阳虚、寒瘀毒结者多见，应加桂附、良姜辛热温里，下元虚寒明显者加硫黄。对剧毒药的用量又严格掌握，亲口尝试，亲身体验其反应。主张"破有瘀而不伤正，攻有毒而不中毒"。十分推崇孙思邈所说的为医应有"鹫之眼，狮之胆"，即认证要准，下药要猛。该攻不攻，就失去了治疗机会。胃脘部或脐左旁出现压痛，手感板滞，就是具备攻下的条件。长期服用药物，没有发生过蓄积中毒现象，多数患者服药后大便泻下黏冻状和烂肉状物，有的从小便排出，还有的吐出。患者普遍反映，泻下的秽物越多，身体愈感轻松，痛苦亦减少。

创"三印、两触、一点"的诊断方法

辨证准确，方能治疗无误，但临床寒热、虚实之差只在咫尺之间，毫厘之差则千里之失，诊断必须在四诊基础上进一步客观化。经过临床反复验证，独创三印，即指甲印（指甲根部粉白色印记）、舌齿印和腮齿印（舌边和两腮黏膜上牙齿挤压的痕迹）与病证的寒热有内在联系。还发现胃、脐部压痛点，耳廓上的结节往往能反映气滞血瘀的存在；皮肤上的白斑（大如蚕豆，小如小米粒）可见于大多数癌症患者。于是他总结出三印辨寒热，两触（触摸耳甲腔、耳甲艇部位的肝、脾区有无增厚、压痛、硬结，触摸胃脘和脐左旁开 1 寸之处有无压痛，辨肝郁的有无及程度）一点（全身皮肤白斑的有无及多少）辨毒结的有无及程度，这种诊断方法指征客观，简便易学，且准确率高。如见到指甲印小（小于正常的 2mm）、舌腮印明显者，可断为寒证，两触阳性反应为有瘀滞，皮肤小白点多者为毒结重。用辛热破瘀攻毒药之后，随着局部和全身病情的好转，指甲印变大，有甲印的指数增多，舌、腮印也消失。惟耳、胃、脐的阳性反应点及皮肤白斑的消失较慢，但随着服药时间的延长，也会逐渐消失。"三印、两触、一点"诊法为四诊添了新的内容，它与四诊所得相互印证，大大提高了辨证用药的准确性。

恶性肿瘤，治重寒瘀

使人体阳气受到损伤，最严重者莫过于寒邪，阳气受则形成阴证。金元时代医家王好古《阴证略例》中把"冷物伤脾"和"外感风寒"看成是形成阴证的外来因素。张景岳把寒邪分为外来之寒和本来之寒两种。《景岳全书·新方八阵》说："夫寒之为病，有寒邪侵于肌表者，有生冷伤于脾胃者，有阴寒中于脏腑者，此皆外来之寒……至于本来之寒，生于无形无响之间，初无所感，莫测其因。"其实这本来之寒就是指与先天禀赋关系密切的体质情况，因此张景岳总结寒的成因说："或因禀受，或因丧败，以致阳气不足，多见寒从中生。"就诊的全国各地病人，不论是长江以北还是长江以南，也不论是沿海还是内地，寒型和偏寒型证候者最多，约占80%（从1000人总结分析中得出）。

寒证总的可以归于机体热量不足，热证总的可以归于机体热量有余，因此可以认为寒型之人生理功能减退，其一系列外在表现是机体对内外有害因素抵抗力低落的表现。反之热型之人生理功能亢奋，其一系列外在表现就是机体对内外有害因素反应旺盛的表现。人的血气阴液，要靠阳气的推动才能运行，阳气虚则热量不够，推动力就小，津液精血的运行就变得缓慢甚至停滞下来。阳气虚反过来又容易遭受寒邪的侵犯，正如《素问·举痛论》说："寒气客于小肠膜原之间，络血之中……故宿昔而成积矣。"这样，有形的癥瘕、积聚就形成了，这也是体质属寒的人中得肿瘤者居多，肿瘤病人中寒证居多的原因。

寒性体质多患痰食停滞或癥瘕积聚，治疗应在活血化瘀、消食化痰药中加入温热回阳药物。清代王清任创制的急救回阳汤就是回阳化瘀的典型方剂，由党参、附子、干姜、白术、甘草、桃仁、红花组成。前5味药辛热回阳、甘温益气，后2味药活血祛瘀，而且辛温辛热药的剂量远远大于活血药，意思很明白，就是要通过补充热量来驱散寒气，使瘀散气行。对于痰饮的治疗，张仲景《金匮要略》指出："病痰饮者，当以温药和之。"处方有苓桂术甘汤、肾气丸等，都是通过增加体内的阳气来推动水饮的运行，从而使水液代谢恢复正常。

瘀血、痰湿、食积停留，又能阻塞气机，使气滞而不行，于是痰、瘀、气、积等相互交结，久则郁而发热。如对此不仔细辨认，再用寒药去清热，等于雪上加霜，临证定要以四诊加印法去详察。现举几例说明。

匡某 男，62岁。既往有结核病史及胃、十二指肠溃疡病史。高烧20多天不退（最高达40.50℃），在北京某总院治疗无效。身体消瘦（体重44.54kg），进食少，大便数日未解，身上有数十处伤（战争时留下）。1971年1月请会诊。

查体见10个手指全无甲印，甲体粗糙有纵纹，色暗红。舌、腮印（+），左耳壳结节（+），胃脐压痛（+）。舌淡苔厚而干，脉沉细而弦。

证属寒瘀气结停滞，治以辛散温通，破瘀攻下。

陈皮 12g　佛手 10g　乌药 10g　乌贼骨 12g　附子 25g　肉桂 25g　干姜 25g　吴茱萸 15g　厚朴 12g　枳壳 15g　桃仁 5g　红花 15g　三棱 15g　莪术 15g　槟榔 30g　二丑 30g　川军 15g　元明粉冲, 15g　熟地 25g　人参 15g

日1剂，频频灌服。

服药后，下黑便与燥粪球很多，烧渐退。3剂之后，烧完全退，能进食，下床活动。

虞某 女，41岁，住北京。于1977年3月开始咳嗽，痰中带血。北京某院检查诊为肺癌，5月病情恶化，出现胸水，持续高烧（39.5℃~40℃之间）。3个多月来经西药退烧、输液，中药羚羊角、犀角等治疗，烧仍不退。每日进食50g许（亦勉强吃下），大便数周未解，已卧床不起。验血：血红蛋白3g。于1977年8月来诊。

查体见体质消瘦，面色苍白浮肿，重度贫血貌，舌苔灰白厚腻，脉沉迟无力。两手十指均无甲印，舌、腮印（＋），双侧耳壳增厚，胃脘部高突，压痛明显，脐左旁压痛（＋）。

证属大寒瘀滞毒结，正虚邪实蓄毒，治以温热回阳扶正，驱毒破瘀攻下。

成药处方

化毒片 日5片

化坚液 日100ml 口服

汤药处方

炮姜25g 肉桂25g 附子25g 党参15g 熟地30g 白茅根15g 百部30g 白花蛇舌草15g 葶苈子30g 白蒺藜30g 茯苓25g 黄芪30g 麦冬25g 白芍15g 枳实15g 木香15g 地骨皮15g 二丑30g 槟榔30g 川军15g 元明粉冲，15g

水煎2次，早晚服。

服药3剂之后，烧退能食，大便下黑粪及烂肉状物很多。服药1个月后拇指出现小印，日食150~200g粮食，能起坐，血红蛋白8.7g。

万某 女，47岁，住天津红桥区。患乳腺癌，术后转移（淋巴及肺转移，天津市某医院检查确诊）。1971年1月4日（术后2个月）来诊。

查体见舌淡红，脉沉紧，十指甲印全无，舌、腮印（+），左耳壳增生（+），胃脐部压痛（+）。

证属寒瘀毒结，治以辛热驱寒化郁攻毒。

成药处方

化毒片　　日 5 片

化坚液　　日 100ml 口服

附子理中丸　　日 2 丸

汤药处方

炮姜 30g　　肉桂 30g　　附子 30g　　党参 15g　　熟地 25g　　陈皮 10g　　高良姜 10g　　蝉蜕 10g　　白鲜皮 15g　　苍术 10g　　黄柏 10g　　槟榔 25g　　二丑 25g　　川军 15g　　元明粉冲, 15g

每日 1 剂，早晚分服

说明：此汤药是 1971 年 7 月 19 日患者在服中药期间出现腰部带状疱疹后开的（在此之前患者已服药半年之久，病情有好转，具体方药从略）。对于带状疱疹的治疗一般都用凉血清热解毒药，而我根据印法所见，处方仍以辛热为主，仅稍佐祛湿凉散之品，3 剂之后，疱疹之疼痛基本消失。继续服药至 1971 年 10 月 15 日，两手甲印开始微现，舌印变浅，不适症状大大减轻。至 1972 年 6 月 23 日，两手甲印基本恢复正常。

前两例病人高烧不退，很容易使人联想到清热解毒法，但三印表现为大寒，寒凝则气滞血瘀，故用大剂辛热温阳药，反使高热很快消退。《素问·调经论》说："血气者，喜温而恶寒，寒则涩而不能流，温则消而去之。"张景岳也说："血有寒滞不化及火不归原者，宜温之，以肉桂、附子、干姜、姜汁之属。" 30 年来，我们对成千上万例肿瘤患者进行治疗，大多采用的是温阳祛寒和破瘀攻下相结合的方法，逐渐摸索了一些经验，取得了不同程度的效果，也说明了这点。

胃阳虚温补心阳方

陈皮 10g　半夏 10g　良姜 10g　佛手 10g　桂皮 15g　干姜 15g　附子 15g　远志 10g　枣仁 10g　茯苓 10g　白术 10g　熟地 20g　木香 10g　厚朴 10g　枳壳 10g　二丑 30g　槟榔 30g

脾阳虚温补肾阳方

陈皮 10g　白术 10g　山药 15g　肉桂 15g　干姜 15g　附子 15g　补骨脂 10g　核桃仁 5g　菟丝子 20g　白芍 15g　黄芪 20g　党参 10g　砂仁 6g　鸡内金 6g　升麻 10g　柴胡 10g　肉豆蔻 10g

两方区别，前者温中补火（高良姜、干姜、附子），降逆通腑（二丑、槟榔、厚朴、枳壳），以恢复胃以降为顺的生理功能为主旨。又加桂枝、白术、茯苓、远志、枣仁温振心阳，是治疗一切胃阳虚疾患的基本方。后方亦温中补火（肉桂、干姜、附子），补气升清（黄芪、党参、白术、山药、升麻、柴胡），以恢复脾阳宜升的生理功能为主旨。又加补骨脂、核桃仁、菟丝子温补命火，壮肾益精，是治疗一切脾阳虚疾患的基本方。两方中分别加入熟地、白芍，用以监制温药，勿使过燥。

脾胃阳虚的病症非常多见，尤其是脾胃本身的慢性疾病，如饮食不化、痞膈胀痛、反胃吐酸，嗳气呃逆等常见病，大都与脾胃阳气不足有关。脾胃阳气不足，犹炉中火力不旺，锅中水米难以速化，时久还可腐败变酸，所以产生上述一系列症状。张景岳说："人之饮食在胃，惟速化为贵，若胃中阳气不衰而健运如常，何酸之有？使火力不到，则其他必迟，食化既迟，则停积不行，而为酸为腐……必渐至中满痞膈泄泻等症。岂非脾气不强，胃脘阳之病，而犹认为火，能无误乎？"对于脾胃阳虚证，治以温补脾气、扶助胃阳，及早消除寒凝是最有效的，且能阻止病情的恶化。

一些慢性病，表面看来不属于脾胃本身的病变，但究其原因，都和脾胃阳气不足有直接关系。如失眠一证，虽然原因很多，但寒郁而胃不和最为主要，所以不能一听失眠就安神补心，肝郁胃寒、脾虚肾寒引起的各种病变中都可出现失眠。如寒邪久郁胃肠而致的冷结便秘（包括大便通而不畅，或虽有便意但仍数日不解等情况），也常有失眠。这是因为胃不和则卧不安，肠不和也能卧不安。中焦阳气虚寒，就无力推动糟粕，久则浊气上攻于心而出现失眠，由于粪中之毒物刺激，就可在全身及肛门处出现瘙痒，头面及颈项部出现疮疽，此时不但要温振中阳，还要攻下寒凝积聚，才能使阳气较快地恢复。

寒证需用温药，张景岳对温药的使用很有独到之处，他在《景岳全书》中说："凡用热之法，如干姜能温中亦能散表；肉桂能行血善达四肢，血滞多痛者宜之；吴茱萸善暖下焦，腹痛泄泻者极妙；肉豆蔻可温脾肾，飧泄滑利者最奇；胡椒温胃和中……制附子性行，加酒无处不到，能救急回阳。至若半夏、天南星、细辛、乌药、高良姜、香附、木香、小茴香、仙茅、巴戟天之属，皆性温之，当辨者。"上面列举的药物，从性味上讲，有辛热亦有甘温，辛能行能散，热则开寒凝冷闭；从作用上讲，既补中散寒又补益命门助心火，对于寒证皆当使用。其中干姜、附子、肉桂回阳，视为必用，大寒用30g，寒轻用15g；高良姜、香附、木香、乌药、茴香温运阳气，能加强胃肠道吸收消化功能。总之用温热药时，剂量要掌握好，还要有适当的阴药牵制。

寒郁反喜冷饮，或发热不退的原因及治疗

在临床上可以看到，10个手指全无甲印，舌、腮印明显的人，有的反而恶热而喜冷饮食，其实这并不是真正的热，可以称为本寒标热症。原因是寒郁日久，寒湿化热气机不能舒畅，清阳不能升发，寒湿郁遏而化为阴火，阴火上炎故见口渴、烦热、耳聋、耳鸣、耳热、全

身烦躁而热。

治疗应标本兼顾，即温阳、化寒湿、清火同时进行。处方如下。

附子 15~30g　桂枝 15~30g　干姜 15~30g　麻黄 6~10g　苍术 6~10g　薏苡仁 10~15g　知母 15g　黄柏 10g　柴胡 10g　草果 10g　桃仁 10~15g　杏仁 5~20g　白芍 15~30g　麦冬 15~30g　二丑 30g　槟榔 30g

寒郁证也可出现持续高热或长期低热不退，症见身热面赤、目红，烦躁不安或神昏谵语，便秘溺短赤等症，舌红苔黄或黄腻，脉弦数。此症与实热证无异，但三印却见指甲印小而不全，或十指均无甲印，舌、腮印（＋）。其原因是脾胃阳气虚衰，胃不能腐熟水谷，脾不能为胃行其津液，致使脾胃之气下流。肾受脾胃下流之湿气，下窍不通，脏腑之气壅阻，这正是《素问·生气通天论》的"阳不胜其阴，则五脏气争，九窍不通"。脏腑寒湿之气郁久化为阴火，受到体内正气排斥，于是上冲，充斥于皮肤使全身发热，其道理和上面说的寒郁反喜冷饮的道理一样。寒郁不去，发热不减，可用以下药物治疗。

陈皮 10g　半夏 10g　良姜 10g　荜茇 10g　炮姜 10g　肉桂 10g　附子 10g　生熟地各 15g　苍术 10g　黄柏 10g　柴胡 10g　升麻 10g　黄芪 20g　党参 10g　厚朴 10g　枳实 10g　二丑 30g　槟榔 30g

高烧久而不退，加生石膏 30g，大青叶 30g，板蓝根 30g；阴虚五心烦热者，加女贞子 30g，旱莲草 30g，菟丝子 30g，知母 10g；食积手足心热者，加焦三仙 30g，莱菔子 20g，砂仁 10g，鸡内金 10g；大便不畅者，加川军 15g，元明粉 15g。

肿瘤须攻下

攻下是祛除邪气的有效方法之一。肿瘤是癌毒高度集中之处，是一座顽固的堡垒。堡垒不能攻破，就谈不上治疗肿瘤，更谈不上清扫体内的癌毒。肿瘤病人体内有癌毒存在，有瘀血、毒火、痰湿、食积停滞，肿瘤的发生是因病致弱，这就决定了肿瘤的治疗始终要立足于祛邪。

一、祛除有形邪气以消除癌毒

攻下法用于肿瘤临床治疗，有破瘀、祛毒、攻积之功。实践证明，攻下法不但适用于体壮的早期癌，而且也适用于体弱的晚期癌（包括手术、化疗、放疗后的复发癌）。它能使瘀化毒散，正如《儒门事亲·凡在下皆可下》所说："内经一书，惟以气血流通为贵。世俗庸工，惟以闭塞为贵，又只知下之为泻，又岂知内经之所谓下者，乃所谓补也。陈莝去而肠胃洁，癥瘕尽而荣卫昌，不补之中有真补者存焉。"这陈莝、癥瘕就是下法针对的有形物。

我院收治的病人，大部分是经过放疗、化疗、手术后无效或用其他方法治疗后复发的晚期肿瘤病人，很多人体重不过百，血红蛋白降到最低限度，有的正处在大量呕血、咯血的危急情况中，有的多日来只靠输血输液活命，但用大剂攻下之后却能转危为安。

翟某 女，44 岁，天津南郊区某庄社员。胸痛满闷咽堵如有物、进食噎数年。常手足心烦热，大便燥结，或通而不畅。天津某医院检查诊为"食管炎"？（怀疑），1965 年 9 月 20 日来诊。

查体见面色苍白，体消瘦（39kg），重度贫血面容。舌淡苔白，脉沉细而弦。十指皆无甲印，舌、腮印（＋），双耳壳结节（＋），胃脐部拒按压痛。

证属寒瘀结滞，治以辛热破瘀攻下。

成药处方
藿香正气丸　　日 2 剂
附子理中丸　　日 2 丸

汤药处方

陈皮 10g　高良姜 10g　乌药 10g　干姜 30g　肉桂 30g　附子 30g
小茴香 15g　桃仁 15g　红花 10g　三棱 15g　莪术 15g　厚朴 15g　香附 15g
熟地 30g　党参 10g　二丑 30g　皂角 6g　川军 30g　元明粉冲，15g

日 1 剂，分 2 次服。

服药后，大便立通，下黑色粪便很多。治疗 1 年后噎食症消失，胃脐部压痛（±）（不明显），甲印长出 4 个，多年来一切良好。

此不属恶性肿瘤，但由于饮食困难日久，身体已极度衰弱。四诊结合印法诊断结果可知，患者大寒体质，气郁日久而瘀滞深结，故以辛热破瘀攻下法祛其顽邪，兼扶其正，收到较好效果。

赵某　女，59 岁，住天津市和平区。于 1975 年 4 月发病，腹胀不欲食，日渐消瘦，周身倦怠，大便不畅，便短少。6 月经天津某医院取腹水涂片检查，找到癌细胞病理号（75—236），诊为右侧卵巢癌。1975 年 7 月腹水发展快，腹胀憋闷，饮水即吐，前来就诊。

查体见身体消瘦，面色苍白，精神萎靡，语气低微（被别人抱着进诊室）。舌质淡，苔白厚腻，脉沉细而弦，舌、腮印（+），十指全无甲印，左耳壳结节（+）。腹水使腹胀高于胸口。

证属寒瘀水停毒结，治以温肾暖脾，破瘀攻水化毒。

成药处方

消瘤丸　日 5~10 丸

化肾液　日 100ml

汤药处方

陈皮 10g　半夏 10g　白术 15g　白参 10g　补骨脂 10g　核桃仁 15g
附子 15g　干姜 15g　桂枝 10g　茯苓 15g　泽泻 15g　猪苓 15g　二丑 30g
槟榔 30g　川军 15g　番泻叶 15g　山药 15g　熟地 25g　阿胶冲，6g　鸡血藤 15g

每日 1 剂，早晚分服。

服药后大便通畅，排出很多烂肉状物（有的长约 16.5cm），小便亦通畅。自 7 月 11 日开始服药至 8 月 1 日，历时 20 天后能下床活动，治疗 3 个月后又到某医院检查，肿瘤已摸不到。

田某 女，36 岁，住上海新乐路。腹胀痛数月，于 1981 年 12 月 22 日经某保健院手术治疗，术中见大网膜与子宫体粘连，大网膜上散在大小不等的乳头状结节，乙状结肠上有 2cm 大小之结节，子宫壁有肿瘤种植灶，双侧卵巢为巧克力囊肿，大小约 6cm×6cm×5cm，无法手术切除，取病理报告为卵巢"乳头状腺癌"。患者本人是上海某中医医院内科医生，在本院腹腔插管、化疗加放疗，因反应大而停止。1984 年 9 月 19 日来诊。

查体见面色苍白（血红蛋白 4.7g），身体消瘦。十指大甲印融合，舌、腮印（+），双耳壳结节（+）。腹胀如鼓，按之坚硬，大便多日未解。

证属寒热交错，瘀滞毒结，治以温寒化瘀，驱毒攻下。

成药处方

利肝丸 日 1 剂（自制）

化结丸 日 2 次（每次 20 丸）

化坚注射液 日 3 支（每支 2ml），肌内注射

汤药处方

当归 10g 熟地 30g 黄芪 30g 党参 15g 附子 25g 干姜 25g 肉桂 25g 麦冬 20g 天花粉 20g 三棱 10g 莪术 10g 鳖甲 15g 厚朴 10g 阿胶冲 10g 大枣 5 个 竹茹 10g 赭石 30g 斑蝥 3 个 滑石 15g 川军 15g 元明粉 15g

每日 1 剂，早晚分服。

服药至 9 月 28 日（9 天），症状明显减轻，大便畅快，食欲佳，

血红蛋白5.6g，能下床活动，要求带1个月的药回上海。10月23日派人来门诊取回2个月的药，并告知腹部肿块明显缩小，体力日渐恢复。

从以上病例中体会到，只要认证准确，攻下法就可以大胆使用，攻下不但不会伤害正气，而且是不补之中的真补法。如果优柔寡断，就会贻误病情。张景岳在《景岳全书·杂证谟》中记录了这样一个病案：他治疗一例热结三焦、二便俱闭的壮年患者，先投以大承气汤，其中大黄用到五七钱，如石投水。又用神佑丸及导法，俱不能通，且病情更加危急，遂以大承气汤加生大黄二两、芒硝三钱、牙皂二钱煎服。黄昏进药，四鼓始通，大便通而小便渐利。张景岳对本案的评语是："此所谓盘根错节，有非斧斤不可者，即此之类。若优柔不断，鲜不害矣。"

上已述及，肿瘤病人体内的癌毒非与瘀血、痰饮、食滞等有害物相结而不能蓄积，只有依附于这些有形之物上，才能形成癌肿块。而瘀血、痰饮、食滞等的停留又消耗了人体正气，阻碍了脾胃之气的正常升降，因此肿瘤病人多出现两触阳性，便秘或便而不爽症。因此攻下法用于肿瘤的治疗，不仅是为了消除有形物，更主要的是通过攻下这一方法，破除瘀滞、痰积、结气，达到消除癌毒的目的。很多病人用祛毒攻下药后，不仅身体没有垮下来，而且体力增加，精神好转。

二、攻肠胃之邪以疏利肝胆之气

攻下法是使邪气从大便而出的方法，对于肠胃食积气滞固然可用，而瘀血、痰饮如何去之？这要从瘀血、痰饮与肝的关系上谈起。

瘀血和痰是人体的有害物，它们已经失去了正常血液、津液荣养人体的功能。正常血液、津液因某些原因运行发生障碍，久则成瘀成痰。引起血液、津液运行障碍的最重要原因是肝疏泄功能的失常。以最常用的活血化瘀药来说，入肝经的最多，如治肿瘤常用的川芎、赤芍、红花、桃仁、三棱、莪术、水蛭、䗪虫、牛膝等都入肝经，可知人体内正常的血不仅与肝关系密切，而且瘀血与肝的关系也很密切。李东垣在《医学发明》中就提出了"恶血必归于肝"的理论，疏肝就能活瘀，活瘀便有利于肝气的疏泄。痰饮形成的道理也是如此，肝的疏泄功能失常可影响津液的输布而产生痰饮，因此治痰也常常从疏肝理气入手。

在治疗上，利胆即是疏肝，降胃就是升脾，所以利胆降胃就是治疗肝脾。明代医学家李梴《医学入门》中对于脏腑关系的论述冲破了只是肺与大肠、肾与膀胱、脾与胃等有表里关系的范围，指出脏与腑之间还有另外的关系。在谈到肝与大肠的关系时说："肝与大肠相通，肝病宜通大肠，大肠病宜平肝。"这确实是临床经验的高度概括。清代唐容川也提出："心与胆通肝、大肠。"即心病从胆治，肝病从大肠治。这个观点给人以启发，揭示了肝胆与脾胃大肠之间的内在联系，也为肿瘤病使用攻下法提供了依据。通大肠、降胃气不仅是攻下肠胃积滞、升脾之清气的需要，而且又是理气疏肝，消除瘀血、痰积的需要。

三、邪去正气才得以自复

在对肿瘤的治疗中，攻下法是祛邪的主要手段，这一方面是因为肿瘤病人大多具有可下之征（两触阳性），另一方面从攻下法本身来说，确能起到邪去而正复的作用。只要正确运用攻法，就能攻有毒而不中毒，破有瘀而不伤正。

肿瘤的治疗首先要破除癌毒，以毒攻毒法是消除癌毒的有效方法，而破瘀、消积、涤痰这些方法都是不可少的。有害之物主要靠从大便中排出，因此治疗中必须保持大便的通畅。此外，一些祛毒药物，如蟾蜍、毒蛇、蜈蚣、斑蝥、巴豆、白砒等都有大毒，尤其是消瘤丸、化毒片中的轻粉、红粉、白降丹等都是汞制剂，有剧毒，剂量和服法要严格掌握，服药期间一定要保持大小便的通利，以防积蓄中毒。

攻下、破瘀治疗中的很多药物，力量峻猛而被列为妊娠禁忌药。在我们使用的过程中，却有照常怀孕生产的例子，而且母婴身体都健康。

吉某 女，34 岁，住天津市和平区。

患者头痛、呕吐，不能进食，两眼复视有阴影。左侧面部麻木，左耳鸣。天津某医院脑系科腰穿检查，脑脊液蛋白量高，脑压高；脑超声波检查，右小脑桥脑角占位性病变，诊为"听神经瘤"。建议手术治疗，本人及家属拒绝，1972 年 9 月来诊。

查体见慢性病容，身体消瘦（体重 45kg），行动不能自如（由家属搀扶进诊室）。舌淡苔白微腻，脉沉细弦紧。十指全无甲印，舌印（±），腮印（＋），左耳壳结节（＋），胃及脐左压痛（＋）。

证属寒瘀毒结，治以祛寒破瘀，祛毒攻下。

成药处方

消瘤丸　日 20 粒

新丹　日 1 剂

化郁丸　日 1 剂

汤药处方

当归 12g　赤芍 10g　熟地 15g　川芎 10g　白蒺藜 12g　莪术 15g　三棱 15g　桃仁 12g　枳壳 15g　水蛭 10g　蝉蜕 6g　全蝎 6g　蜈蚣 5g　僵蚕 6g　斑蝥 5 个　干姜 12g　肉桂 12g　二丑 15g　槟榔 15g　元明粉 15g　川军 15g

日 1 剂，早晚分服。

自诉服药之后，大便中排出黏冻状物很多，10 个月之后，一切不适症基本消失。又经天津某医院检查，眼底乳头水肿消失。在服药期间，为一个 11 月的男婴哺乳，母子均安，以后又连续怀孕 2 次（未要）。

张某 女，34 岁，河北省定兴县人。于 1971 年 6 月颈部出现 1 个肿物，影响呼吸。经保定某医院手术切除后复发，病理报告为"甲状腺乳头癌"。1971 年 12 月 17 日来诊。

查体见面色苍白，精神萎靡，身体消瘦，手术部位肿物质硬，舌淡苔薄白，脉迟细，十指甲印均无，舌、腮印，左耳壳结（+），胃脐压痛（+）。

证属寒瘀毒结，治以回阳解毒化瘀。

成药处方

化毒片 日 1~5 片

新丹 日 1 剂

化坚液 日 50ml，口服

汤药处方

麻黄 6g 党参 30g 炮姜 15g 肉桂 15g 附子 15g 熟地 30g 蝉蜕 10g 斑蝥 5 个 竹茹 15g 海藻 15g 牡蛎 15g 百部 15g 桃仁 15g 莪术 15g 槟榔 30g 二丑 30g 滑石 10g 干蛤蟆 2 个 黄药子 20g

日 1 剂，早晚分服。

经 5 个月治疗，肿块消失，发音正常。继续治疗至 1973 年生一健康女孩。服药至 1976 年 6 月，在原确诊医院复查，甲状腺癌未复发，一直正常工作。

四、攻下的原则和注意事项

临床体会，各种程度的肝郁气滞，血瘀毒结，都是攻法的适应证。具体使用时应具备以下条件：两触检查耳壳有结节或增厚；胃脐有压痛；症见便秘或便不畅；睡眠不安或多梦；脉弦紧或沉实，或虽为虚脉，但未至散乱（无根），都可以较长时间使用攻下破瘀法。对肿瘤病人应用攻下法，要掌握以下原则和方法。

1. 掌握攻下与扶正的关系

人的体质有强弱，病的证候有虚实，对于正气不足之人，攻下之中常需辅以扶正之品。

脉症皆实：常用于非晚期肿瘤患者。两触阳性，症见胸闷胁胀，消化不良（肝脾不和），便秘或大便不畅，或便后肛门下坠，仍有便意，失眠多梦。脉弦长有劲或弦紧滑数。此类可只攻不补。

脉虚症实：常见于肿瘤晚期，久病而致体弱，或手术、放疗、化疗后气阴两亏的肿瘤患者。两触阳性，症见胸腹满闷，消化不良，大便不通。或虽一日数次，但不畅利。舌下静脉紫暗、紧张，脉浮芤、沉细、迟涩或促、结、代。此仍应用攻下法祛邪，但同时要辅以扶正药，常用黄芪、人参、白术、熟地、大枣等。

失神气脱：晚期癌症患者，突然出现神昏或烦躁不安，弄衣抓空，二便失禁，脉象出现"七绝"（釜沸、鱼翔、虾游、屋漏、雀啄、解索、弹石），此距死期不过2~3日，不宜再用攻法和其他方法治疗。

2. 掌握对不同部位的肿瘤使用攻下的原则

攻下既不可过，也不可不及。攻下时间的长短和下药用量的大小应视毒结深浅、瘀滞久暂而定，可以两触阳性的有无及程度和大便情况为客观标准。一般用药至胃脘、脐左无压痛，大便通畅可止。攻下后食欲振，排出异物后身轻有力为反应良好，此种患者预后佳。如果经攻下治疗后大便已通，但两触仍为阳性，还应再攻，但应慎重，勿伤脾阳。对于久病瘀滞重、两触阳性长期不消失的患者，在使用攻下法治疗时，要注意到久攻必有伤阴之弊，可于处方中酌加熟地、菟丝子等。恶心呕吐不能进药者，可采用寒药热服、热药冷服，或采用少量多服的方法。也可用吴茱萸粉醋调敷足心，热性药中也可酌加知母、黄连。

攻下药性味多苦寒，注意勿伤脾胃中阳，常配伍补气理气、开胃消食的药物，如党参、白术、木香、沉香、厚朴、枳壳、鸡内金、三仙等。在服用攻下药期间，应增加饮食营养，并视具体情况适当用一些补阴补阳药，如参茸丸、六味丸、二至丸及各种维生素等。忌鱼虾、生冷粘硬食物，忌绿豆。

肿瘤部位不同，攻下又有缓、猛的不同。脑部肿瘤、乳腺肿瘤（包括良、恶性）、胃癌、胰腺癌、主动脉瘤、腹壁瘤、肝肿瘤（包括良、恶性），都宜猛攻，药物选用大黄、元明粉、二丑、槟榔、巴豆、枳实、厚朴等（除巴豆外，剂量都可以达 30g）。肺癌、纵隔肿瘤、结肠癌、卵巢肿瘤（良、恶性）、前列腺癌、宫颈癌、子宫肌瘤都宜缓攻。选用大黄、元明粉（大黄为攻下首选药，原因在于其理肠道的功效优于其他药，剂量在 15g 左右）。鼻咽癌、喉癌、甲状腺肿瘤（良、恶性）、食管肿瘤（良、恶性）、膀胱癌、直肠癌亦需缓攻。由于肝与大肠的关系，攻下药中也经常配伍桃仁、红花、三棱、莪术。

3. 攻邪务净，不留隐患

肿瘤是对人类危害性最大的疾病之一，其顽固性人人都知，即用一般的活血化瘀药无效。手术切除、药物治疗、放射线治疗后转移、复发率均很高。原因主要是局部的肿物虽然已除去，但全身的癌毒不容易彻底扫除干净，待癌毒发展到一定程度，在适当的时机又蓄积起来形成肿物。因此治疗恶性肿瘤，要以癌毒的彻底消灭为最终目的。对于那些在短期内见效的病人，切不可一见病情好转就停药。一般说来，连续服药需 1~2 年，甚至 3 年，有的病人虽未终日服药，但 10 多年来用中药未断。从道理上讲，甲印恢复正常，皮肤小白点消失，两触变为阴性应是癌毒被消灭的标志，但事实上不可能完全达到，尤其耳壳结节和皮肤小白点完全消失更非一朝一夕之功。有的病人经治疗后，小白点变模糊，但停药不久又出现，因此，战胜肿瘤是个艰巨的任务。但这并不是说肿瘤就不可战胜，治疗从增强抗癌力和消灭癌毒两方面入手，先控制其发展，然后集中力量歼灭之，使其长时间不复发，就是治愈；有的病灶未消失，但病情不再发展，亦带瘤存活很多年，说明中医中药治癌前景广阔。

孙秉严

攻下法治疗胃癌

孙秉严（1920~2005），北京中医肿瘤研究基金会门诊部主任医师

胃癌表现之临床证候，以脾肾阳虚之寒瘀毒结症最多见，因此在治疗上，升脾阳以疏肝气，温胃降胃以利胆气是关键之处。攻下法当是祛邪最有力的方法。

成药处方（选用）

化毒片日　5片

化结丸　日1剂

和胃丸　6g，分2次服

青龙衣液　日2~3支，口服

汤药处方

黄药子 30g　川断 15g　沙苑子 15g　莪术 15g　桃仁 15g　海藻 15g
牡蛎 15g　乌贼骨 10~15g　蛤粉 10g　党参 10~15g　黄芪 20~30g　二丑 30g
槟榔 30g　川军 10g　元明粉冲，10g　陈皮 10g　半夏 15g　大枣 5个
生姜 5片

本方主药为黄药子、川断、沙苑子。黄药子性味苦平，入手少阴、足厥阴经，《开宝本草》载："主诸恶肿疮瘘、喉痹、蛇犬咬毒。"《本草纲目》亦说："凉血降火消瘿，解毒。"可见主要用于祛邪，其能破郁积、癌毒，且对正气损伤不大，所以是治疗恶性肿瘤的常用药，

尤多用于消化道恶性肿瘤。川断、沙苑子是肝、肾二经药,有强壮作用,一般多归于补益药类,但它们还有破瘀消肿毒的作用。如《医林纂要》载,沙苑子可"坚肾水泻邪湿,去癥瘕痔漏";《日华子本草》载,川断"补五劳七伤、破症结瘀血、消肿毒、肠风、痔漏"等。经反复使用体会到,此二味药对消化道肿瘤确有攻击作用,又可减轻由于祛邪力量太大而引起的诸种不适。辅药有2组:莪术、桃仁主要活血;海藻、牡蛎、乌贼骨、蛤粉软坚散结、消痰核积聚。佐药有3组:党参、黄芪扶正气,其剂量视病情需要定;二丑、槟榔、川军、元明粉攻下逐邪,四味药可同时用,也可选用;陈皮、半夏理气和胃。生姜、大枣为使药。

证属寒者,加干姜15~30g。肉桂15~30g,附子15~30g,乌药10~15g。中阳虚甚,加良姜、荜茇、佛手。

酸多者,加吴茱萸6~10g,黄连3~6g,乌贼骨,紫蔻10~15g,莱菔子15~30g

口腔糜烂不愈者,加干姜10~30g,川连10~15g。

证属热者,加焦山栀10~15g,蒲公英15~30g或生石膏30~60g,知母15~30g,山药15g。

战某 女,64岁,辽宁省朝阳县某公社社员。

腹痛、腹胀20余年,自1979年5月起,疼痛加剧,纳食骤减,入沈阳某附属医院治疗(住院号3910)。于5月13日行剖腹探查术,见腹腔内肿瘤广泛转移,只做部分切除即关闭腹腔。取活组织检查,为"溃疡型腺癌"(病理号8313),医院认为只能活3个月至半年。她于1979年6月20日来诊。查体见面色苍白,体质消瘦,舌苔白腻。脉沉细而弦。十指全无甲印,舌、腮印,左耳壳增生物(+),胃脘压痛(+)。舌面有裂纹。证属寒瘀气滞毒结,治以辛温破瘀祛毒攻下。

成药处方

化毒片　每日 5 片

化郁丸　每日 1 剂

贝粉片　日 5 片

化坚液　日 50ml 口服

汤药处方

陈皮 10g　良姜 10g　荜茇 10g　炮姜 25g　肉桂 15g　三棱 15g　莪术 15g　厚朴 10g　枳壳 15g　海藻 15g　牡蛎 15g　乌贼骨 20g　二丑 30g　槟榔 30g　川军 15g　熟地 20g　党参 15g　元明粉冲, 15g

水煎 2 次服。

服药 5 个月后，一切不适症消失。服药 2 年多，1985 年追访她还健在。

王某　女 47 岁，山西省长治市某厂工人。

其于 1968 年 1 月开始胃痛，在天津某医院治疗，做钡餐造影初步诊为胃癌（X 线号 1089），遂手术胃切除 5/6，取活组织检查为"胃大弯恶性淋巴肉瘤（网织细胞肉瘤）伴胃上及胃下淋巴结转移"（病理号 1682），术后进行化疗。至 1978 年复查，发现肝转移，腹胀，疼痛加剧，经治疗效果不明显。血红蛋白 6.3g/L，白细胞 3.7×10^9/L，血小板 78×10^9/L。1978 年 10 月 17 日来诊。查体见面色苍白、浮肿、体消瘦。舌苔薄白微腻，脉沉而弦劲。两手有 6 个小甲印，舌、腮印（＋），胃脘饱满拒按，左脐旁压痛（＋），胸腹部小白点有五六个，两耳壳结节（＋）。证属寒瘀毒结（偏寒），治以温补祛毒破瘀攻下。

成药处方

新瘤丸　每日 30 丸

新丹　每日 1 剂

和肝丸　每日 1 剂

化坚液　每日 100ml 口服

汤药处方

茵陈 20g　莪术 15g　三棱 15g　海藻 15g　牡蛎 15g　附子 15g　肉
桂 15g　党参 15g　熟地 15g　山药 10g　鸡内金 10g　仙鹤草 10g　斑蝥 5 个
滑石 20g　二丑 30g　槟榔 30g　川军 15g　元明粉冲, 15g

水煎 2 次服。

服药后, 随大便排出许多黏冻状及烂肉状物, 胸闷、胃痛减轻,
饮食佳, 体重增, 1985 年 5 月追访她还健在 (已工作)。

马某　男, 39 岁, 辽宁省锦州市某厂工人。

他自 1970 年开始, 常感上腹部疼痛, 并牵及腰背部。多于饭前及
夜间发作, 天冷更甚。2 个月后疼痛加剧, 食欲下降, 日渐消瘦, 恶心,
泛酸。在天津某医院做上消化道钡餐造影疑为"胃溃疡恶变", 于 1971
年 2 月入该医院行剖腹探查术。术中见胃幽门与十二指肠端有 4~5cm
肿物, 与胰头十二指肠第二端附近肿大淋巴结有明显粘连。手术将肿物
与胃大部 (2/3) 切除, 病理报告为"胃腺癌Ⅲ级"(病理号 92)。术后
行放疗、化疗。出院后, 上腹及腰背部常胀痛难忍, 于 1971 年 6 月
在某医院做上消化道钡餐造影发现胃癌复发, 又住天津某医院化疗,
病情有所缓解。他于 1971 年 11 月 5 日来诊。查体见面色苍白, 身体
消瘦, 胃脘部及腰背胀痛, 大便通而不畅, 脉沉弦, 10 指甲印大而融
合, 舌、腮印 (＋), 左耳壳结节 (＋), 胃脘及脐左痛 (＋), 胸、背各
有小白点 4~5 个。证属寒热瘀滞毒结, 治以滋阴祛寒破瘀祛毒攻下。

成药处方

化毒片　每日 5~8 片 (早晨空腹服)

化坚液　每日 100ml 口服

汤药处方

陈皮 9g　半夏 6g　莪术 15g　三棱 15g　海藻 30g　生牡蛎 15g　水

蛭 9g　乌贼骨 15g　乌药 9g　花粉 15g　麦冬 15g　肉桂 15g　干姜 15g　枳壳 15g　皂角 6g　川军 15g　槟榔 30g　元明粉 15g　二丑 30g

水煎分 2 次。

服药后从大便中排出很多烂肉状物，服至 1973 年一切不适症消失，1981 年追访他还健在。

王某　男，62 岁。天津市和平区某厂工人。

他于 1967 年 12 月开始，上腹部经常疼痛，恶心，呕吐，大便秘结不通。1968 年 1 月在某医院作胃次全切除术，术中见胃穿孔，取病理检查为胃窦部"溃疡型腺癌"，并广泛转移。他于 1968 年 4 月 29 日来诊。查体见消瘦，重度贫血面容。左上腹部有一长约 5cm 之纵行手术切口，愈合不良，有脓性分泌物流出。舌淡苔白腻，脉沉细弦。甲印小而不全，舌、腮印（+），左耳壳结节（+），胃脘及脐左板滞、压痛明显。证属寒瘀毒结，治以辛温祛毒破瘀攻下。

成药处方

化毒片　间日服 3~5 片

消瘤丸　间日服 30~50 丸（时间与化毒片交叉开）

化坚液　每日 100ml 口服

汤药处方

陈皮 10g　良姜 10g　荜茇 10g　海藻 15g　牡蛎 20g　莪术 15g　三棱 15g　山甲 10g　鳖甲 20g　干姜 15g　肉桂 15g　附子 15g　香附 15g　白术 10g　党参 15g　熟地 30g　二丑 30g　槟榔 30g　川军 15g　元明粉 冲，12g

水煎 2 次服，日 1 剂。

服药后，大便中排出很多黏冻状和烂肉状物，至年 8 月一切不适症消失，伤口愈合。1981 年追访他还健在。

100 例胃癌中，X 线确诊的 34 例，病检确诊，其中包括剖腹探查的 22 例，手术后复发的 9 例，化疗后复发的 18 例，手术部分切除的 15 例。以上病例均以专科医院确诊为诊断依据。

根据晚期癌治愈疗效标准总结的 100 例胃癌中，显效的 41 例，基本治愈的 39 例，痊愈的 16 例（基本治愈的病例中死亡 4 例，死于冠心病）。其中存活年限最多的为 23 年。

100 例胃癌中，包括贲门癌、十二指肠癌、幽门癌，其中胃窦部腺癌 49 例，占 49%。一部分癌症患者，经治疗后癌症病灶在明显缩小，自觉症状消失，体力恢复，自认为癌瘤治愈，而自动停药的。另一部分是外地自费或半费的癌患者，因经济条件等原因，不能坚持治疗的，因此失去继续观察的机会。

裘沛然

癥积不能速除，元气亟宜扶助

裘沛然（1916~2010），上海中医药大学教授，著名中医学家

裘氏所经治的肿瘤大概有以下几种情况：①发现肿瘤时已属晚期，已失去手术指征的患者；也有一些已确诊肿瘤，但不愿做手术的患者；②肿瘤已经手术切除，气血大伤者；③因不能忍受"化疗""放疗"的反应，而中止治疗者；④边进行"化疗""放疗"，边服中药，以协同完成疗程者。患者的治疗目的也不尽相同，对晚期恶性肿瘤患者来说，只是想方设法减轻病者的痛苦，尽可能延长其生命；对已切除病灶的患者，主要防止其复发或扩散；对经"化疗""放疗"的患者，旨在解除治疗后的毒副作用。

裘氏治疗肿瘤的基本思路是，肿瘤虽然生于某局部组织器官，但由"瘤邪"导致的反应却是全身性的，表现为脏腑气血的损耗、组织的破坏、功能的失调。按照中医学的整体观念，局部的病变是全身脏腑气血功能失调的结果，人之所虚之处，即是留邪之地。因此，不能只着眼于局部肿瘤，忙于寻觅消瘤、攻瘤的"特效"方药。数十年来的实践经验证明，某些清热解毒药可缓解症情，消除"化疗""放疗"后的毒副反应等，其疗效不可低估，这也是中医学与西医学对肿瘤治疗的不同之处。某些抗肿瘤西药固然可以抑制或杀死肿瘤细胞，但"药毒"对人体正常细胞的严重破坏难以避免。故目前西医也开始考

虑提高宿主的防御功能和消除潜在的亚临床灶，作为治疗肿瘤的重要方面。裘氏认为，中医药应该发挥自己的特色和优势，他提出：像恶性肿瘤这样有形之积恐难尽伐，而无形之元气亟宜扶助。主张在扶助正气的基础上，佐以清热解毒、活血软坚、化痰散结等祛邪方法治疗肿瘤。

在扶正法中，重点调整气血阴阳及培补脾肾。健脾补气药用人参、党参、黄芪、白术、茯苓、山药、甘草等；补血药用当归、枸杞子、熟地、何首乌、大枣、桑椹等；滋阴药用西洋参、沙参、天冬、麦冬、生地、石斛等；益肾药用龟甲、女贞子、黄柏、山茱萸、巴戟天、菟丝子、仙茅、仙灵脾、补骨脂、附子、肉桂等。在立方遣药时，裘氏常脾肾、气血、阴阳兼顾，注重阴阳互根、精气互生的道理。另外，在扶正法中同时又须注意调整脏腑之间的关系，如肝胃不和者，拟疏肝和胃以相佐；脾胃升降失常者，投协调枢机之升降方药；脾肾转输失职者，调脾肾以利气化等。至于清热解毒常用夏枯草、黄芩、黄连、蒲公英、猫爪草、石见穿、山慈菇、白花蛇舌草、蜀羊泉等；活血化瘀药用桃仁、红花、赤芍、莪术、三棱、水蛭、土鳖虫等；化痰软坚药用南星、半夏、陈皮、瓜蒌、牡蛎、昆布、海藻等；虫类药物的作用不可忽视，常用蜈蚣、全蝎、地龙、僵蚕、天龙、土鳖虫、水蛭等。在具体应用时，对以下几种情况尚需区别对待。

1. 病届晚期，扶助胃气，挽留一息生机

晚期肿瘤，瘤毒弥漫，邪气盛而正气衰，脏腑戕害，全身情况很差。此时治疗最为棘手，如果一味攻邪，必致偾事。裘氏经验，诸气皆虚，先扶胃气。脾胃为生化之源，化源乏竭，病必不治；若胃气尚存，还可挽留一息生机。药用人参粉冲服，他如黄芪、党参、太子参、白术、茯苓、黄精、甘草、大枣、干姜，佐以枳壳、陈皮等流动

之品，冀以苏胃，若浆粥入胃，二便顺畅，可望有生存之机。

2. 对放、化疗毒副反应的处理

肿瘤患者经放、化疗后的反应，病机是"药毒"损伤人体脏腑气血。其中放疗反应一般可以分为局部反应和全身反应。在局部反应中，头颈部反应有口干、咽部充血、咽喉痛等，治宜补气养阴、清热解毒法，药用黄芪、党参、天麦冬、玄参、知母、黄柏、黄芩、银花、连翘、蒲公英等；下腹反应有腹痛、腹泻、尿频等，治宜辛甘苦泄、调肝和脾法，药用半夏、黄芩、黄连、干姜、甘草、党参、白术、枳壳、小茴香、薏苡仁；全身反应则有头昏、乏力、食欲不振、精神疲乏、白细胞减少等，治宜健脾补肾法，药用党参、黄芪、白术、当归、女贞子、枸杞子、仙灵脾、仙茅、山茱萸、丹参、补骨脂、熟地、龟甲等。

化疗后的毒副反应主要有气血两虚、脾肾亏损的证候，治宜补气养血、培肾益脾法，药用人参、白术、黄精、茯苓、鸡血藤、鹿角、黄芪、当归、丹参、炙甘草、巴戟天、补骨脂、山茱萸、仙灵脾等。

3. 对癌症疼痛的治疗

癌症疼痛的原因主要有气滞、血瘀、寒凝、痰积、毒盛等原因，故欲止痛可用理气、行瘀、散寒、消痰、解毒等方法，药用川楝子、延胡索、赤白芍、制香附、郁金、乳香、没药、川草乌、附子、细辛、土鳖虫、南星、白芥子、石见穿、白花蛇舌草、山慈菇等。

药物剂量宜稍大，虫类药物如能研细末后吞服，可提高疗效。

（王庆其　整理）

裘沛然

多发性浆细胞骨髓瘤

裘沛然（1916~2010），上海中医药大学教授，著名中医学家

李某 男，60岁。

1987年10月起左胸骨疼痛，伴有咳嗽、气急、呼吸时肋骨疼痛。经某医院X线摄片示：左胸第5肋骨骨折，局部骨质破坏，伴周围胸膜增厚，左肋膈角钝。结论为病理性骨折，考虑为转移灶，但原发病灶不明。此后经过几家医院多科会诊及CT同位素等多次检查，考虑为多发性浆细胞骨髓瘤。但病情发展较快，左第5肋、右第12肋胸椎交界处、胸骨中段、肩胛下角及腰椎均已有明显的骨质损害，胸口处有10cm左右大小的肿块。多家医院称"最长生存期3~5个月"。

1988年6月家属慕名请裘氏诊疗。患者刻下咳嗽不止，咯痰不多，色白，口干欲饮，胸骨疼痛，气急，呼吸时疼痛加剧，食少，精神疲乏，苔薄，脉细弱。用养正徐图法，投补气养血，健脾益肾滋阴，兼以软坚化痰，清热解毒。方用：

生晒参9g　黄芪30g　生白术15g　熟地30g　巴戟肉15g　半枝莲20g　夏枯草15g　茯苓15g　葶苈子12g　川贝母6g　牡蛎30g　麦冬15g　淡苁蓉15g　丹参20g　延胡索20g

另用牛黄醒消丸1支，分次吞服。上方加减服至1989年3月，咳嗽停，胸部疼痛止，腰部仍痛，一度曾有的低热也除，患者生活能自

理。1989年4月开始，病情反复，咳嗽疼痛又起，伴有发热，经检查第2、3、5、7、8胸骨及腰椎、右肩胛骨质破坏，疼痛不止，开始使用盐酸哌替啶等止痛剂。药用：

生晒参12g　生黄芪50g　炙山甲20g　炙鳖甲20g　三棱15g　莪术18g　败酱草24g　红藤30g　汉防己20g　巴戟肉15g　熟地30g　丹参24g　延胡索30g　细辛12g　仙灵脾15g　黄芩30g

另用牛黄醒消丸1支。

此方加减服至1989年7月，病情开始好转，疼痛减轻，胃纳好转，可出去散步，自行来诊。1990年2月来诊，腰、胸椎肋骨疼痛均消失，胸骨前隆起肿块消失，右肩胛略有隐痛，生活能自理，每天上下午各2小时做行走锻炼。患者经裘氏治疗后，其生存期延长达3年有余。

对"不治之症"采取何种态度，既是个医疗技术问题，又是个职业道德问题。裘氏认为，世上没有绝对的不治之症，作为医务人员面对所谓"不治之症"，应以"大慈恻隐之心"，一方面开导病者，树立坚强乐观之信念，配合医生做好调护工作；一方面应千方百计减轻病者痛苦，延长其生命。他治疗一些恶性肿瘤，常常先着眼扶助正气，挽留一息生机。癥积虽不能速除，元气亟宜扶助。具体而言，采用补脾肾、益气血之品，如黄芪、党参、白术、巴戟天、熟地、肉苁蓉、茯苓、仙灵脾、丹参、枸杞子等，旨在调动机体内在积极因素和抗病能力，一以克邪，一以振奋精神，延续生命。若药后精神得振，胃气渐复，则病情明显改善，在这个基础上佐以活血行瘀，软坚散结、祛邪解毒，往往使不少患者减轻了痛苦，延长了生命。本案患者已被西医判为不治之症，且认定数月内可能死亡，后经裘氏悉心诊治，在较长一段时间内生活可以自理，自觉症状几近消失，生命又延续了3年余。由此深有感受，医生不要轻易回绝病人，医生的责任是救人于危难，如果对病人轻言"不治"，将会促使病情的加速恶化。

刘炳凡

察个体差异，因人以施治

刘炳凡（1910~2000），湖南省中医研究院研究员

注意整体与局部的关系

肖某 男，48岁。

头部剧痛，眼复视，且具有顽固性呕吐（历时5个月）。曾做头颅侧位X线摄片检查（照片号76307号）及脑静脉造影（编号199），均确诊为颅底鞍区占位性病变、脑部蝶鞍瘤。认为必须进行手术治疗。患者不愿手术而于1975年5月来所求治。头痛剧烈时，双手抱住后脑，挺向墙壁，头晕、恶心、呕吐与进食无关，眼睛视向右侧，则觑物重影，烦躁不眠，大便干燥，口干喜饮，舌质红，苔黄白而干，脉弦细数。诊为肝风上冒，肝邪犯胃。治宜平肝降胃，息风通络。

丹参20g 何首乌15g 生地15g 白芍15g 女贞子15g 旱莲草12g 生赭石先煎，30g 珍珠母先煎，20g 陈皮5g 竹茹10g 天葵子10g 蜈蚣1条 蛇蜕焙，3g 紫草10g 牛膝10g 黄连3g

另用锈铁、灶心土烧红，入黄连淬水兑药服。

15剂后，痛缓，呕少，大便已润，舌质红，黄苔已退，原方去赭

石、竹茹、黄连，加龟甲 24g、鳖甲 20g、茺蔚子 12g、石决明 20g。

服 30 剂，头痛渐止，呕吐减轻，舌红而干、少津，脉弦带数，原方加减。

太子参 15g　沙参 10g　丹参 10g　何首乌 15g　生地 15g　白芍 12g　甘草 5g　女贞子 15g　旱莲草 10g　炙龟甲 20g　生牡蛎 20g　紫草 10g　牛膝 10g　桑叶 15g　蛇蜕焙，3g

经五诊，均以原方加减，共服 80 剂。5 个月后，头痛复视消失，舌质淡红，苔薄白而润，脉弦不数，以养肝肾药收功。1981 年复查，自觉症状完全消失，体重增加，疗效巩固。

潘某　男，45 岁。

患右偏头痛，阵发性加剧，头昏眼胀 1 年余，右眼视物模糊，因头晕目眩不能行动，夜晚尤甚。扪及右额颞部冠状缝开裂 1.5cm×5cm，凹陷 0.6cm，裂缝中有肿块。经某医学院附属二院 X 光检查为：右额颞冠部裂缝新生物。1976 年 8 月来我所就诊。症见头痛剧烈，浅表静脉怒张，眼球突出，视物模糊，头昏失眠，血压偏高，口干，便结，舌质红，苔薄白而干，脉弦带数。此属肝阳上亢，络阻血瘀。治宜平肝潜阳，清润通络。方用三甲复脉汤加减。

生地 15g　白芍 15g　丹参 20g　女贞子 15g　旱莲草 10g　龟甲 20g　鳖甲 15g　生牡蛎 15g　磁石 12g　朱砂 1g　骨碎补 10g　牛膝 10g　旋覆花 10g　红花 5g

服 16 剂后，症状明显改善，头痛头昏缓解，视物较前清晰，但大便燥结，原方加何首乌、草决明。服 20 剂而大便通畅，头痛止，视力接近正常，冠状部裂缝渐缩小，睡眠、食欲俱佳，舌质淡红而润，脉弦小。因夜尿多，原方去磁石、朱砂、旋覆花、红花，生地易熟地，加山药 15g、山萸 10g。服 10 剂，夜尿减少，冠状部裂缝仍较明显。再加鹿角霜 10g、核桃肉 15g，继服 30 剂后复查，头部裂缝愈合，新生物消失，返回工作岗位。至今疗效巩固。

此二例"气上不下，头痛巅疾"，治宜上病下取，从阴引阳，通过整体改善局部，从而取得疗效。

机体素质与免疫的关系

笔者刻意探索了《内经》广义的治本思想和《内经》所揭出的"正气存内，邪不可干""邪之所凑，其气必虚"的相互关系，即邪是致病因子，正是抗病能力。脾胃为后天之本，包括肿瘤在内的许多慢性疾病，虽然错综复杂，而治疗时必须以保护脾胃的健运为第一要图，故前人有"四封百病，胃气为本"的说法，只有资助后天，才能达到滋养先天的目的。这样，通过自然调节，使全身的阴阳相对平衡，从而增加机体的免疫能力。

易某 女，55岁。

1973年6月因胸胀做透视发现肺有钙化点，在贵阳职业病防治院照胸片，右肺门肿块如核桃大。后去上海肿瘤医院复查，不排除肺癌（病例号73029141），医生建议手术治疗。患者未采取手术治疗，于当年10月来所要求中药治疗。症见胸闷气急，胸骨柄后隐痛，咳嗽间见痰色红，面黄倦怠，神色沮丧，食眠俱差，舌质淡红，苔薄白，脉弦缓无力。此属脾虚气弱，肺失肃降。治宜健脾固本，兼清肺化痰。用参苓白术散加减。

条参15g　冬虫夏草5g　紫参10g　白及10g　白英30g　冬瓜子10g　土贝母10g　蛤粉12g　田七3g

服20剂后，胸闷气急减轻，痰色红未再出现。病者增强治愈信心，食眠转佳。原方坚持服20剂，呼吸均匀，胸骨隐痛已止。原方去白英、冬瓜子，加白术10g、鸡内金3g，健脾助化。

又 30 剂，自觉症状全部消失。1977 年 10 月去北京某医院断层照片复查，右肺门前缘可见一圆形致密影，边缘不齐，时间较长无明显变化，考虑为良性肿瘤（X 线片号：778927）。继续间服中药观察 4 年，健康情况无变化。1984 年 12 月来所面谢，红光满面，至今疗效巩固。

杨某　男，65 岁。

患下唇肿核，初起一粒胡椒大。6 个月渐如梅核大，质坚硬，发展迅速，在某医学院附一院切片检查为鳞癌。手术后，历时 2 个月复发，因白细胞在 3.5×10^9/L 以下，不能进行化疗。1978 年 6 月来所就诊时，唇肿大如覆杯，原切口处翻花如剥开之石榴状，溃烂流水。诉进食困难，疼痛牵引到右侧头面部，右颌下淋巴结肿大如豌豆大，口干，大便结，小便黄短，舌质红，苔薄黄，脉弦细而数。此属阴伤热炽、毒滞血瘀之候。宜养阴清热解毒，活血通络化瘀。

太子参 15g　沙参 10g　首乌 15g　生地 15g　黄精 15g　丹皮 10g
白芍 15g　女贞子 15g　旱莲草 10g　蒲黄 10g　天葵子 10g　土茯苓 20g
甘草 5g　蛇蜕炒，5g　皂角刺炭 3g

水煎服，每日服 1 剂。外用蛞蝓（鼻涕虫）、鼠妇（地虱婆）等份烘干，加冰片少量，研极细，撒布癌灶溃烂处，初上此药觉痛感加剧，患者坚持，每日涂药 4 次。

内服外涂，服上方 20 剂，溃烂面已消平缩小，头痛缓解，进食不感困难，大便通畅，尿转淡黄。坚持原方继续内服外涂，2 个月后复诊，癌灶已全部平复，收口生肌，颌下淋巴结肿大也相继消失，口不渴，二便如常，舌质淡红，舌苔薄白，脉弦小而缓。改用六君子汤加沙参、石斛，调理脾胃善后。3 个月后复查，疗效巩固。

本例证属阴虚火炽，治宜益肾水以资化源，口渴止，二便通畅，改健脾胃以增进营养，结合消肿软坚、虫类搜剔，仍然是通过整体疗法以改善局部。

此两例标本兼治而重在治本，以增强机体的免疫功能，但治脾益肾各有侧重。

钱伯文

运用补益药治疗肿瘤的经验

钱伯文（1917~2015），上海中医药大学教授

在肿瘤的治疗中，常用益气养血、养阴生津、滋阴补肾、温肾助阳等补益法。

一、益气养血

适用于气血亏虚之肿瘤患者。通过运用本法，以助于营养全身和提高人体生理功能。尤其是肿瘤患者到了中晚期或通过手术、放疗、化疗后，正气虚弱、气血不足，更需益气养血。常用方有四君子汤、补中益气汤、四物汤、当归补血汤等。常用药物有党参、孩儿参、人参、黄芪、炙甘草、熟地黄、当归、白芍、黄精、制首乌等。根据"气血同源"和"阳生阴长"的理论，临床常用益气养血、气血并补之治法，或根据其兼证加减配伍应用。如气血两虚兼有血瘀者，用益气养血药的同时可适当配合活血化瘀药，不仅可增强补气生血之力，且能祛瘀生新，改善血液循环，抑制结缔组织增生，阻止肿瘤的生长和发展。体外实验证明，人参、黄芪、白术、炙甘草、茯苓、扁豆、山药、薏苡仁、白芍等不仅具有抗癌、抑癌的作用，并能增强机体的免疫功能。

二、养阴生津法

肿瘤中晚期患者，由于病理变化，过度消耗，营养摄入不足，放射治疗灼伤，化疗损害，津液亏损更为突出，阴液亏损导致体液内环境动态平衡的失常，癌性的病理变化更趋恶化，除了有相应的全身症状外，还有阴虚内热，舌红少苔或舌绛无苔等表现。治疗当养阴生津。常用方有增液汤、地黄饮子、沙参麦冬汤、大补阴丸、六味地黄丸等。常用药有北沙参、天冬、麦冬、玄参、百合、石斛、玉竹、生地、龟甲、鳖甲、天花粉、孩儿参、皮尾参、西洋参等。

"阴虚生内热"，故养阴药常配伍清热药，如大补阴丸内用知母、黄柏，六味地黄丸用丹皮。然养阴之品易滋腻肠胃，故需辅以健脾理气药，如陈皮、佛手、广木香等，使滋而不腻，补而不滞。实验报道，麦冬、玉竹、天冬、百合、天花粉等有抗癌、抑癌作用，且前两药还能提高免疫功能。

三、温肾助阳法

肾阳虚主要有肾虚、阳气不足及水液失调等病理变化，表现为形寒肢冷、面色㿠白、腰膝酸软、神疲乏力、舌淡苔白等。上述症状往往是正气虚衰较为明显的表现，应以本法治之。常用方有金匮肾气丸、桂附八味丸、右归丸等。常用药物有附子、桂枝、仙茅、巴戟天、淫羊藿、补骨脂、杜仲、肉桂、锁阳、胡芦巴、狗脊等。补阳方剂配伍特点是常与补阴药同用，附桂八味丸、右归丸中全用熟地就是这个道理。特别是晚期癌肿，出现阳虚和阴不足的病态时，在温肾助阳的同时，佐以补阴之药，以阳根于阴，使阳有所附，并可借阴药的滋润以制阳药的温燥，有助癌变机体内环境的平衡，通过扶助正气，而间接抑制瘤性的病理变化。据报道，淫羊藿、补骨脂、杜仲、山萸肉有抗癌、抑癌作用，如菟丝子、淫羊藿等还能增强机体的免疫力。

四、滋阴补肾

肾阴为诸阴之本，特别是与心、肝、肺的关系较为密切。癌症患者心、肺、肝的阴虚延久不复，会损及肾阴，肾阴亏损，诸脏失去滋养，病变更趋恶化。故涵以滋阴补肾，不仅能减轻和消除阴虚证候，并使中晚期肿瘤患者出现的肺肾阴虚、心肾阴虚、肝肾阴虚的征象，也可有不同程度地改善。常用方有养阴清肺汤、麦门冬汤、六味地黄丸、知柏地黄丸等。常用药物有生地、熟地、沙苑蒺藜、天冬、制首乌、菟丝子、龟甲、鳖甲、女贞子、旱莲草、五味子、知母等。实验证明，滋阴药对阴虚动物的虚证似有调节作用；肝脾核酸合成升高时，可使之降低；肝脏核酸合成降低时，可使之升高。可见滋阴补肾的中药能调节生理功能，使其趋于恢复正常。据报道，补肾固本药有提高机体免疫功能和抗癌抑癌作用，有利于癌症患者脏腑功能、体液代谢的复常，提高机体的抗病能力，有助于癌性病理变化的稳定或好转。

近年来应用补益药治疗肿瘤已经取得一些成效。实验证实，许多补养药中存在着多种游离状态或结合状态的单糖。糖是机体最重要的供能物质，近来又发现许多糖，特别是葡聚糖具有显著的抗癌活性，这为应用补益药治疗癌症提供了依据。实验研究提示了补益药能提高机体的免疫功能、增强垂体－肾上腺皮质的功能，增强骨髓的造血功能，有助于肿瘤机体紊乱的生理功能复常以及内环境失调的平衡，保持机体生存的物质基础，扶助正气，纠正和修复病理变化。故通过补益药的运用，不仅能使肿瘤治疗的各个措施顺利进行，而且可以提高机体的抗病能力，改善症状，延长生存期，提高临床疗效。

钱伯文

胃 癌 治 法

钱伯文（1917~2015），上海中医药大学教授

调 理 气 机

一、积聚之成乃气滞之故

钱老师明确指出：气机失调是诱发胃癌的一个重要因素，其中主要是肝气郁结。从大量的临床资料分析，患者在发病前（即癌前期）常有长期的郁闷忧愁，或蒙受打击而不得解脱等肝气郁结的现象。历代医家也有相同的观点，如张鸡峰云："膈噎是神思间病。"巢元方云："此由忧患所致……使塞而噎。"张从正在解释积聚的成因时，也认为："忧思郁怒，气机不和，日久聚成积。"据此，钱老师进一步解释说，长期的情志抑郁不舒，肝气郁滞，导致了脾胃气机不畅，由气滞进而导致血瘀、痰凝等一系列病理变化，致使肿瘤形成。

钱老师又指出，气机失调亦是胃癌发病过程中的病理变化。从其临床表现看，脾胃气滞的现象可出现于胃癌的早、中、晚各期。如早期脘腹胀满等气滞之象往往先于其他症状而出现；中期出现嗳气、恶心呕吐等气逆之象；晚期则诸症加剧，常见胸脘胀闷疼痛，进食困

难，甚至食入即吐等。这些临床表现都可反映出气机失调是胃癌的重要病理变化。

二、理气乃治本之法

古代医家对用理气法治疗噎膈、反胃等症是有所认识的。如宋·严用和论治噎膈"化痰下气……噎膈之疾无由作矣"。清·徐春甫论治反胃宜"调气养胃……则无反胃之患"。清·董西园论治积聚也说："气滞而积聚则块硬而现形，若气通行，则散而无迹。"然而他们对于理气的具体用法并未阐述，有的医家则认为理气仅是改善症状的治标之法而已。如朱丹溪觉得理气药仅能取"暂时得快"之效，并非治本之计；徐彦纯亦认为理气的"辛香之药尽是治标"。

然而，钱老师力排众议，把理气作为胃癌的治本之法。他指出，中医治病之所以能通过"辨证求因""审因论治"，说明"证"的表现正是"因"的实质反映。理气法既能改善气滞之证，足以证明是一种病因疗法。况且理气法对于协调气机的平衡，促使血瘀、痰凝的逆转都能发挥作用，可以控制胃癌的形成和发展，临床上不乏使用该法治疗后肿块缩小，乃至消失的例证。足见调理气机对胃癌的治疗具有十分重要的意义。

此外，西医学有观点认为：癌变的原因是致癌因素引起细胞基因的调控失常，癌症能否逆转也取决于调控能否恢复正常。已有研究表明：中医学的"气"与"气机"，与人体正常的基因调控有共同的物质基础和生理功能。这为用理气法治疗胃癌，能使失常的调控恢复正常，从而使癌变逆转，提供了有力的依据。

三、理气不避香燥

理气药大多辛香而温燥，难免有耗气、伤津、助火之弊，况且胃癌在临床上除见气滞之象外，尚常兼见气虚、津伤、血瘀、火热之象，故古代医家多竭力反对用这类香燥理气之品。如朱丹溪告诫道："若服之必死。"方贤认为治翻胃用香燥"如抱薪救火"。刘宗厚甚至说："咽嗌闭塞……有服耗气药过多……而致者。"更有张鸡峰等因畏用香燥之品，而放弃药物治疗，仅仅采用"内观自养"法来治此险恶痼疾。

钱老师指出，尽管从理论上讲，前人之说不无道理，但实际上理气药使气机恢复正常，从而促进了正气的生成和邪气的祛除，而收正气复、津液生、瘀血去、火热退之效，何来"服之必死"之恶果？如枸橘李，世人多因其破气辛燥而畏用，钱老师则根据病情，放手用至24g，每每获取良效，且未见任何副作用。临床实践表明，只要辨证准确，配伍恰当，即使较长时间服用理气药，也不会产生耗气、伤津、助火等副作用。钱老师告诫后学者要重视理气药的应用，"切不可因噎废食，而贻误病机！"

消 坚 散 结

一、坚者必削之

目前中医临床治疗胃癌，一般多在"噎膈""反胃"之症中寻找理论依据和治疗方法，往往忽视了胃癌与积聚的密切关系。钱老师则明确指出，胃癌实际上也是中医病症"积聚"之一，从而将消坚散结法作为胃癌的一个重要治则。他认为，肿块（积聚）是胃癌的主要表现，只有尽力设法缩小或消除肿块，才能有效地控制病情，防止发展，以臻痊愈。他十分赞同清·程钟龄所说"脏腑、筋络、肌肉之间，本无此物而忽有之，必为消散，乃得其平"的观点，对胃癌的整个治疗过程都贯彻"坚者削之"的原则。他说胃癌到了中、晚期，肿块已十分明显时，应用消坚散结，这是大家都已知道的治法，但往往忽视在胃癌早期应用。虽然早期肿块仅能借助西医学检查得以诊断，然而必须承认积聚已成，应果断地应用消法，以达及早消除之目的。

至于一般认为，消坚散结必用克伐之品，难免伤正，恐病未去而正已亏的观点，钱老师则认为治胃癌不用消坚非其治也，不能因噎废食。

二、消坚散结之活用

钱老师认为，消坚散结乃为治疗原则，有其丰富的内涵，应灵活地针对病因，采用各种相适应之消坚散结法，如祛瘀消坚、化痰消坚、清热解毒消坚，以及攻毒消坚等。虽为消坚，又不是一概地滥用有毒之品，如斑蝥、马钱子等，而习用天龙、露蜂房等药性较缓者。同时十分注意病人的体质情况，讲究应用的时机、药物的用量，乃至与其他治法的配合应用等，故而经常收其功，而未见其害。

扶 助 正 气

一、扶正对治疗胃癌的作用

钱老师治疗胃癌又十分重视患者的正气，强调扶正药物的应用。他认为：扶正有利于消坚。他指出，正气是机体对病邪的抵抗力和自然修复力，正气的恢复有助于肿块的控制、缩小或消除。他十分赞赏李时珍"养正破坚积"的提法。近年来有人认为正气包括了人体的免疫功能，而后者防止肿瘤生长的机制已得到公认，因此养正破积与现代的免疫疗法，具有某种共同的理论基础。

扶正有利于患者接受各种治疗。钱老师认为，在胃癌尚未被真正攻克之前，采用多种疗法是理智做法，而各种疗法均有其利弊，中医扶正治疗能增强病人体质，升高白细胞、减轻其他治疗的不良反应等，从而使病人获得了接受手术、放疗、化疗的机会，并能较顺利地完成全部疗程。有利于改善患者体质，促进康复，延长生存期。

二、扶正着重脾胃

钱老师认为，胃癌中、晚期的虚弱，主要是脾的运化失司这一局部的病理变化及于全身所致。如窦材在《扁鹊心书》中说："翻胃，乃脾气太虚不能健运也。"因此，他赞同程文囿的观点："必以扶助正气，健脾养胃为主……方是救本之治。"

擅 用 枳 术

枳实为行气药，白术为益气药，二者配伍，由于药物用量的不同，组成了功用迥异的枳术汤与枳术丸。枳术汤出自《金匮要略》，枳实用量二倍于白术，主治气滞水停之"心下坚，大如盘，边如旋盘"之水饮证，法在以消为主，消中寓补。枳术丸出自《脾胃论》，白术用量二倍于枳壳，主治脾虚食滞之纳差、腹胀证，功在以补为主，补中寓消。

故张璐说："二方各有深意，不可移异。"钱老熟谙其理，师古而不泥古，灵活运用二方于胃癌的治疗配伍中，并根据胃癌的病机特点及枳壳与枳实功用的差异，以枳壳易枳实，临证获得了良好效果。现将钱老经验，介绍如下。

一、脾虚气弱，健脾益气，重白术而轻枳壳，使气旺而不壅滞

临证所见，胃癌病人属脾虚气弱者占较大比例。此类证候，法当补益，可遣党参、白术、茯苓、黄芪、薏苡仁、扁豆、山药、炙甘草之类施治，这是通常的用药方法。但钱老认为，虚证治虚，仅为大法，乃在示人以规矩，不应拘泥。灵活变通，知常达变，才是获效的关键。钱老体会到，胃癌病机复杂多变，邪气的影响及脾胃功能的障碍，往往使病人虚无纯虚，因虚致"实"。治疗宜扶正、泻实两相兼顾。例如，脾虚气弱之胃癌患者，除见面色苍白无华、少言懒动、食少纳差、泄泻、脉虚弱等纯虚征象外，还常有胃脘胀满、食入胀甚，或肠鸣作响、嗳气、矢气多等"实象"。对此情况，则不宜专用益气健脾之品。钱老强调，此胀之"实象"虽本质上是因气虚无力以运所致，但若徒以补气，往往随脾气的恢复而病人腹胀尤甚，这是气骤生而滞于中、不得运行的表现，反给病人带来不利影响。

针对上述现象，钱老临证每于健脾益气时，以白术等配少量枳壳疏导气机，所谓补中寓通，动静结合，这就消除了虚胀，避免了"呆补"的不良作用，从而促进了胃癌病人脾胃虚弱、胃肠功能紊乱的恢复。益气健脾之用白术、枳壳配伍，实为枳术丸之含义。此时，钱老白术用量一般为15g，若病人无舌燥、口干，则用至24g；而枳壳充其量不过6g。通观整个方剂，则补消之功彰然。

关于脾虚之虚胀，亦有配木香、砂仁、陈皮之求效者。钱老以为，此用于一般的中虚证或可，但对于肿瘤病人，则嫌力强，有耗正气之虞。即使虚胀较甚，亦不可妄执，可选佛手、八月札等药性平缓之品以助枳壳之功。

二、脾胃气滞，宽中理气，重枳壳而轻白术，使气畅而不耗气

中焦气机不行，脾胃气滞，亦是胃癌病人常见的证型。脾主健运，主化物，主升；胃主受纳，主腐熟，主降。脾胃功能的正常发挥，有赖二者的协调统一。若受肿瘤、邪毒等损伤，脾不运化升清，胃不腐纳降浊，气机运行逆乱，壅塞于中，则形成脾胃气滞证，表现为脘腹满闷、胀痛、气窜不定，或胀痛连及两胁、胸膈，纳呆食少，食入后胸脘堵塞感，或恶心、呕吐、嗳气、呃逆等。

气滞在中焦，则宜宽中理气。对此，钱老用药亦善在配伍中加入枳壳、白术，且常以枳壳为主组方。钱老认为，枳壳功专入中焦，善宽中理气、消胀除满，是治疗各种原因所致之气滞作胀之要药。因其性和缓，不偏寒热，祛邪而不伤正，故凡实胀、虚胀皆为不可缺少之品。又因中焦为气机运转之枢纽，调中焦则脾升、胃降，气机畅达，故无问胀之在上、在中、在下，亦皆相宜。钱老用药，如胀在胸膈，以枳壳配瓜蒌皮；胀在胃脘，配佛手、香橼、八月札；胀在两胁，配合欢皮、香附、柴胡；胀在小腹，配大腹皮、炒莱菔子；食后胀甚或胀由食滞者，配焦楂曲、鸡内金、炒麦芽；胀由痰阻者，配制半夏、陈皮、茯苓；胀由肿瘤进展所致者，配莪术、昆布、海藻、天龙；胀而兼痛者，配广木香、延胡索、川楝子；胀而呕恶者，配姜半夏、陈皮、代赭石；胀而泻泄者，配煨木香、白扁豆；胀甚不解者，配厚朴等。

钱老强调，理气药多耗气、散气，用之权衡失当，易生弊端，故临证还应少佐益气健脾之品以调和之。白术为益气佳品，善固中土而又具走散之性，得诸辛香之品，散中有守，守而不碍散，理气不虑伤气，从而更有助于提高治疗效果。

鉴于此，对脾胃气滞之证，钱老组方，每以枳壳为主，并根据患

者的病情特点及病变部位，辅以相应的理气或其他药物，最终佐少量白术而求全功。钱老枳壳用量为15~24g，白术为6g左右。

三、湿浊中阻，祛湿运脾，枳壳、白术并重，使湿化而中健

湿浊内阻之证，一在苦温燥湿，一在运脾化湿，同时前人还强调，气能化湿，气化则湿化。白术禀甘、苦、温之性，归经脾胃，善燥湿并健脾助运；枳壳辛散理气，调气机而助三焦气化功能。故钱老认为，二者配伍，相辅相成，相得益彰，是祛湿之良好药对，对胃癌症见湿阻、脾困者，具有重要作用。

湿浊内阻之证，临床所见有二：其一属外湿内侵，即先有湿浊困遏，而后中焦壅滞，脾失健运，此谓外湿困脾；其二属湿由内生，即先有脾失健运，脾不化湿而后湿浊滞留，此谓脾虚湿阻。属外湿困脾者常有四肢困重酸痛、精神萎靡不振、头重或头晕、头痛、腹胀食少或大便泻泄等以外湿留滞为主的症状；属脾虚湿阻者多呈脘腹胀满或痞闷，身倦无力，肢体重着、面色晦黑、食少纳呆、恶油腻、口淡无味或口中黏腻、恶心呕吐、泄泻或水样便，一日数行等脾不化湿为主的表现。钱老辨治，则以枳壳、白术相结合，再酌加相应药物以奏效。例如，对于前者配藿香、佩兰、苍术、土茯苓、砂仁、厚朴，或再少佐桂枝以通阳气；对于后者，配薏苡仁、党参、茯苓、苍术、厚朴、佛手、大腹皮、陈皮、制半夏等。至若病情发展，外湿、内湿区别已不明显，湿阻、脾困并重，钱老用药则多为白术、枳壳、厚朴、苍术、生熟苡仁、制半夏、白扁豆、炒莱菔子、佛手、大腹皮、陈皮、茯苓、藿香、佩兰等。湿浊中阻，钱老一般用枳壳、白术各15~24g左右。

四、胃津不足，益胃生津，枳壳、白术皆轻，使纳开而食化

胃癌见胃津不足者，治宜益胃生津，而用沙参麦冬汤、养胃汤

等。但钱老除此之外，还时常配以少量枳壳、白术以理气健脾，其用意颇深，盖脾胃为气血生化之源，主化万物，津液亦来源于水谷精微。若胃津亏虚，胃气受伤，势必损及脾胃生化功能，致使脾胃无力腐化水谷精微以生阴津。以枳壳、白术调中气，既可改善食欲、促进胃纳，又能助化源，使胃津滋生，含从本求治之义，此其一；其二，滋阴生津之品多阴柔黏腻，易致脾胃功能呆滞，借枳壳、白术之功，可使补而不滞，滋而不腻，则寓动静相合之理。

胃津不足，主要见症有口干、口渴、唇燥、便秘、胃脘虚痞、食少、舌苔薄或少苔、无苔、脉细等。宜益胃生津，钱老习用南北沙参、天花粉、石斛、玉竹、太子参、芦根、麦冬、生地等甘寒之品治疗，通常还配伍酸味之白芍入上述诸药中以酸甘化阴。如此，再兼之枳壳、白术，则相合之方配伍精当，理法明确，用药独到，相辅相成，验之临床，确有理想效果。在此种情况下，枳术用量多为左右。

胃阴津不足而用枳壳、白术，是否有伤阴之虑？钱老认为关键在于处理好枳、术用量。在大宗滋阴生津之品中配少量枳、术，无须嫌其伤阴，仍是利多弊少。至于病情出现转化，阴津不足而又有虚火之象，如虚热、五心烦热、盗汗等，则枳、术已非所宜，此时可易之为焦楂曲、炒谷麦芽等。山楂善消食除腻化滞，其酸味合诸甘寒之品亦能养阴；炒谷麦芽助纳化而益气，二者可作为胃癌阴虚变证的另一种用药方法。

（金岚　齐元富　整理）

钱伯文

治标解毒利湿，祛瘀理气
顾本健脾益气，养阴和血

钱伯文（1917~2015），上海中医药大学教授

中医认为，子宫颈癌之成是由于冲任损伤或外受湿热，毒邪凝聚，阻塞胞络；或肝气郁结，疏泄失调，气血凝滞，瘀血蕴结；或脾虚生湿，湿蕴化热，久遏成毒，湿毒下注，以及身体虚弱，脉络亏损等等影响所致。

根据病人的临床表现，详审其邪正盛衰的情况，我治本病大致从以下两方面着手。

湿聚毒成，祛邪兼调气血

临床所见的早中期子宫颈癌患者，多呈湿聚毒盛之象，可见胃纳不佳，胸闷不舒，心烦不适，带下绵绵，色黄而臭，苔黄腻或微黄，脉弦数或滑数等症。治以清热、利湿、解毒。用四妙丸合五苓散、萆薢分清饮等加减。同时因冲任受损常与肝气郁滞所致，故临床又常见情志抑郁、脘腹胀痛、月经不调等现象，宜辅以疏肝解郁，用逍遥散、越鞠丸等；证属早中期，邪盛为主，正尚未衰，应抓紧时机消除肿块，而常选用活血解毒消肿之品。以下是几张参考方。

1. 白带较多者

粉草薢 12g　白莲须 24g　生地榆 12g　芡实 12g　茯苓 12g　椿根皮 12g　生薏苡仁 24g　熟薏苡仁 24g　土茯苓 24g　黄柏 9g

2. 带下黄稠或腥臭者

木馒头 15g　蜀羊泉 15g　黄柏 12g　知母 12g　半枝莲 24g　露蜂房 12g　生薏苡仁 24g　熟薏苡仁 24g　土茯苓 24g　椿根皮 15g　粉草薢 12g

3. 肿块明显，体质强壮者

露蜂房 9g　全蝎 2g　乳香 9g　没药 9g　三棱 9g　蒲公英 30g　土茯苓 30g　续断 12g　莪术 9g　桃仁泥 6g　红花 2g　甘草 6g　大黄 6g

4. 出血较多者

银花 12g　生地榆 12g　土茯苓 24g　侧柏炭 12g　当归 9g　阿胶 9g　大黄 6g　乳香 6g　没药 6g　木馒头 24g　天龙 2 条

以上诸方可配合服用牛黄醒消丸 1.5~3g，1 日 2 次吞服；或小金丸每日 3 次，每次 3~4 片吞服。

脉络亏损，扶正辅以固脱

本病延至晚期，阴道不规则出血、白带多而恶臭、疼痛等症状加重，同时正气虚衰之象亦更趋明显。病人常有肝肾阴虚之症，如见头晕耳鸣，腰酸，手足心热，口干便结，舌质偏红，苔薄，脉细或细数等。治拟滋养肝肾。用六味地黄丸、杞菊地黄丸、知柏地黄丸等加减。有时亦可见脾肾阳虚之象，如见腰酸肢冷，面色㿠白，倦怠无力，带多腥臭，大便溏薄，舌体肥胖，舌苔薄腻，脉缓或细涩。治拟温补脾肾为主。用参苓白术散、附桂八味丸、金匮肾气丸、右归丸等。参考方如下。

1. 气阴不足者

生黄芪 30g　小蓟炭 12g　阿胶 15g　参三七 6g　当归 12g　生甘草 6g　红花 3g　紫草根 15g

2. 出血较多，阴虚火旺者

杭白芍 12g　黄柏 9g　阿胶 9g　炙龟甲 15g　炙鳖甲 15g　白莲须 12g　椿根皮 12g　藕节炭 12g　墨旱莲 24g　地榆 12g

水煎服，另用云南白药 0.4g，1 日 2~3 次，吞服。

张某　女，58 岁，退休工人。

患者阴道流黄水及不规则流血约 5 个多月，发病后身体逐渐消瘦，大便秘结，下腹疼痛，面部浮肿，体力极度衰弱。于 1974 年在某医院妇科检查：阴道黏膜萎缩，弹性减弱，子宫颈凹凸不平，两侧穹窿有浸润现象，并将延及盆壁，窥镜检查见子宫颈呈菜花样，表面有坏死。诊断为子宫颈癌 2~3 期。因患者不愿做手术，故用中药治疗。诊治时，面色萎黄，精神倦怠，腰际酸楚，带多腥臭，舌苔黄腻，脉象细涩。治拟益气健脾利湿，佐以消肿解毒。主要方药如下。

炒白术　生黄芪　茯苓　粉草薢　生薏苡仁　熟薏苡仁　土茯苓　露蜂房　天龙　木馒头　紫草根　赤芍　白芍　桑寄生　肥知母　黄柏　制苍术　白莲须　续断

加减药物：三七、莪术、熟地、生地榆、生地、山药、炙甘草、牡蛎、广木香、川楝子、苦参片、小茴香、乌贼骨、椿根皮、艾叶等。

酌情加用的成药：云南白药、小金片、牛黄醒消丸、归脾丸等。

连续服药 10 个多月，临床症状完全消失。于 1977 年随访，患者身体健康。两年未复发。由于患者常至农村休养，未进行复查。

本病为脾虚失运，湿蕴于下，毒邪内侵，而投以益气健脾，运化水湿，以治其本；消肿解毒，祛除毒邪，以治其标。其中露蜂房、木馒头、紫草根等不仅有解毒和清热凉血等功效，对子宫颈癌也有一定的治疗作用，尤其是露蜂房效果更好，但以癌肿未溃破前用之比较合适。

钱伯文

治乳癌疏肝为要

钱伯文（1917~2015），上海中医药大学教授

一、忧郁愁遏，乳癌乃成，重在疏肝散结

从乳癌的病因分析，诸多医家认为情志抑郁乃为致病的一个重要因素。如《丹溪心法》说："妇人忧郁愁遏，时日积累，脾气消阻，肝气横逆，遂成隐核，如鳖棋子，不痛不痒，十数年后方为疮陷，名曰乳岩。"又如《外科正宗》说："忧郁伤肝，思虑伤脾，积想在心，所愿不得者，致经络痞涩，聚结成核。"根据长期的临床观察，乳癌以及其他乳房肿块的患者，在其肿块形成或被发现之前，多有相当一个时期的情志抑郁过程，从而验证了先贤之论，对"审因论治"确定治疗法则有一定的指导意义。

从乳癌的临床表现看，肝气郁结之象往往显而易见，早期患者尤其如是。由于长期肝气郁结不舒，在肝经循行之处，肿块渐成，故临床可见乳房肿块，质硬不痛，表面凹凸不平，边缘界限不清，推之不动，局部皮肤收缩凹陷，表现为"橘皮样改变"，并伴有胸闷不适，精神抑郁，胃纳不佳，脉弦细或细涩等一派气郁之象。因此我认为对这一时期的乳癌患者，当治以疏肝解郁，理气散结。用逍遥散、清肝解郁汤、柴胡疏肝散、神效瓜蒌散以及小金丹、牛黄醒消丸、犀黄丸等加减。

（1）肿块初起，正气尚足者，治以疏肝解郁，消肿散结。

广郁金 9g　橘叶 9g　瓜蒌皮 24g　夏枯草 24g　连翘 12g　天花粉 12g
牛蒡子 6g　山慈菇 12g　山豆根 6g　玄参 9g

肿块质坚硬而不疼痛者，可酌加露蜂房、白僵蚕、青皮、枸橘李
等。水煎服，每日 1 剂。

（2）肿块疼痛者，治以疏肝解郁，消肿止痛。

瓜蒌皮 24g　枸橘李 12g　橘叶 6g　当归 12g　乳香 9g　没药 9g　甘
草 6g

水煎服，每日 1 剂，与此同时，每日服牛黄醒消丸及小金片 3 次，
每次 3~4 片。

（3）肿块坚硬而兼有血虚者，治以疏肝解郁，养血消肿。

瓜蒌皮 30　香附 12g　枸橘李 12g　橘叶 9g　当归 9g　生地 15g　白
芍 12g　漏芦 6g　浙贝母 9g　煅牡蛎 30g　白芥子 3g　茯苓 12g　青皮 9g
陈皮 6g　炒谷芽 30g　炒麦芽 30g　王不留行 15g　姜半夏 9g　炮山甲 9g
赤芍 9g

水煎服，每日 1 剂。

二、热毒趋深，气阴俱衰，祛邪不离扶正

随着病情进一步发展，渐见气郁化火，热毒蕴结之象，如乳癌局
部溃破，渗流黄水或血水，臭秽异常，进而翻花溃烂，并伴有发热、
口渴等，此时邪毒虽盛，正气已虚，可见形体消瘦，心悸气短，面色
晦暗，倦怠乏力，腰膝酸软，月经不调，苔薄质红，脉细等气阴不足
的表现，此时如若攻邪，则非但无效，反致正气愈虚，甚至难以维持
生命，故应扶正为主，补消并用。治以滋补肝肾，益气养血。用益气
养阴汤、归脾丸、香贝养营汤、杞菊地黄丸等加减。

（1）乳癌晚期，气血亏虚者，治宜益气养血，清热消肿。

生黄芪 15g　当归 12g　夏枯草 15g　鹿角片 12g　山慈菇 12g　浙贝
母 9g　炮山甲 9g　白术 6g　银花 12g　土茯苓 24g　露蜂房 9g　昆布 24g
赤芍 12g

水煎，每日 1 剂。另服小金丹，每日 1 粒；牛黄醒消丸每次 1.5g，
每日 2 次。若见肝肾阴虚者，配用六味地黄丸。

（2）乳癌溃破流血，久不收口者，治宜益气养血，托疮生肌。

黄芪 15g　党参 15g　茯苓 12g　白术 12g　当归 9g　白芍 12g　生
地 15g　赤芍 6g　柴胡 6g　青皮 6g　木瓜 6g

水煎服，每日 1 剂。伴发热者，加白花蛇舌草、银花、连翘、蒲
公英、七叶一枝花、紫草根等；破溃翻花，流脓恶臭者，加土茯苓、
野菊花、忍冬藤、生薏苡仁等。

史某　女，61 岁，退休工人。

患者于 1964 年左乳房外上方发现 1 个肿块约 3cm×3.5cm，诊断为
乳腺癌，需进行手术。由于患者有高血压和冠心病史，要求用中医中
药治疗。诊治时左臂胀痛，有时稍感麻木，面色萎黄，精神倦怠，舌
苔薄腻，脉弦。辨证为肝气郁结，脾失健运，气虚血衰，气滞血凝，
用疏肝解郁，益气健脾，消肿软坚等法进行治疗。主要方药如下。

柴胡　橘皮叶　党参　黄芪　当归　白芍　香附　象贝　夏枯草
茯苓　生熟薏苡仁　生地　八月札　女贞子　佛手片　枸橘李　天龙

加减药物：蒲公英、瓜蒌皮、合欢皮、川楝子、炙鳖甲、生牡
蛎、玫瑰花、露蜂房、山慈菇、丹参、赤芍等。酌情加用成药逍遥
丸、小金片、归脾丸、牛黄醒消丸等。

患者连服 1 年余，乳房肿块缩小，病情稳定，至 1978 年 10 月随
访，肿块没有增大，身体比较健康。

本病例因年老体弱，故在早期即兼用益气健脾之品，攻补兼施，
消补并用，肿块虽未消失，但能获得较长时期的稳定。

167

李 可

攻癌夺命汤治验录

李可（1930~2013），山西灵石人，临床家

攻癌夺命汤是我在 50 年代后期至 60 年代中期所创，由漂海藻、生甘草、木鳖子、醋鳖甲、蛇舌草、夏枯草、蚤休、海蛤壳、黄药子、生半夏、鲜生姜、玄参、牡蛎各 30g，大贝 15g，山慈菇、山豆根各 10g，"全蝎 12 只，蜈蚣 4 条，明雄黄 1g"（研粉吞服），19 味药组成。

本方脱胎于兰州已故名医董静庵先生之验方"海藻甘草汤"，原方主治瘰疬，由海藻、甘草各 10.5g，全蝎 12 只、蜈蚣 1 条组成，水煎服。我师董老意，加量 3 倍，虫类药研粉吞服，以加强药效。另加鳖甲、消瘰丸（玄参、牡蛎、大贝）、夏枯草、生半夏、鲜生姜，大大加强了养阴化痰，攻坚散结之力。曾治愈甲状腺腺瘤 24 例，甲状腺瘤左锁骨上凹淋巴结肿大疑恶变 5 例，缺碘性甲状腺肿 12 例，颈淋巴结核 4 例，泛发性脂肪瘤 5 例，脑瘤术后复发 1 例。多数在半月内痊愈，无复发。1961 年后加木鳖子、蛇舌草、蚤休、黄药子、山豆根、明雄黄，基本定型。经临床运用 40 年，用治多种恶性肿瘤，竟获奇效。兹选录验案数则如下。

一、恶性淋巴瘤

景月华　女，65 岁，灵石检察院赵嫦娥母，1977 年 8 月 15 日初诊。

　　颈左侧肿物 40 天，初起如黄豆大，未及 1 个月，猛长如初生婴儿头大，并向下蔓延至左锁骨上窝，凹凸如岩，坚硬不移；颈右侧及颊车穴下方肿块 6 个，大如杏核，连成一串，坚硬不移；双腋下，双腹股沟淋巴结皆肿大如枣，推之不移。随肿块之逐日增大，上则头痛如破，气喘痰壅，胸部憋胀，面色灰滞，神志昏糊。下则二便闭结，溲若浓茶。口臭熏人，苔黄厚腻，中根黑燥，六脉沉滑数实。（后经山西肿瘤医院病检，确诊为"左颈部弥漫型恶性淋巴瘤混合细胞型"，病理号 3054。）辨证属痰毒弥漫三焦，毒入血分，阻塞气机，蒙蔽神明重症。拟攻癌解毒，涤痰通腑，软坚散结为治，以攻癌夺命汤合礞石滚痰丸扫荡血毒。

　　漂海藻　生甘草　煅礞石　木鳖子　生半夏　鲜生姜　莱菔子生炒各半　黄药子　鳖甲　生牡蛎　浮海石　海蛤壳　玄参　蚤休各 30g　大黄　大贝　桃杏仁各 15g　山慈菇　山豆根　红花各 10g　全蝎 12 只　蜈蚣 4 条　明雄黄研末冲服，1.2g

　　以蛇舌草、夏枯草各 120g，煎汤代水煎药，煎取浓汁 600ml，日分 3 次服，7 剂。

　　二诊（8 月 23 日）：患者服首次药后约 15 分钟，突觉满腹上下翻腾，五脏如焚，欲吐不得，欲泻不能，烦躁欲死，旋即昏厥。我急赴病家，患者已醒。诉刚才出一身臭黏汗，吐出胶黏痰涎半痰盂，胸膈顿觉宽敞，唯觉困乏而已。诊脉和匀，此乃药病相争，正胜邪却之佳兆。《内经》有"药不瞑眩，厥疾弗瘳"之记载。一旦出现瞑眩现象，必有非常之效。嘱原方续服。服 2~7 剂时，每日畅泻污泥状夹有脓血、胶黏痰涎，奇臭极热之大便 1~2 次，尿已转清，胸憋气喘已愈七八，头已不痛，神志清朗，食纳大增，全身肿块变软。嘱原方加嫩胡桃枝之扶正化瘤，续服 7 剂。待大便中无秽物后 2 日，去大黄。

三诊（9月1日）：服药14剂，左颈部肿物缩小1/2，右颈及颊车穴下之肿物消至黄豆大，精神健旺，面色红润，稍觉气怯。原方去礞石滚痰丸，加野党参30g，灵脂15g，10剂。

四诊（9月13日）：左颈部肿物已消至鸡蛋大，其余已消尽。原方10剂。

五诊（11月1日）：患者带药回村，至9月22日，肿物消散如胡桃大，27日全消。计经治2个月，服药34剂，临床缓解。唯觉干渴气怯，舌红无苔，脉沉滑。为疏丸方，峻补元气，养阴化痰，拔除病根。

全河车2具　白参　灵脂　玄参　天冬　山慈菇　川贝　牡蛎　海蛤粉　漂海藻　昆布　黄精各30g　大蜈蚣50条　全蝎120只

共研细粉，夏枯草1500g熬膏，加炼蜜为丸10g重，早晚各服1丸，生甘草10g，煎汤送下。

俟后，其义子来告，丸方未服，病已康复。至1981年春，遇其女于街头，询之，体健逾于往年。因生活困难，丸方终未服用。计已临床缓解3年半。

二、甲状腺癌颈转移

王淑臣　女，60岁，两渡矿张斌科长妻，1978年6月26日初诊。

患者高大胖体型，体重80kg。颈部肿块29年，甲状软骨上方肿块杏子大，下方肿块约乒乓球大，均质硬，右颈部鹅蛋大肿块，凹凸不平。同年3月28日，省肿瘤医院超声探查诊断："甲状腺癌颈转移"，次日同位素扫描（565号）支持上述诊断。

追询病史，知患者从8岁起，即抽旱烟，现吸烟量日平均2盒，患支气管炎30年。近3年暴喘迫促，两臂上举则气闭晕厥。上厕所走10多步，即暴喘10多分钟。痰声如拽锯，稠黏难出。目赤，胸、胃烧灼难耐。日食冰棍 1 桶，水果罐头无数，始觉爽快。脉沉滑搏坚。放疗后耳聋不闻雷声。个性暴躁，多疑善怒。近 2 个月有血性涕，剧烈右偏头痛。胸背四肢泛发脂肪瘤，大者如粟子，小者如蚕豆。

据以上脉证，良由吸烟过度，熏灼肺腑，个性暴躁，气滞于中。痰气交阻，日久化火化毒，结于喉间要道。近来，虽见种种上热见证，但双膝独冷。盖由高年肾阴大亏，阴不抱阳，龙雷之火上燔。且喘汗频作，须防暴脱。先予引火汤，滋阴敛阳，引火归原。

方 1：九地 90g　盐巴戟肉　二冬各 30g　云苓 15g　五味子 6g　上油桂去粗皮，研粉，小米蒸烂为丸，先吞，2g

3 剂，此后，凡见上热无制，即服 3 剂。

方 2：漂海藻　昆布　生半夏　鲜生姜　玄参　花粉　海蛤壳　牡蛎　黄药子　木鳖子　蛇舌草　夏枯草　生苡仁　蚤休各 30g　大贝　麦冬　桃杏仁各 15g　白参另炖　五味子　山慈菇　山豆根各 10g　竹沥 2 匙　全蝎 12 只　蜈蚣 4 条　上沉香 1.5g　明雄黄 1.2g，上 4 味研粉吞服

上方，头 3 个月每旬服 7 剂，无大加减，至 9 月底，两方共服 70 剂，全身脂肪瘤消失，右颈转移灶缩小 2/3，甲状软骨上下之肿物亦明显缩小。血性涕消失，痰声辘辘偶见。动则暴喘之状，可减三四。服至 1979 年 6 月，因天渐热，停药 3 个月，共服百剂。喘息已很轻微，可到邻家串门。右颈转移灶缩小至杏核大。至 1980 年 3 月，所有肿物全部消失。计经治 18 个月，服药 300 剂，其中引火汤约占 1/4。现仍健在，已 80 高龄。

三、胃小弯癌

1982 年夏我赴甘肃西峰区接受平反，于庆阳地委司机李荣家遇其

内弟陈春发，60 岁，西安市大雁塔区农民。经西安医学院二院病检，确诊为胃小弯癌（4cm×4cm），已办住院。自知年迈患癌，生死难卜，故术前专程来峰，与胞姐见最后一面，顺便请我诊治。询知食入即吐，痰涎如涌。便燥，三五日一行，干结如羊粪球，落地有声。面色灰滞，消瘦，病未及 3 个月，体重下降 15kg。然神志清朗，同桌进餐，食欲颇佳。声若洪钟，喜笑言谈，颇饶风趣。我接触癌症病人可谓多矣，似此类性格者，却百不见一。胸怀豁达，便易措手。诊脉弦滑，舌红，中有黄厚腻苔，边尖有瘀斑。询知一生嗜食肥甘，嗜酒如命。此必湿热酿痰，阻塞气机，日久化毒，积为有形癥积。所幸正气未衰，可以用攻。毕竟高龄，佐以扶正。

赭石末 50g　漂海藻　生甘草　玄参　牡蛎　醋鳖甲　木鳖子　黄药子　生半夏　鲜生姜　蛇舌草　夏枯草　莱菔子 生炒各半，各 30g　旋覆花包　醋柴胡　山慈菇各 15g　红参另炖　灵脂各 10g　全蝎 12 只　蜈蚣 4 条　紫硇砂 3g　明雄黄 0.3g，上 4 味研粉冲服

煎取浓汁 400ml，兑入蜂蜜 100g、姜汁 10ml 煎 3 沸，日分 2 次服，30 剂。另，隔日冲服儿茶 2g。

上方服至 5 剂后，大便通畅，进食不吐，已与平日无异。自备槐耳，每日煎汤代茶。不久，我赴兰州，辗转返晋，失去联系。1984 年 1 月 7 日，李荣患肝癌，来灵找我诊治。询其内弟病情，据云在峰服完汤剂，调养月余，在地区医院镜检，瘤体消失，食纳如常，体重恢复，已返陕照常参加农事劳作。

四、脊髓神经胶质瘤

温××，女，19 岁，山西财经学院学生。2000 年 6 月 3 日，北京天坛医院作下颈上胸 MRI 检查，见"C5—13 水平脊髓占位病变，神经胶质瘤（MRI8819#）"专家会诊认为，手术风险大，难根治，易

复发，费用高，建议转中医诊治。

询知颈项强痛，脊柱向右侧弯，转侧困难，斜颈，已6年。左肩背沉困重痛，四肢无力，左下肢肌萎缩，双下肢进行性麻木，近半年已不知痛痒。左腿环跳穴及足跟部电击样阵痛，一日数发，步态蹒跚、倾侧，已休学2个月。面色㿠白无华，气怯神倦，头目昏眩，瑟缩畏寒，六脉沉迟细涩，舌淡胖有齿痕。

考病在脊椎，属督脉为病。督乃诸阳之会，非寒邪不能干犯。患者禀赋素虚，嗜食生冷，卧室靠窗，夜卧当风，夏日入睡，不关电扇。脾失健运，正气先虚，痰湿内生，经期不避生冷，瘀血内阻，寒伤督脉，真阳失运，日久湿痰死血，阻塞经脉，成为有形癥积。且每逢经期，诸症加剧。可证寒邪已由表入里，由督入任，深入血分。腰困如折，肾气已伤，奇经八脉所辖区域俱见病象，且属沉寒痼冷顽症。

本病已非攻癌夺命汤适应证，当作变通，留基础方，去一切苦寒解毒之品。重用生芪补大气，益气运血，温通督脉；以麻附细辛汤深入少阴，透发伏寒，兼开太阳之表，引邪外透；重用葛根之专理颈项，通督达脊；更加活血化瘀，虫类搜剔，化痰软坚，消磨化积之品，攻补兼施。

方1：生芪240g 葛根90g 麻黄先煎，去沫，15g 附子30g 细辛20g 漂海藻 生甘草 生半夏 云苓各30g 白芍 川芎各30g 白芥子炒，研 桃仁 红花 僵蚕 地龙 两头尖 子蜂房 天南星 高丽参另炖 灵脂各10g 鲜生姜30g 大枣12枚

加冷水1500ml，文火煮取450ml，3次分服，5剂。

方2：全虫尾15g 大蜈蚣20条 川贝 土元 炮甲珠各30g 麝香2g

共研细粉，分作15包，1包/次，3次/日，随中药服。

方 3：夏枯草 1500g

依法熬膏，10ml/ 次，3 次 / 日。

至 7 月 10 日，药进 5 剂，每服皆得畅汗，伏邪外透，颈项肩背沉困感遂去大半，脉转沉滑，舌尖微赤，阴证有转阳之机，大是佳兆。

上方去麻黄，加大贝、玄参、牡蛎、鹿角霜、丹参各 30g，余药不变，连服 40 剂。

至 8 月 22 日，服药 47 剂，诸症已去十之七八，下肢感觉渐复。山医一院神经外科 MRI 复查，"C6—T4 脊髓占位病变与原片比较，未见明显变化"。症情基本得到控制。拟扶正消瘤，丸方缓图。

花旗参　高丽参　五灵脂　大三七　三棱　莪术　葛根　炮甲珠　子蜂房　两头尖　花蕊石　全虫尾各 60g　大蜈蚣 100 条　土元 60g　牡蛎粉　玄参　真川贝各 150g　蛇舌草　杭白芍各 100g

上药共研细粉，以夏枯草 1500g，熬膏，加炼蜜为丸重 15g。每次 1 丸，3 次 / 日。

汤剂去细辛、赤芍，加通补肾督药巴戟、补骨脂各 30g，狗脊 15g，每旬服 7 剂。

至 10 月 6 日，又服 30 剂，症状消失，食纳精神，胜于病前，带药恢复学业。汤剂加化铁丸（楮实子 30g，威灵仙 10g），川断 15g，枸杞子、菟丝子、仙灵脾各 20g，温养肝肾，攻坚化积，每旬服 3 剂。

10 月 30 日追访，山医一院神经外科 MRI 与 8 月 22 日原片比较，专家会诊认为有 3 点不同。

（1）原病灶周围有模糊阴影，此次已消失，边界清楚，结合临床症状消失，推测脊髓腔内之瘤体，已逐渐消融，神经压迫症状解除。

（2）原脊柱向右侧弯，此次已恢复正常，斜颈已愈。

（3）查体，患肢肌萎缩已恢复如初。

2001 年 1 月 17 日追访，平稳向愈，6 年来痛经痼疾亦愈。面色红润，精神饱满，考试成绩优秀。中药服完，改服培元固本散变方，以血肉有情之品，峻补先天，重建免疫屏障，加柚柑虫节 100g，以彻底破坏异常细胞核，防止复发。

大三七　鳖甲胶　琥珀　川贝　粉葛根　夏枯草膏　虫节　高丽参　灵脂各 100g　赤芝孢子粉　炮甲珠　子蜂房　土元　守宫　血竭　藏红花　全虫尾各 50g　大蜈蚣 100 条　全河车 2 具　坎气 60g

共研细粉，装胶囊，每服 6 粒，2 次 / 日。

本病临床罕见，机制不明。解剖所见，瘤体如蛛丝、棉絮，填充于脊髓腔内，胶着、裹缠于神经周围，手术不易剥离净尽，故易复发。手术过程如损伤脊髓神经，轻则截瘫，重则致死，风险较大。术后复发率高，生存期短暂。且费用高昂，非一般人群所能承受。从中医经典理论辨析，本病当属奇经八脉病变。缘由正气先虚，痰湿内生，寒伤督脉，真阳失运。日久，浊阴僭居阳位，湿痰死血，深伏督脉要冲，而成有形癥积。本病因虚成实，治当养正消积，扶正温阳为先，遵伤寒、金匮之理，邪之来路，即邪之去路，故立方以麻黄附子细辛汤深入少阴之里，透发伏寒，兼开太阳之表，开门逐盗，引邪外透。患者正虚为本，故破格重用生芪之入督脉，补大气，益气运血，温通督脉，高丽参、五灵脂对药，补元气，消血积。主证"项背强痛"，故重用葛根之专理颈项，通督达脊。胶质瘤属痰瘀胶结，故以海藻、甘草一对反药，相反相成，激荡磨积，清除痰毒。更加生半夏、天南星、白芥子燥化皮里膜外之痰，久病入络，以大队虫类搜剔，诸血药化瘀通络，更以炮甲珠、麝香之穿透攻破，无所不到，辟秽开窍，引达病所。计先后八诊，历时 7 个月，服汤剂 107 剂，扶正化瘤丸 1 料。至第 4 个月，临床症状解除，恢复学业。后以培元固本散变方补消兼施，扶正化积。现仍在继续治疗观察中。

余治肿瘤 40 余年，深感中医经典理论生命力之强大，内难伤寒之病理、病机，仲景先师之理法方药，后世叶天士学派完备的奇经八脉理论，正是攻克世界罕见疾病谱的犀利武器。从上举例，可见攻癌夺命汤之多种变方，对辨证属于痰核、痰毒，痰瘀互结，热毒炽盛，毒入血分，全身中毒症状严重之多种恶性肿瘤，稍加化裁，即可泛应曲当，收到满意的近期疗效，尤对头颈部、淋巴系统、消化道癌肿有殊效。

方中海藻，为消瘤专药，用时清水漂洗去盐。味咸性寒，入肺脾肾经。归纳各家本草论述，本品咸能软坚化痰，寒能泻热消水（包括癌性渗出物，癌性腹水），主治瘿瘤，瘰疬，积聚，水肿。与甘草同用，相反相激，增强激荡磨积、攻坚化瘤之力。木鳖子，苦微寒，有毒，为消积块破肿毒要药。历代多作外用，内服仅见于乳痈初起，焮赤肿痛。笔者老母之食管癌，3 年服药千余剂，每剂用量 30g，未见中毒。方中之生半夏，为消痰核、化瘤散结要药，可止各种剧烈呕吐。仲景方中半夏皆生用，今以等量之鲜生姜制其毒，加强止呕功效，更无中毒之虞。方中之蛇舌草、蚤休为治毒蛇咬伤要药，专治恶毒疔疮，善解血分诸毒，山慈菇、山豆根、黄药子皆近代筛选之抗癌要药。海蛤壳、浮海石性相近，最善化痰软坚，清热泻火，养阴利水，为治瘿瘤、积聚要药。夏枯草，苦辛寒，入肝胆经，清肝散结，主治瘰疬，瘿瘤，癥积，乳癌，宫颈癌之崩漏下血，肺结核大咯血，兼有补益血脉功用。方中鳖甲为《金匮要略》鳖甲煎丸主药，是历代用治癥瘕痞块要药，与消瘰丸相合，大大增强了养阴化痰、软坚破积之力。方中之明雄黄，可杀灭多种病毒、细菌，为历代辟秽防疫解毒要药，传染病大流行期，以苍术、雄黄等份为末，凡士林膏调涂鼻腔，可有效防止传染，为古方犀黄丸、醒消丸要药，对癌毒扩散深入血分、血液中毒，有清除之效。

综上所述，本方以海藻、甘草相反相激，木鳖子、生半夏、雄黄以毒攻毒，合大队攻癌破坚，清热解毒，化痰散结之品为君，以鳖甲、消瘰丸养阴扶正为臣，以活血化瘀虫类搜剔引入血络为佐使，直捣病巢，力专效宏。用治多种恶性肿瘤，有一举扫灭癌毒凶焰、夺回患者生命之效。全身中毒症状严重者，加大黄30g，扫荡血毒。胃癌之呕吐，多兼见大便燥结，此为痰毒结于中下，阻塞胃气通降道路，本方加赭石之质重下行，莱菔子之升降气机（凡用莱菔子生炒各半，生升熟降，服后多见上则频频打嗝，下则腹中雷鸣，频转矢气，此即气机旋转、激荡之明证，故古人谓其去痰有推墙倒壁之功。）开结通便，便通则胃气下行，呕吐自止。胃及食管癌，常用紫硇砂，腐蚀瘤体，号称肿瘤克星，用量宜小。为防其使瘤体破裂出血，可加服儿茶1.5~3g，生肌，敛疮，止血，则更安全。例三患者，病后曾长期以槐耳代茶饮。据云，解放前陕西某地一位民间老中医传槐耳可消一切肿块，治噎膈，五色带，崩漏，痔血。所列症状，似与食管、胃、子宫、直肠等癌肿有关。查《本草纲目》槐耳条下载："又名槐菌，槐蛾。苦，辛平，无毒。桑、槐、楮、榆、柳五木耳，大率性味相近。主治五痔，脱肛，崩中下血，癥瘕结聚，男子痃癖……利五脏，宣肠胃气，排毒气。"似有扶正抗癌作用。

晚期病人，大多邪实正虚，运用本方，当调整攻补比例。癌毒炽盛，危及生命，攻邪为先；奄奄一息，无实可攻，但扶其正。攻与补皆为调动人体自身抗癌潜能，攻法运用得当，可以扫荡癌毒凶焰，拨乱反正，邪去则正安。补法运用得当，可以增强人体免疫力，养正积自消。攻邪勿伤正，本方大队苦寒之品，脾胃怯弱者，可小其剂，并以上肉桂温热灵动之品反佐之，以保护脾胃为第一要义。有胃气则生，胃气一伤，百药难施。久病伤肾，加肾四味鼓舞肾气，立见转机。肾为先天之本，生命之根，万病不治，求之于肾。邪与正，一胜则一负。治癌是持久战，正胜邪却，暂时的缓解，瘤体的消失，不等于癌毒的彻底消灭。一旦人体正气有亏，癌毒又成燎原之势。"炉烟虽熄，灰中有火"，故除恶务尽，不使死灰复燃。

何 任

求本责脾肾，扶正以祛邪

何任（1920~2012），浙江中医药大学教授

扶正祛邪的治则总的就是以扶脾、肾为重点。当然这中间包括了对气、血、阴、阳的扶助补益。在运用扶正的补养方法时，首先照顾脾胃，因为后天生化之源不能正常运化，任何补养都不能起到应有的作用。故而扶正法对脾胃的注意应放在首位，脾胃两者没有衰败，则抗病祛邪就有了本身的基础。笔者防治肿瘤时，按其不同病情或以补脾为主，或以补胃为主，或脾胃双补。在扶正的同时，并配以祛邪制病（抗癌）药，选用较有针对性的药物。将扶正的补益药与抗病（癌）药同用，比单纯的用抗癌药似乎更为有益，更少有副作用。举出以下几个医案加以说明。

王某女儿 20岁。1979年1月2日初诊。

患者于沐浴时感到腹部膨大异常。至某保健院检查，发现大量腹水，即入院（住院号20347），于1978年9月5日做手术，病理切片证实为右侧卵巢无性细胞瘤。由于腹水多，另侧卵巢目视也较正常为大。征得家属同意后进行子宫及双侧附件全切，手术后做过5-Fu等化疗及放疗各一个疗程。出院时医院认为病的恶性程度较高，估计生命维持不能久长，至多半年左右。初诊时病人极度消瘦，精神差，胃纳少，失眠，头发脱落严重，腰酸不能坐。白细胞低、血沉快。面色苍黄，

口嗌干燥，脉软，苔薄，舌红。乃以补气血、益脾肾、并抗癌为法。

太子参 12g　丹参 12g　茯神 12g　炙甘草 9g　白术 9g　黄芪 12g　干地黄 15g　鸡血藤 8g　天冬 12g　猫人参 24g　半枝莲 12g　薏苡仁 30g　炒麦芽 18g

服药半个月以后，面色渐正，胃纳展，睡眠亦安，腰酸转轻，白细胞正常，乃仍以扶正祛邪为主。以党参易太子参，北沙参易天冬，酌加猪苓、平地木，并以杜仲、续断、六味地黄丸包煎代干地黄。以后复诊处方大致在此范围进出加减。1 年后，检查血沉等均属正常。病人恢复工作，服药至今，历时 6 年有余，健复如常。

黄某　男，58 岁。1978 年 5 月 8 日初诊。

于 1977 年 12 月出现无痛性血尿，于某医学院一院做膀胱镜检查为膀胱肿瘤，行膀胱部切除手术。病理切片为膀胱移行上皮乳头状癌 II 级。手术后曾在当地服过中药。半年后于 1978 年 5 月 5 日膀胱镜检查为复发，并做电灼处理。初诊脉濡微数，苔薄。治以扶正祛邪为主。

太子参 12g　茯苓 12g　白术 12g　炙甘草 9g　淡竹叶 6g　白花蛇舌草 9g　薏苡仁 30g　黄柏 4.5g　六味地黄丸包煎，30g

以上方为基础，适当作一些加减：在扶正方面增加或用党参、沙参、黄芪、天冬、平地木、黄精、红枣、炙甲等；在抗癌方面酌加猪苓、半枝莲等。治疗 3 个月后做膀胱镜检查，未见肿瘤复发，半年后又做检查，亦未见复发。以后隔日服用上方，并每日煮食薏米仁 30g，不间断，已恢复全日工作。

以上案例均以扶正祛邪为治则，以补脾肾益气血药与抗癌药同用，平稳无副作用，取显效。以上补脾益气药有四君子汤、红枣、黄芪、薏苡仁等；补血养阴药有当归、鸡血藤、丹参、天冬、麦冬、沙参等；补肾有地黄、杜仲、续断、六味地黄丸等，均视病情而选择。

　　抗癌药中的猫人参为猕猴桃之根，多用治麻风及肿瘤。薏苡仁，药理实验证明其对某种癌瘤有抑制作用及治扁平疣有效，并有健脾渗湿作用。每日煮食30g，空腹代早餐，效用颇为理想。白花蛇舌草，药理实验证明其对癌瘤、白血病有抑制作用，并能促进抗体形成，增加白细胞吞噬力。半枝莲，药理实验证明其对癌瘤有抑制作用。少数病例服用本品后略有大便次数增多之副作用。扶正药中有些也有抗癌作用的，如白术，药理实验证明其能抑制某些癌瘤，并有免疫促进作用。甘草对实验动物骨髓瘤等有抑制作用。茯苓、猪苓等也有抑瘤、增加抗体等作用。

　　治疗肿瘤的资料和临床报道方法虽多，总的来看一是单纯用扶正的方法治疗肿瘤，如日本矢数道明治子宫肌瘤用归脾汤而痊愈（《汉方治疗百话摘编》）。但这样的例子极少。多是以攻邪的方法抑制肿瘤，如用活血化瘀、清利湿热、软坚散结、通络解毒等都属这类。用方选药上如草药龙蛇羊泉汤治肿瘤就是有代表性的祛邪名方。以上几种方法，用单纯扶正补益药来治肿瘤，如对证能提高机体免疫功能，对减少肿瘤转移和减少复发将会起到一定的作用，但目前尚少例证。二是以祛邪为主的方法，一般是值得大力推广采用的。如果邪实明显，正气不衰，防止复发转移，攻坚散结宜急，药量可适当用重；若在一般肿瘤手术、放疗、化疗以后，病邪趋于缓解，正气有恢复倾向，但气阴损伤还明显存在时则攻邪之药宜适当减量，并逐渐配合一些扶正、培本之品为妥。三是扶正祛邪同时合用的方法，如果病例选择恰当，本方法是可取的。大体早、中期，体力未衰，气血未损，可偏重攻邪。若在晚期，气血衰败，应以扶正为主，但也不能疏忽攻邪。像肿瘤这样一种比较复杂而病程又迂回曲折的病证，要摸出一个精确平稳而又有效无疵的治疗方法，确实要加以细致体会和探索。

胡安邦

治 癌 七 法

胡安邦（1911~？），上海医科大学附属肿瘤医院主任医师

对癌症的治疗，初步拟订了七则治法和常用方药。

1. **解毒消肿法**

半枝莲　漏芦　白花蛇舌草　凤尾草　龙胆草　败酱草　山豆根　板蓝根　紫草　白毛藤　西黄六神丸

2. **扶正祛邪法**

龟甲　鹿角　黄芪　当归　山萸肉　玄参　麦冬

3. **入络通痹法**

全蝎　蜂房　龙衣　䗪虫　虻虫　消瘤丸　大黄䗪虫丸　鳖甲煎丸

4. **行气散结法**

麝香　冰片　雄黄　郁金　香附　威灵仙　橘核　青皮　小金丹　利膈丸　局方醒消丸

5. **活血逐瘀法**

丹参　三棱　莪术　参三七　五灵脂　桃仁　红花

6. **化痰软坚法**

半夏　天南星　射干　山慈菇　荸荠　僵蚕　鬼臼　海蛤壳　瓦楞子　牡蛎　海藻　昆布　全瓜蒌

7. 攻坚破积法

鳖甲　穿山甲　大黄　急性子　石见穿　乌梅　硇砂　硫黄　半硫丸

张某　男，27岁。1958年12月1日初诊。

患者鼻衄四载，面黄目赤，左眼下肿块逐渐增大，鼻左侧有10cm×8cm×6cm大小肿块，遮挡左眼，影响视力。X线检查：左筛窦及眼眶下缘均有骨质破坏。上颌窦亦显模糊。脉象弦滑，毒邪随气上升面部，积聚成瘤。先予凉血解毒以清火，活络通痹以散瘀。

玄参 15g　生地 12g　丹皮 12g　赤芍 9g　金银花 9g　败酱草 12g　凤尾草 12g　蒲公英 18g　贯众炭 12g　藕节炭 9g　白茅根 30g

消瘤丸

全蝎　蜂房　龙衣各等份

研末水泛为丸，梧桐子大小，每服 9g，每日一服。

另用消瘤丸糊 100g 外敷。

二诊（1958年12月8日）：衄血大减，脉弦滑，舌苔黄。治以清肝泻火，化痰消肿。

柴胡 4.5g　龙眼草 6g　炙鳖甲 24g　地骨皮 18g　地龙 6g　土贝母 12g　海藻 12g　昆布 12g　凤尾草 12g　败酱草 12g　消瘤丸吞，9g

另用消瘤丸糊 100g 外敷。

上方服到第 7 周起肿块逐渐缩小，4 个半月后已缩小到 2cm×1.5cm×1.5cm 大小，共服上方有 100 余剂。

1959年5月15日，局部切片检查，证实为"鼻左侧未分化癌"，症见头晕，两腿酸软，鼻根常觉酸痛，面色萎黄，而肿块又渐增大，无法控制。到 6 月下旬已呈 4cm×3cm×2.5cm 大小，乃加放射治疗后肿块消失。门诊随访至 1972 年，情况很好。

魏某　男，40岁。1961年9月28日初诊。

患者 2 月前在本市某医院因腹部肿块做手术探查，发现腹膜后转移性癌，无法切除，乃来我院治疗。症见左胁部硬块如橘子大小，不能推动，腹部胀痛，食欲不振，口渴，苔黄腻。切片会诊为（腹膜后）转移或浸润性透明细胞癌。

炙鳖甲 18g　全蝎 6g　炒枳实 4.5g　青皮 6g　焦山楂 9g　桃仁 9g　杏仁 9g　全瓜蒌 9g

二诊（1961 年 10 月 5 日）：7 剂药后，睡眠胃纳均好，脉软滑，苔黄腻。上方加减续服，共 35 剂，病情逐渐好转。

三诊（1961 年 11 月 2 日）：腹部肿块胀痛，并无其他不舒，仍与通散。

青皮 6g　橘叶 6g　广木香 4.5g　大腹皮 6g　川楝子 9g　丹参 9g　红花 4.5g　桃仁 9g　赤芍 9g　白芍 9g　全蝎粉冲，1.5g　鳖甲煎丸吞，12g

四诊（1961 年 11 月 9 日）：调理以来，精神食欲较好。目前腹部仍有胀痛，头晕耳鸣，舌后面有黄腻苔，脉象浮滑。再守前法兼入养阴疏肝息风之品。

制首乌 9g　菊花 9g　沙苑子 9g　白蒺藜 9g　橘叶 6g　桃仁 9g　红花 4.5g　赤芍 6g　白芍 6g　全蝎粉冲，1.5g　鳖甲煎丸吞，12g

五诊（1961 年 11 月 16 日）：服 7 剂后，头晕耳鸣减轻，食欲增进。原方续服 7 剂。

六诊（1961 年 11 月 28 日）：左腹胀痛，头晕耳鸣，舌赤，脉象虚弦。

蝉蜕 15g　穿山甲 12g　鳖甲煎丸吞，12g　全蝎 6g　青皮 6g　木香 4.5g　五灵脂 9g　桃仁 9g　杏仁 9g

此方每天服 2 剂，共计 100 剂左右，并未接受任何其他疗法或单方治疗，腹块消失，情况良好。1962 年 4 月 10 日开始半天工作。1963 年 3 月 7 日又经外科检查：左上腹肿块未扪及。1970 年起恢复全天工作。

杨某 男，64 岁。1965 年 1 月 12 日初诊。

患者 1 年前，咽痛伴左耳疼痛，活检证实为"鳞状上皮细胞癌"。虽经放射治疗，未能见效，遂改服中药治疗。颏下喉际梗梗，有赘瘤堵塞，妨碍进食，声音嘶哑，舌尖赤，脉细。

射干 9g　蝉蜕 6g　炒天虫 9g　地龙 4.5g　桔梗 4.5g　土贝母 9g　板蓝根 6g　凤凰衣 6g　胖大海 9g　败酱草 12g　凤尾草 12g

二诊（1965 年 1 月 19 日）：各症均见减轻，再进原方，加消瘤丸（吞）9g。上方共服 99 剂，情况大为好转。

附方

利膈丸

硇砂　乌梅　硼砂　冰片各等份

研末，做成桂圆大小蜜丸，嚼化。每次 1 粒，每日 3~4 次。

李翰卿

癌症主方神农丸，副方灵活随证施

李翰卿（1892~1972），临床大家

中医学对肿瘤的认识，散见于历代中医药文献中，属癥瘕积聚的范畴，积累了丰富的防治经验和知识，但归纳起来，不外是祛邪与扶正并重，注重机体的整体抗病能力。在具体治法上也是两点并重，即既注重攻邪、杀瘤，如"开气行郁""清热解毒""活血化瘀""软坚散结""化痰利湿"等，同时又注重整体辨证，对症治疗。因此，李老主张，对于癌症这样的疑难大症，不可单纯局限于辨证施治，应总结各种癌症的共性，找出克癌、杀瘤之主方，然后再根据不同癌症之个性及患者证候类型，确定针对具体证候的副方。主方、副方双管齐下，方可取得较好效果。下述即是李老常用的治癌主方与针对各种具体癌症及不同证候的副方。

抗癌主方

神农丸

沉香 15g　广木香 9g　公丁香 9g　白檀香 6g　降香 9g　枳实 15g　川郁金 4.5g　莪术 4.5g　归尾 6g　赤芍 6g　建曲 6g　槟榔 6g　砂仁 6g　香附 6g　朴硝 3g　紫蔻 3g　麝香 0.3g　土狗 1 对　守宫 1 对　大将军（独角牛）3 个

上药研末，白蜜 250g，猪油 50g 化开，用白鸡冠血 20 滴与药末调匀，放入瓶内备用。早晚空心各服 9g，白水送下，连服 15 天为 1 个疗程。

按：神农丸原为治疗食管癌之主方，《中医杂志》1958 年第 10 期 657 页"全国医药卫生技术革命展览会介绍"中提到"辽宁展出了医士徐志等治疗 188 例上消化道、子宫颈、子宫体等多种癌肿的神农丸，据 118 例统计好转的高达 70 例"。本方兼具开气行郁、活血化瘀、软坚散结之功效，针对癌瘤具有较好的抗癌、杀瘤功能。因此，李老将其广泛运用于各种癌症，作为治癌主方，再根据不同癌症之个性及患者具体证型配以对证的副方，将抗癌与辨证用药有机地结合起来，获得较好的效果。

一、食管癌、胃癌

主方： 神农丸。

副方：

（1）经验协定方

银花 7.5g　陈皮 6g　厚朴 6g　云苓 3g　蜈蚣 2 条　半夏 6g　海螵蛸 1.5g　雄黄 0.3g

合研细末，冲服。

（2）经验协定方

生赭石　潞党参　当归　知母　姜半夏　天冬　麦冬　柿饼

加减：①咽下困难者，加桃仁；②吐黏液者，加旋覆花；③消化不良者，加鸡内金；④生瘤者，加蜈蚣；⑤幽门癌肿者，加川军、芒硝以通利之；⑥吞酸者，加黄连、吴茱萸；⑦便秘者，加蜂蜜；⑧咽喉不利者，加花粉、胖大海、桔梗；⑨呃逆者，加柿蒂、砂仁、瓜蒌；⑩疼痛加延胡索、没药、甘草。

二、直肠癌

主方： 神农丸。

副方：

（1）实证方

当归尾 12g　皂刺 9g　桃仁泥 6g　穿山甲 6g　甘草 4.5g　黄连 1.5g　枳壳 4.5g　槟榔 4.5g　乌药 6g　白芷 3g　花粉 12g　赤芍 3g　生地 9g　红花 3g　元明粉 9g　川军 6g

（2）虚证方

当归 12g　川芎 4.5g　杭芍 9g　熟地 9g　知母 6g　黄柏 6g　花粉 9g　甘草 3g

（3）脓溃方

蜈蚣　穿山甲　生鹿角　血管鹅毛　血余各 15g

烧存性为末，每服 15g，黄酒送下。

（4）验方

①夏枯草 30g　玄参 6g　银花 9g　连翘 6g　甘草 3g　槐末 6g　生地榆 6g　黄芩 4.5g　青黛 1.5g

②夏枯草 6g　银花 6g　公英 6g　蛇蜕 0.3g　地丁 6g　白头翁 6g　防风 3g

三、胰腺癌

主方： 神农丸。

副方： 夏枯草　银花　连翘　茵陈　川军　枳实　浙贝　生杏仁　郁金　三棱　莪术

四、肝癌

主方： 神农丸。

副方：茵陈 15g　川军 1.5g　柴胡 1.5g　枳实 3g　黄芩 3g　生白芍 4.5g　生桃仁 3g　郁金 6g　甘草 3g　䗪虫 3g　桂枝 1.5g　木香 1.5g

加减：有腹水者，加赤芍、猪苓、泽泻、焦山甲、炙鳖甲、车前子。

五、鼻咽癌

主方：神农丸。

副方：

（1）银花 9g　夏枯草 30g　连翘 6g　炒龙衣 1.5g　炒苦参 6g　浙贝 3g　地骨皮炒, 4.5g　蜈蚣 2 条　焦栀 4.5g　侧柏叶炭 6g　赤石脂 3g　百草霜 3g

（2）雄黄 0.3g 冲服。

鼻咽癌初起亦可服千金漏芦汤（漏芦、枳壳、朴硝、大黄、甘草、麻黄、黄芩、白蔹、连翘、升麻）。喉癌亦可用鼻咽癌两副方，如咽痛干燥者，加花粉；虚火太盛而烦躁者，宜服知柏地黄丸，以滋阴清虚火。

六、肺癌

主方：神农丸。

副方：银花 9g　浙贝 3g　苇茎 30g　薏米 9g　丝瓜 9g　生杏仁 6g　甘草 6g　葶苈子 6g　大枣 3 枚

颈项部肿，脉数，身热，喘息，有表证者，副方用防风、栀子、连翘、羌活、川军、赤芍、当归、双花、瓜蒌、浙贝，灯心为引。

七、乳腺癌

主方：神农丸。

副方：

（1）未溃者用方：当归、生白芍、柴胡、云苓、焦术、丹皮、炒杏仁、鹿角霜、银花、连翘、甘草。

（2）已溃或转移者用方：夏枯草、银花、连翘、贝母、黄药子、炒苦参、炒龙衣、鹿角尖、赤石脂、雄黄、炒地骨皮，并可外敷生肌玉红膏。

（3）初起未溃，疼痛严重者用方：大瓜蒌、当归、甘草、乳香、没药。

（4）潮热恶寒，胸胁胀痛者用方，可服加味逍遥散。

（5）皮色不变，坚硬如石，不热不痛，六脉沉细者用方，可服阳和汤。

八、腮腺癌

主方：神农丸。

副方：栀子　防风　连翘　羌活　川军　赤芍　当归　银花　地骨皮　龙衣

加减：①便秘、苔黄者，加倍川军；②口干舌燥者，加花粉、玄参；③咽喉不利者，加板蓝根、牛蒡子；④大便泄泻，脉虚体弱者，去川军，加生山药。

九、甲状腺癌

主方：神农丸。

副方：夏枯草　银花　连翘　玄参　贝母　煅牡蛎　黄药子　昆布

加减：①肝经火盛者，加白芍、青皮、芦荟；②思郁伤脾、不思饮食者，加白术、陈皮、云苓；③腺肿溃破者，加赤石脂。

十、颌癌

主方：神农丸。

副方：

（1）升阳散火汤

川芎 3g　独活 3g　白芍 6g　防风 3g　羌活 3g　甘草 3g　人参 4.5g　柴胡 4.5g　香附 6g　葛根 3g　升麻 2.1g　炒僵蚕 3g　生姜 1 片　红枣 1 枚

水煎，食远服。

（2）托里消毒散

皂刺 4.5g　银花 9g　生甘草 3g　白芷 3g　桔梗 6g　人参 4.5g　川芎 3g　生芪 15g　当归 6g　白芍 4.5g　白术 6g　茯苓 9g

（3）治颌漏方

地骨皮炒　槐米炒　地丁炒　龙衣炒　木鳖子　银花　连翘　甘草　苦参炒

十一、膀胱癌

主方：神农丸。

副方：

（1）尿血者用方：小蓟 15g、藕节 4.5g、炙蒲黄 4.5g、木通 3g、生地炭 15g、当归炭 9g、焦栀 4.5g、竹叶 3g、棕边炭 6g、薏米 15g。

（2）尿闭者用方：生桃仁、川军、桂枝、银花、连翘、甘草梢、芒硝、竹叶，用于热结膀胱，瘀滞不通者。

十二、卵巢癌

主方：神农丸。

副方：

脾虚血瘀方

白术　茯苓　甘草　台参　香附　白芍　台乌药　当归　川芎　熟地　银花　生地榆　三棱　莪术　桃仁　川军　䗪虫

十三、肾癌

主方：神农丸。

副方：宜滋阴破瘀为主。

（1）知柏地黄汤加桃仁、红花、泽漆。

（2）夏枯草 15g　桃仁 6g　当归 9g

十四、舌癌

主方：神农丸。

副方：宜清火解毒为主。

生地　木通　甘草梢　竹叶　银花　蚕沙　蝉蜕

十五、耳癌

主方：神农丸。

副方：

（1）气实火盛者，宜龙胆泻肝汤加味：栀子 6g、黄芩 9g、柴胡 4.5g、当归 9g、生地 9g、泽泻 6g、车前子 6g、木通 6g、甘草 3g。

（2）胃热兼肝火者，宜柴胡清肝汤：当归 9g、川芎 3g、白芍 6g、生地 6g、柴胡 4.5g、连翘 6g、牛子 6g、黄芩 6g、栀子 4.5g、花粉 6g、甘草 3g、防风 3g。

（3）耳内生癌者用方：银花、连翘、僵蚕、全蝎、炒龙衣、蜈蚣、地骨皮（炒）、炒苦参、甘草、雄黄（冲服）。

十六、肌肉癌

主方：神农丸。

副方：以解毒利湿化痰为主。

银花　地丁　薏苡仁　云苓　半夏　牛膝　萆薢　甘草

加减：①大便秘结者，加大黄；②小便短赤者，加木通、竹叶；③瘀滞疼痛者，加乳香、没药；④胃纳不佳者，加厚朴、鸡内金。

十七、骨肉癌

主方：神农丸。

副方：

海藻玉壶汤

海藻　陈皮　贝母　连翘　昆布　半夏　青皮　独活　川芎　当归　甘草各 3g　海带 15g

十八、子宫颈癌

主方：神农丸。

副方：

（1）初期宜活血化瘀通经窍：桃仁 6g、酒军 6g、水蛭（猪油炸黑）6g、虻虫 3g。

（2）出血者，宜固脱养阴：酒黄柏末、生白芍、当归、椿根皮炭、酒芩、香附、棕炭、阿胶、龟甲（炙）各 15~30g。

（3）黄带者，宜清热利湿：银花 9g、生地榆炭 9g、云苓 6g、白果 6g、酒芩 6g、棕炭 6g、阿胶 6g、车前子 3g、坤草 9g、明雄(冲服）0.3g。

附　子宫颈癌内治、外治系列六方

子宫颈癌属于中医妇科的癥瘕、崩漏等范畴。该病发病率高，约占女性恶性肿瘤的 50% 以上，在妇科恶性生殖器肿瘤中，占居首位。因此，对于子宫颈癌的防治，具有重要的意义。中医认为，本病之发生，系多种原因综合作用的结果，但总以情志所伤，肝郁气滞，冲任损伤，肝、脾、肾诸脏虚损为发病之内因；外受湿热，或积冷结气，血寒伤络，瘀阻胞络等，为外所因。在子宫颈癌的治疗方面，早在 20 世纪 60 年代初，李老即与山西医学院附属第三医院（省肿瘤医院）合作，积累了丰富的经验。李老认为，本病总分实、虚两大类。一般初期、中期以实证居多，晚期、后期则以虚证表现突出。实证往往以湿热瘀毒和肝郁气滞为主要证候表现。初期、中期治疗是本病的关键，在总结大量的临床经验，结合前人文献记载的基础上，针对湿热瘀毒和肝气郁滞这两种常见临床证型，李老创制出治疗子宫颈癌的内服 1~3 号及外用 1~3 号系列方剂，内外兼治，曾收到较好的临床疗效。现介绍如下。

宫颈癌内服第一号方　主治湿热瘀毒证。

无论有形无形而自觉身重者，患者自感阴中滞碍，重者痒痛顽麻，或出血水，或干燥不润，或兼黄白带下，或经血闭止，或经行如常，或迁延日久，成为劳伤难治之证。尿黄，口苦咽干，舌质暗红，苔黄腻，脉滑数或弦滑。

白术　猪苓　茯苓　茜草　茅术　黄柏　银花　香附盐水炒 生地　白芍　泽泻　当归各30g　知母　丹参　川芎　红花　木通各15g 海螵蛸 12g　甘草梢 9g

上药共研细末，炼蜜为丸，每丸重9g。

每服1丸，日服2次，早晚空心开水送下。可同时配合外用第一号方和外用第二号方。

宫颈癌外用（洗方）第一号方　主治湿热瘀毒证。

苦参　川椒　苍术　槐花各6g

上药煎汤，入芒硝9g。

乘热倾入盆中，先熏后洗。同时配合用宫颈癌内服第一号方和外用第二号方。

宫颈癌外用（坐药）第二号方　主治湿热瘀毒证。

枯矾 18g　铜绿 12g　五倍子 15g　雄黄 15g　桃仁生，30g

上药共为细末，炼蜜为长圆形锭子，每锭 16g 重。

先用宫颈癌外用第一号方熏洗后，将此锭用纱布包之，纳入阴道内。每日换药 1 次。

宫颈癌内服第二号方　主治湿热瘀毒证。

银花　当归　丹参　龙胆草　生地　丹皮　萆薢各 15g　桃仁　红花　乳香　没药　防己　黄柏　甘草　木通　泽泻　车前子各 9g

内服兼外洗，每日 2 剂，水煎。内服 1 剂，早晚分 2 次服；外洗 1 剂，煎好乘热倾入盆中，先熏后洗。

宫颈癌外用第三号方　主治各型宫颈癌。

药品轻粉 3g　梅片 0.3g　麝香 0.15g　蜈蚣 2 条　黄柏 15g

上药研末，加入一定基质制成软膏。

将软膏深入阴道内。

宫颈癌内服第三号方　主治肝气郁滞证。

阴道流血，夹有瘀块，白带稍多（宫颈局部轻度糜烂，或呈小菜花样损害），情绪郁闷或心烦易怒，少腹胀感，胸胁胀满，全身窜痛，口苦咽干，舌质稍暗或正常，苔薄白或微黄，脉弦。

生白芍 60g　当归 60g　柴胡 24g　海藻 24g　昆布 24g　白术 30g　茯苓 24g　香附 15g　海螵蛸 30g　蜈蚣 15 条　乳香 30g　没药 30g　茜草 15g　麝香 0.6g

上药共为细末，水调为丸，梧桐子大。

每日早晚各服 7.5g，开水送服。同时配合用宫颈癌外用第三号方，或选用宫颈癌外用第一号方、第二号方。

张泽生

癌症治疗心得

张泽生（1895~1985），南京中医药大学教授

食管癌、胃癌

食管癌和胃癌一般属于中医学噎膈的范畴，其临床主要表现为吞咽困难、呕吐痰涎，或食入吐出、胃脘痛、形体逐渐消瘦等症状。本病的病机及证候属性，既反映了痰气交阻、气滞血瘀的实证，又表现了正气衰败的虚象。一般来说，早期多为肝气郁结，或痰凝气滞；中期多为气滞重瘀；晚期则正气衰败。一为脾肾之阳亏虚的阳虚证；一为津液枯竭的阴虚证。本病病理变化的主要因素是痰、气、瘀，发展规律往往从实证到虚证。

早期主要病理变化在于气，往往由于情志不遂，抑郁伤肝，肝失条达，气结不行，食管梗阻，一般用疏肝理气解郁之法。常用药如醋炒柴胡、郁金、苏梗、青陈皮、川子、佛手花、枳壳、金果榄、绿萼梅、合欢花、白芍、木香等。有些病人亦可兼有痰凝，或气郁化火，治疗上应当灵活机动。

中期主要是由于肝气抑郁不达，久则气郁化火，灼津炼液成痰，以致痰气搏结，或气机郁结不解，血行不畅。以气滞痰瘀证为最多

见。治法主以理气化痰祛瘀。常用药物如桃仁、红花、五灵脂、没药、三棱、莪术、穿山甲、郁金、大黄、瓦楞子、当归、莱菔子、枳实等。在治疗痰气瘀结证时，首先应考虑正气的盛衰，若攻之太过，则瘀血未去而正气随之戕伤，故宜采用攻补兼施之法。气虚者加党参；大便干结难解者，加韭菜汁、杏仁、瓜蒌仁等；如见有出血，加参三七行瘀止血。

本病进入晚期阶段，往往正气衰败，形体消瘦，或为阴液大伤而转化为阴虚阳结证；或命门火衰，火不暖土，转化为脾肾阳衰证。阴虚阳结证，治法宜甘寒濡润。常用药物如麦冬、沙参、石斛、白芍、橘皮、竹茹、天花粉、生地、炙甘草等。如口干甚者，加梨汁、藕汁、人乳、芦根汁、甘蔗汁等。大便燥结者加桃仁、杏仁、火麻仁、何首乌。脾肾阳衰证，治法以益气温阳为主。常用药如附子、干姜、党参、白术、肉桂、炙甘草、益智仁、诃子肉等。如有呃逆，加丁香、柿蒂；大便泄泻用荷叶包赤石脂入煎；若阴伤及阳者，可用桂附八味丸出入。

林某 男，45岁，住院号37905。

患者于1973年10月起上腹疼痛，嗳气吞酸，经常发作，近因疼痛呕吐，食物不能通过而来院治疗。1975年6月16日拟诊为：十二指肠球部溃疡，伴幽门不完全性梗阻（胃癌不能排除）。由外科收住院。于6月27日在中药麻醉下行剖腹探查术，术中发现幽门环上下有一肿块约6cm×5cm×3cm大小，质硬，与周围组织粘连，无法切除。故在肿块上取活检，施行胃、空肠吻合术。病理报告：胃窦部黏液癌，内有散在恶性细胞（病理号：2192）。术后第7天化疗，口服5-Fu，每周2次。于8月7日转内科病房。共会诊13次，现摘其中6次诊治记录如下。

1975年8月9日初次会诊：由外科转来，经手术证实为胃窦部癌症。面色萎黄，食欲不振，脉沉细，苔薄黄。证属术后气血两伤，中虚气滞，痰郁交阻为患。

太子参 15g　炒白术 9g　炒当归 9g　杭白芍 9g　法半夏 9g　广木香 5g　甘草炙，3g　石打穿 30g

另：东风片（原名神农丸，成分：炙马钱子 500g，甘草 60g，糯米 30g，研末为丸，如绿豆大。片剂每片含马钱子量 25mg，每次服 1片，1 日 2~3 次，可与汤剂同用。不可超量，多服中毒）1 瓶，每服 1片，1 日 2 次。

三诊（9 月 6 日）：胃癌手术后，经服中药治疗，食欲增加，舌苔黄厚，口干舌尖发麻，大便尚正常，原方出入。原方去木香、半夏，加天花粉 12g。

四诊（10 月 11 日）：自觉症状好转，病情稳定，体重增加 5kg。舌苔黄腻，脉细弦。证属痰瘀中阻，郁而化热。

炒当归 9g　杭白芍 9g　炒白术 9g　云茯苓 9g　天花粉 12g　川石斛 12g　上川连 3g　炙甘草 3g　半枝莲 30g　石打穿 30g

五诊（11 月 14 日）：食欲增加，但食后胃脘作胀，辘辘有声，约 1 小时始安，口干仍甚。"三阳结，谓之膈"，津液受伤，不能上承。

潞党参 15g　炒当归 9g　杭白芍 9g　大麦冬 9g　云茯苓 9g　北沙参 12g　川石斛 12g　广陈皮 6g　炙甘草 3g　石打穿 30g　半枝莲 30g

七诊（1976 年 1 月 10 日）：自觉食后作胀作梗，脘痞不适，口干欲饮，舌红苔少。证属中气受伤，胃阴不足。治宜养阴散结兼顾之。

潞党参 15g　威灵仙 15g　川石斛 12g　天花粉 12g　生半夏先煎 1 小时，9g　急性子 9g　杭白芍 9g　广陈皮 6g　佛手片 5g　石打穿 30g

十三诊（5 月 4 日）：住院 9 月余，病情稳定，每餐能食 100~150g，形体不瘦，活动如常，惟食后脘部稍有饱胀感，加服"宁癌 154"后觉口干。再治以调中和胃。

潞党参 15g　威灵仙 15g　薏苡仁 15g　炒当归 9g　炒白术 9g　法半夏 9g　炒枳壳 9g　天花粉 12g　半枝莲 30g　石打穿 30g

上方又服 1 月，病情明显好转，要求外科会诊。外科同意手术根治。于 6 月 9 日在硬脊膜外麻醉下行剖腹探查术，术中发现原肿块明显缩小，为 3cm×3.5cm，但与胰腺及腹壁均有粘连，尚能分离。给予胃次全切除，空肠部分切除，大网膜切除，麝香埋藏，结肠前胃空肠吻合，空肠侧吻合。6 月 12 日病理报告：胃窦部腺癌 I～II 级，胃系膜及网膜淋巴结反应性增生，未见转移性癌（病理号：2809）。

子宫颈癌、阴道癌

子宫颈癌、阴道癌系属妇科病，目前经常开展普查，便于早期发现、早期治疗。其病因多为癌毒内留，湿热内伏，瘀血凝滞，这是实的一面，究其发病因素，亦由正虚邪实所致，正虚是本，邪实是标。

中年妇女，白带淋漓，少腹坠痛，阴道不规则流血，多由情志郁结、心脾两亏、肝经气火失调所致。治疗可以清泄肝经湿热为主，用龙胆泻肝汤加半枝莲、蜀羊泉。下血如紫草根、凤尾草根。白带多加椿根皮或茅术、黄柏。

更年时期，多表现为月经淋漓不尽，或白带清稀，绵延不绝，或于绝经后忽然"月经"又潮，而且多日不净，可用生地、当归、醋柴胡、小蓟、紫草根、地榆、半枝莲、蜀羊泉等。少腹痛甚，加参三七粉，或加蒲黄、五灵脂。血止后隔一时期可能再流血，需用益气摄血兼清利解毒法。方用潞党参、黄芪、生地、白芍、丹参、黄柏、甘草、半枝莲、蜀羊泉。如少腹痛胀，加乌药、川楝子、茴香。

老年妇女，如忽然阴道流血，少腹不痛，腰也不酸，一向体质尚健者，可用补气摄血。药用潞党参、炙黄芪、生地、丹参、地榆、蒲黄炭、阿胶珠、血余炭、荆芥炭。如舌质仍红，须加黄柏、龟甲，去荆芥炭、蒲黄炭。血止后，常服归脾汤调理。

另外，平时可用单方、验方配合治疗，如半枝莲、蜀羊泉、紫草根、薏苡仁、白花蛇舌草、白茅根等。

朱某 会计。

患子宫颈癌已晚期，不适应放射线治疗及化疗，乃来院门诊。当时形体消瘦，精神萎靡，阴道不规则流血，不流血时白带频多，少腹坠痛。服中药治疗3年多，一切症状均消失。以后自己继续用半枝莲、蜀羊泉，天天煎服，并加服我院东风丸，又存活3年。后因发现腹股沟淋巴转移，左髀肿痛，不能站立，转移至骨而死。

阴道癌常有疼痛及赤白带下，臭秽异常，可用清热败毒之剂治疗。如生地、龙胆草、银花、甘草、黄柏、土茯苓、败酱草、半枝莲、白花蛇舌草等。或用乳香、没药、罂粟壳以止痛。外治法可用雄黄、黄柏、大黄、熟石膏、轻粉、儿茶、白螺丝壳、牛黄、冰片等，加油调涂阴道内部。

其 他 癌 症

包某 40岁，职员。1974年4月2日初诊。

患者因患网状淋巴肉瘤，左耳下肿块焮痛，发热不退而就诊。其脉细数，舌苔黄。乃邪毒蕴结颇重，法宜清化。药用如下。

忍冬藤 狗舌草 净连翘 猪殃殃 半枝莲 牛蒡子 鲜生地 炙甲片 浙贝母 白僵蚕等

服上药14剂，发热渐退，左耳下肿块渐消，灼痛已轻。活检处流水，脉细数，舌苔薄黄。蕴毒未尽，一面用原方中药续服，一面配合化疗。至4月底，左耳下网状淋巴肉瘤渐消，未见发热，食欲增加。仍守原法出入，去浙贝母、白僵蚕，加丝瓜络善后调治，病情稳定。

朱某 62 岁，木工。门诊号 583787。1964 年 2 月 4 日初诊。

患者于 1963 年经某医院确诊为肝癌，因其病情严重专程去上海某医院检查，证实为肝癌，不能手术，后来本院门诊治疗。当时肝区胀痛较甚，手不可按，形体消瘦，目珠不黄，不思纳食，口苦。超声波检查：肝较密集波，基底宽大，稀疏小波，明显分格波，肋下 11cm×5cm，剑下 13cm，下径 14cm，厚 11cm。当时诊其右胁下有明显积块，即按癥积治疗。但根据当时患者全身情况，乃属正虚邪实，以采用攻补兼施法为宜。故以七分攻邪，三分补虚，使攻邪而不伤正，补正而更利于攻邪。经过 3 个月治疗，患者饮食渐增，精神转佳。同时积极做好病人的思想工作，发挥其与疾病做斗争的积极性。连续治疗 2 年多，到 1966 年 3 月，患者病情好转，复查超声波亦明显好转，肝区胀痛已大减，癥块缩小，已能到山东老家探亲。当病情稳定后，即改服丸药，长期调理。1967 年 3 月患者已服丸剂 10 料，并恢复木工工作。

附 所服丸药处方

党参 当归 黄芪 白芍 三棱 莪术 柴胡醋 桃仁 红花 炙甲片 木香 鳖甲炙 青陈皮炙 甘草 水红花子 川楝子 香附 枳壳 水蛭 半枝莲 蜀羊泉 石打穿

以上药物共研细末，用玉竹、红枣煎汤泛丸，如绿豆大小，每日 2 次，每次 5g。

吴某 33 岁，工人。门诊号 59986。

患者于 1964 年 11 月在某医院确诊为纵隔肿瘤。当时患者胸部略有突起，左侧胸痛，呼吸困难，形瘦，来我院就诊。按中医辨证为痰凝气滞，瘀阻络道，从降气化痰、祛痰和络立法论治。药用如下。

当归须　旋覆花　苏梗　赤芍　法半夏　桃仁　桂枝　红花　白芥子　瓦楞煅　刺猬皮　海藻　昆布

上药出入，服药到 1965 年 3 月，呼吸已畅，但胸仍感隐痛。1966 年 6 月开始服半枝莲、蜀羊泉、东风丸。

1966 年 7 月胸片提示，左肺内中带见有多发性分叶状结节状突出，边缘较清楚，心脏左移，与 1965 年 4 月 9 日胸片对比，左肺肿块阴影未见明显增大，后常服东风丸、半枝莲、蜀羊泉。曾一度恢复工作 1 年余。1969 年 3 月病情突变，咳逆气喘，浮肿，心衰而死。

一老太　左内腮溃破，如 1 枚樱桃大，中间白色，质坚硬，经北京某医院诊断为腮腺癌。饮食冷热均痛，治疗效果不佳。由其女陪侍来我院门诊。当时除局部病变外，脉象弦数，舌质红。辨证为肺胃阴伤，气郁化火。治用养阴清火之法。药用如下。

生地　沙参　麦冬　龟甲　白芍　川贝　黄连　甘草　天花粉

服药约 3 个月，肿块渐消，症状显见改善。

下关某厂一工人　患左后脑作痛，听力渐退，左半面部麻痹。经两处医院确诊为左耳听神经瘤。某院已预约 3 个月后去做手术，患者因时间太长，痛苦难忍，来我院先服中药治疗。余据症从风寒瘀血凝滞治疗，用血府逐瘀汤加地龙、全蝎、僵蚕等。

服药 5 剂后，头部胀痛已轻，即用此方连服 30 剂，头部已无感觉。再到某医院重新检查，原经治医生问其为何不如期来手术治疗，病人即将服药经过详细告知，并要求复查。复查结果，原部位肿瘤已消失。

总之，癌肿是由于"癌毒"为患。如果正气尚能支持可用大剂清热解毒之剂，若正气已伤，胃气衰败，扶正尚且不及，何能再用大量清热解毒之品？宜扶正和胃，佐以清热解毒。胃为人生至宝，有胃气则生，无胃气则死，不可不慎。通过多年实践，我认为治疗内外癌肿，最好应由外科、内科和西医外科三方结合诊治研究。如溃烂的癌肿，配合外治药物。中医外治药物较多，可选用祛腐、蚀恶肉、解毒、长肉生肌等药物，可使病人减轻痛苦，并能提高疗效。

（张继泽　邵荣世　单兆伟　整理）

吴圣农

内补外攻治疗晚期肿瘤

吴圣农（1914~2006），上海中医药大学附属
龙华医院中医内科主任医师

晚期肿瘤病人，一般正气已虚，不能耐受攻伐，且脾胃吸收功能减弱，单靠内服药物，效果较差。故采用内服益气、补血、温阳、滋阴的药物，以补充人体正气的不足，调整脏腑的功能，增强机体的抗病能力；同时外敷活血、破气、软坚、化痰的药物，以消除痰凝、血瘀毒聚之症结。这种内服扶正、外敷攻邪的方法，是扶正以祛邪、祛邪不伤正的巧妙结合。

田某 女，32岁，住院号57439。

患者于1981年12月因拟诊卵巢囊肿而进行手术，术中发现结肠癌广泛转移，无法切除而关闭腹腔。曾先后用过化疗、放疗，但均因白细胞迅速下降而无法继续坚持，改服中药，病情亦无明显好转。1982年4月初起中上腹部疼痛，至4月20日疼痛突然加剧，并伴有恶心呕吐，于4月22日入院。经抗生素消炎、阿托品解痉治疗，始终未见好转，依赖盐酸哌替啶短暂止痛。4月24日会诊：脘腹疼痛已5天，痛甚即欲登厕，便行不畅，质稀而不成形。此为肝失疏泄，脾失健运，湿浊内蕴而气机不畅。诊之脉来弦滑，弦乃肝脉，滑属痰湿。痛处固定不移，按之有形可及，属气滞血瘀、痰凝毒聚恶候。但形体

消瘦，精神萎靡，面色少华，纳呆，舌淡而瘦瘪，气血虚衰已极，如投峻药非但不能忍受，且有残炉泼水之虞。

内服方：炙黄芪 15g　生白芍 15g　党参 15g　当归 12g　延胡索 12g　川楝子 9g　半夏 9g　陈皮 6g　炙甘草 6g　木香 6g　降香 3g

马钱子片，每次 1 片，1 日 3 次，吞服。

外敷方：乳香 6g　红花 6g　赤芍 12g　桃仁 12g　生香附 12g　乌药 12g　阿魏 4.5g

共研细末，以蜂蜜调成糊状外敷痛处，用纱布固定，昼夜换药 1 次。

3 天后，痛势日渐缓解，稍能进食稀粥，脉舌同前，原法治疗，马钱子改为每次 2 片，1 日 2 次。

又过 3 天，脘腹疼痛已止，胃纳、精神逐渐好转，但仍气怯无力，声音低微，脉象细濡，舌体瘦瘪。内服生晒参 9g，煎汤代茶饮。

内服方：炙黄芪 15g　党参 15g　生白芍 15g　当归 12g　炒谷芽 12g　山药 12g　白术 9g　炙甘草 9g　大枣 3g

外敷药物同前。

疼痛虽止，中下腹部扪及坚硬如石的硬块，遂将外敷的部位由中上腹转移至中下腹。经过 3 个多月治疗，腹块质地明显变软，按之已不感疼痛。出院时面色红润，食量增加，随访至今，疼痛未再复发。

（陈湘君　徐正福　整理）

王玉润

冬虫夏草合剂治疗晚期肿瘤

王玉润（1919~1990），上海中医药大学教授

冬虫夏草为麦角菌科植物，是冬虫夏草菌的子座及其寄主蝙蝠蛾科昆虫虫草蝙蝠蛾等的幼虫尸体的复合体。在中医历代文献中，认为冬虫夏草是作用于肺、肾两经疾病的一种平补阴阳、保肺益肾的药物，有止血化痰、滋肺阴、补肾阳的作用。据近代报道，冬虫夏草含虫草酸与冬虫夏草菌素等成分，有扩张支气管、镇静与抑菌等作用。该药对肺癌的治疗作用，很可能与真菌及其代谢产物的非特异性刺激免疫反应，以提高机体抗肿瘤的能力有关。临床应用冬虫夏草合剂治疗晚期恶性肿瘤取得一定的效果。

毛某 女，31岁，病历号150482。

患者于1966年6月因挤车时右侧髂骨处被撞，以后伤处常感疼痛，约1个月后自愈。同年12月，又在右耻骨处感觉疼痛较重，在某处门诊按炎症与风湿治疗，未见好转，故于1967年1月到某医院做X线摄片，拟诊为耻骨肿瘤，转到某医院作进一步检查与治疗。患者因下肢疼痛，走路困难，呈跛行状态。X线骨盆片见右侧髂骨在髋臼处有骨破坏，延至耻骨及坐骨，以溶骨性破坏为主，伴有膨胀性改变及斑点状溶骨区（股骨与骨盆）。诊断为右髂骨、坐骨及耻骨处恶性肿瘤，予环磷酰胺200mg静脉注射，隔日1次，注射以后反应较大，心

慌、恶心、呕吐、咽痛、失眠、眶陷、神萎、乏力，伴咳嗽胸痛，继则 X 线胸片及分层片提示右肺有转移性癌瘤，由于病情严重，发展较快，主治医师通知家属，估计患者最长只能生存 3~6 个月。因患者无法接受化疗（因难以忍受），于 1967 年 1 月 26 日以后改为中药治疗，处方多为冬虫夏草合剂。服药 7 剂后，患者感舒适，胃口转好，精神渐佳。连服 3 个月，临床症状好转，咳嗽胸痛消失，右耻骨处已无压痛，可以在家中行走活动。同年 4 月 28 日行骨盆 X 线复查，与前片比较，原来破坏的骨组织已在修复，有明显吸收好转；X 线肺片复查，肺部病变范围较上次明显缩小。于是仍以原方冬虫夏草合剂为主，稍予增减，继续服用，病情得以稳定。但由于特殊原因，以后被迫放弃中医治疗，延至 1970 年 10 月死亡。

张某 男，68 岁，病历号 50580。

患者在某医院体检时，发现右侧肺下叶有大块阴影，但当时无自觉症状。1974 年 11 月 26 日 X 线全肺片与分层片显示肺右侧下叶外段附近，有 8cm×5cm 大小，密度均匀，边缘尚清晰的块状阴影，与呼吸无关。痰液脱落细胞检查，鳞癌细胞Ⅲ级阳性，诊断为肺癌。1974 年 12 月 1 日开始，给患者以环磷酰胺（600mg 静脉注射）和丝裂霉素 C（2mg 静脉注射）的联合疗法治疗，同时服用某医院肿瘤专科治肺癌中药方，还先后加用灵芝针剂、毛茛草针剂、环己亚硝脲与斑蝥片等药。一直持续到 1975 年 11 月。这期间，共摄全肺片 101 次以作比较，结果并无改变，临床所见，也没有阻止病情发展的迹象，相反日趋严重，经常发热，发展到每天咳唾大量痰和血，至 11 月 21 日后，患者终于卧床不起，不思饮食。11 月 23 日，进行会诊。当时患者面色灰黑，嗜睡不语，唤之不醒，不饮不食已 4 天，处于半昏迷状态。查：舌光红无苔，干而无津，脉象浮弦而数。处方予冬虫夏草合剂。服药 3 剂后，神志渐苏，知饥索食；7 剂后，神志全清，胃口亦开，能坐在床上进食。2周后，已能在室内走动；3周后，咳嗽明显减少，痰中带血已止。在此期间，患者未经静脉输液，亦未用任何抗癌西药，病情显著好转2个多月，后由于其他原因死亡。

刘某 男，68岁。系通信治疗（住美国某肿瘤医院，病历号137296）。

患者于1976年两肺病灶经美国马萨诸塞州某医院作肺损组织活检，证实为前列腺癌多发性转移肺癌。转至得克萨斯州某肿瘤研究院医院住院，测得前列腺酸性磷酸酶明显增高；并经X线摄片、扫描等检查，发现腰椎骨、骶骨、骶髂关节窝、较低的胸肋骨及两肺多处均有癌变，确诊为前列腺腺癌，并广泛转移到骨组织和肺部。住院期间，曾做睾丸摘除术，并给予乙藤酚治疗（5mg，1日3次）。服后因有恶心、头晕、头痛、食欲减退等而停药出院。出院后，患者有疲劳乏力、胸闷胸痛、呼吸不畅、腰背酸痛、少腹胀、小便淋漓不利等症。患者家属来信要求用中药治疗。处方予冬虫夏草合剂，连服3个月，症状明显改善，胸闷胸痛和腰背酸痛均消失，呼吸畅，胃口好，精神佳，二便利，患者坚持服原方合剂近2年（其中曾稍予加减），同时服用小量雌激素，症状日渐消失，并且可以从事半天工作。1978年8月22日，患者又经美国某肿瘤研究院医院复查，结果两肺多处病灶已完全消散，骨扫描正常，骨片确定为退行性变化，已无癌瘤转移证据，前列腺酸性磷酸酶测定也完全正常。最近信访，患者每天上午上班工作3小时，下午每天能打网球等，可活动1~2小时。

李 岩

癌性疼痛的辨治要则

李岩（1931~ ），中日友好医院主任医师

1. 辨虚实

痛而胀闭多实，不胀不闭多虚。拒按多实，喜按多虚。脉弦气粗多实，脉细气少多虚。舌淡多虚。痛有定处多实，痛无定处多虚，结痛刺痛多实，酸痛窜痛多虚。

2. 审寒热

疼痛恶寒喜暖多寒，恶热喜冷多热。隐痛多寒，结痛多热。脉迟多寒，脉数多热。

3. 明气血

无形胀痛，时作时休为气分痛；痛有定处，刺痛不休为血分痛。

4. 定缓急

暴痛之急，病在脏腑，必须查明原因，辨明梗阻或破裂，采取有效措施。急则治其标，缓则治其本。

肿瘤常规疼痛的辨证论治

1. 毒邪蕴结

结痛，持续疼痛，肿块坚硬，舌青紫，光暗，脉象弦实。治法为化毒散结，选方为五味消毒饮。常用药为野菊花、蒲公英、草河车、莪术、白屈菜。单偏验方可用白矾6g，胡椒6g。

2. 气滞不通

胀痛时缓时急，气短肢重，舌暗，脉弦。治法为行气导滞，选方为理气丸，常用药为柴胡、郁金、川芎、当归、白芍、穿山龙。

3. 血瘀经络

刺痛，痛有定处，加压时痛剧，舌紫，脉涩。治法为活血通经，方用桃红四物汤。常用药为桃仁、红花、川芎、当归、五灵脂、延胡索、莪术。可选用体针或用凤仙花15g、闹羊花1.5g。

4. 风寒客邪

窜痛，痛无定处，得温减轻，苔白，脉紧。治法为疏风散寒，可选蠲痹汤。常用药为羌活、姜黄、当归，或定痛丸。可选用体针或防风15g，防己15g。

5. 脾虚寒凝

隐痛，绵绵而痛，遇寒痛剧，苔白厚腻，脉迟。治法为温中健脾，可选用大建中汤。常用药为川椒、干姜、人参、白术、艾叶。可选用耳针或用艾叶30g、生川乌，或用单偏验方。

方某 男，49岁，病历号153746。

患者1984年12月无明显诱因，自觉右胁闷痛不适，外院查体发现肝大，右胁下3cm，剑下7cm，表面失滑，质硬如石，触痛阳性。验血，AFP1∶1000（+++），ELISA法：4256ng/ml，γ-GT：232单位。

腹部扫描示：肝右后叶可见大片状不规则低密度区。诊为原发性肝癌。给予保肝及西药止痛药治疗，病情无进展，来我院求治。当时症见右胁肋部持续闷痛不适，伴乏力、消瘦、低热，舌青紫，脉弦。证属毒邪蕴结，治以化毒散结。选方五味消毒饮加减（停用盐酸哌替啶等）。

野菊花 10g　蒲公英 15g　草河车 10g　莪术 15g　白屈菜 30g　丹参 25g　郁金 25g　白石英 30g　白花蛇舌草 30g　川楝子 10g

配合体针：足三里、合谷，隔日 1 次。治疗 3 日后，右胁肋部疼痛明显减轻，精神好转，饮食增加。再用原法原方，服药 1 周，配合针刺，疼痛消失。继续抗癌治疗，直到两月疗程结束一直未痛，肿瘤好转出院。随访未见复发。

姚某　男，49 岁，病历号 73620。

病人于 1986 年秋天开始出现胃脘部胀痛，纳呆，嗳气，时有恶心。1987 年春病情加重，食入即吐，消瘦，于某医院经胃镜检查，确诊为胃窦腺癌。因患有心脏病，不宜手术，给以中药及盐酸布桂嗪治疗。病情日益加重，来我院求治。症见：胃脘胀痛，时重时轻，走窜不定，胸闷气短，舌质暗，苔薄白，脉沉弦。证属：气滞不通，治宜行气导滞。选方：理气丸（停用盐酸布桂嗪）。

柴胡 10g　郁金 15g　川芎 6g　白芍 20g　当归 15g　白石英 20g　蛇莓 20g　竹茹 10g　青陈皮各 10g　穿山龙 15g　甘草 10g

配合体针，并用偏方：小茴香煎汤代茶饮，1 剂药后疼痛明显缓解。继服 2 周病情稳定，依上方加减继续治疗肿瘤。

张某　女，50 岁，病历号 108245。

患者于 1986 年 2 月确诊子宫颈癌后，行一个疗程放疗，但半年后又出现阴道不规则出血及泔水样白带，气味腥臭，排便困难，伴腰骶部剧烈刺痛。诊为子宫颈癌，放疗后复发，盆腔转移。应用盐酸哌替啶及止血药，病情加重，来我院求治。当时病人腰骶部持续性刺痛，入夜加重，影响睡眠。舌质暗紫，脉沉涩。证属血瘀经络，治以活血通经。选方：桃红四物汤加减（停用盐酸哌替啶）。

桃仁 10g　红花 10g　川芎 6g　当归 12g　五灵脂 10g　蒲黄 10g　苍术 10g　白术 10g　黄柏 10g　白屈菜 30g　紫草炭 10g

配合体针。偏方：用凤仙花 15g、闹羊花 1.5g，煎汤代茶饮。用药 12 天，病情明显转，随之病痛减轻，精神食欲改善，停用偏方。上方去桃仁、红花，加蛇莓 30g，龙葵 30g。继续抗癌治疗，病人未再出现疼痛。

杨某　男，57 岁，病历号 241540。

患者 1985 年 3 月于睡眠时因右侧臀部胀痛而醒，坐起后可使疼痛缓解，其疼痛向右下肢放射，如触电、刀割一样，咳嗽时加重。查体：脊柱自胸 6 至腰 3 明显后凸，向左侧弯曲，腰椎穿刺，椎管梗阻。脊髓液检查：蛋白与细胞分离。脊髓碘油造影：椎体下缘呈杯口状损。诊断：脊髓神经瘤。用盐酸哌替啶及吲哚美辛对症治疗，因家属不同意手术，而转中医治疗。当时症见：右臀部疼痛向右下肢放射，得温痛减。局部皮色不红，苔薄白，脉弦紧。证属风寒客邪，治以疏风散寒。选方：蠲痹汤加减（停用盐酸哌替啶）。

羌活 10g　姜黄 15g　当归 15g　牛膝 10g　桑寄生 30g　独活 10g　木瓜 10g　黄芪 15g　赤芍 10g　丹参 20g

配合体针。偏方：防风 15g，防己 15g，布包蒸热，外敷局部。药后疼痛大减，右臀部轻度胀痛，继续用药 2 周后，疼痛消失，病人回当地观察。

沈某　男，74 岁，病历号 23397。

患者于 1986 年 3 月出现上腹部持续隐痛，向后背部放射，进食后症状加重。在外院做消化道造影及腹部 CT 扫描检查确诊为胰尾癌，腹膜后淋巴结转移。已失去手术机会，给予中药及盐酸哌替啶、可待因等治疗，病情逐渐加重，来院治疗。症见：上腹隐痛，遇寒骤痛，恶心，消瘦，乏力，腹泻，苔白厚腻，脉沉。证属脾虚寒凝，治以温中健脾。选方：大建中汤（停用西药止痛剂）。

川椒 10g　干姜 10g　党参 15g　白术 10g　草叶 10g　白芍 15g　茯苓 10g　猪苓 10g　百合 30g　藿香 10g　佩兰 10g　白花蛇舌草 30g

配合耳针。偏方：艾叶 30g，生川乌 g，布包蒸热，背部外敷。7 剂药后疼痛消失，连续服药 2 周病情稳定。加用白蛇六味口服液继续治疗。

3 年来，笔者临床观察的 249 例住院肿瘤病人，其中有 105 例有明显疼痛症状。91 例使用中药治疗，分为 5 种类型观察，见到显著的止痛效果。观察中发现毒邪蕴结型占多数，为 31 例；气滞不通型为 23 例；血瘀经络型 14 例；风寒客邪型为 12 例；脾虚寒凝型 11 例，但中药治疗效果最佳者为气滞不通型病例。

贾堃

癌瘤效方平消片

贾堃（1919~　），陕西省中医药研究院
附属医院主任医师

　　贾堃主任医师认为癌瘤的形成，乃气、血、痰、虚四者相互作用，结聚所致。《经》云："百病生于气。"气滞血瘀，瘀痰结聚，正气亏虚，正不胜邪，宿昔乃成。在癌瘤的病情发展中，表现了邪实正虚、虚实夹杂的特点，依照"治病求本"且"以平为期"的原则。治疗重在扶正祛邪，邪去正安，调理脏腑气化，针对邪实以行气化瘀，燥湿化痰，软坚散结，使之扶正不恋邪，祛邪勿伤正，"疏其血气，令其条达，以致和平"，为其要也。

　　经贾老 30 余年临床验证及实验研究证实"平消片"具有抑制、杀灭癌细胞的作用，同时又能提高机体免疫功能。组方如下。

　　郁金 18g　仙鹤草 18g　枳壳 18g　五灵脂 15g　火硝 18g　白矾 18g
干漆 6g　制马钱子 12g

　　8 味按药典规定法炮制，制成 0.37g 片剂，每次口服 4~8 片，1 日3 次，3 个月为 1 个疗程。

　　功效：行气化瘀，祛痰通络，软坚散结，扶助正气。

　　主治：对瘀痰结聚，正气不足所致的肺癌及消化道癌瘤等，能够缩小瘤体，缓解症状，提高机体免疫水平，延长生存期的效果。

　　禁忌及注意事项：患者应解除思想紧张及焦虑，保持心理健康，坚持服药，勿食辛辣生冷。服药后感到牙关稍紧或抽搐者，减半量继服。

贾 堃

甲状腺癌辨治五法

贾堃（1919~　），陕西省中医药研究院
附属医院主任医师

无论哪种甲状腺癌，都有共同的特征，即肿块迅速增大、坚硬。所以，治疗时都离不开软坚散结，活血化瘀。但癌瘤之所以凶顽，在于它症状复杂多变，且多险恶，因而，辨证论治就尤为重要。

一、软坚散结、活血化瘀是治疗甲状腺癌的基础

在甲状腺癌早期，即肿块迅速增大，吞咽困难，而无其他症状时，宜早期手术切除和用放、化疗手段杀灭癌细胞，并结合软坚散结、活血化瘀来进行治疗。这时癌毒虽然很盛，而正气也未太损，故要采取主动，迅速消灭顽癌。可服平消片、金星散、补石丸，或用海元汤加减。药用：

海藻 12g　昆布 12g　土鳖虫 10g　全蝎 10g　益母草 30g　瓦楞子 30g
山豆根 10g　料姜石 60g

煎服法：1 剂药煎 2 遍，合在一起，分 2 次服，每日服 1 剂。

方义：用海藻、昆布软坚散结；益母草行气活血，消肿解毒，清肝明目，通经止痛；土鳖虫、全蝎消坚破积；瓦楞子、山豆根、姜石清热解毒，健脾和胃，降逆镇冲。各药配伍，有软坚散结，消肿止

痛，通络化瘀，清热解毒，燥湿祛痰之功。

二、理气消瘿，化痰解凝乃治疗甲状腺癌之大法

甲状腺癌继续发展，不但吞咽受限，并出现胸闷、咳嗽、多痰，有时发胀疼痛，舌暗灰，苔薄白或腻苔，脉弦滑。此属痰湿凝聚。这时癌毒更炽，且灼液成痰，进一步妨碍了气血运行的通畅，需理气消瘿，化痰解凝，以攻其结。可用海莲汤。

海藻 12g　昆布 12g　牡蛎 30g　夏枯草 30g　土贝母 10g　黄药子 10g
半枝莲 30g　清半夏 15g　陈皮 10g　料姜石 60g

煎服法：1 剂药煎 2 遍，合在一起，分 2 次服，每日服 1 剂。

并用平消片，或补石丸以助软坚散结、活血化瘀之效。

方义：本方用海藻、昆布、牡蛎、夏枯草、清半夏散结化痰，软坚消瘿；用土贝母、黄药子、半枝莲清热解毒；用陈皮、姜石健胃理气，降逆镇冲。各药配伍，有软坚散结、清热解毒、燥湿化痰、理气止痛、解凝消瘿之功。

三、益气养血、扶正祛邪为要策

甲状腺癌和其他部位的癌瘤一样，能较迅速耗气伤血，正气愈虚，癌毒愈炽，故一味攻邪，往往不能收到预期效果。如甲状腺癌发展到一定阶段，出现心悸气短，全身乏力，自汗盗汗，声音嘶哑，口干欲饮，头晕目眩，纳少，二便失调，舌暗淡少苔，脉沉细无力。此属气血双亏，正气虚弱，治宜益气养血，扶正祛邪。可用菊汤加减。

黄芪 60g　沙参 30g　夏枯草 30g　山豆根 10g　重楼 10g　黄药子 10g
瓦楞子 30g　仙灵脾 15g　野菊花 30g　昆布 15g　生地 30g　料姜石 60g

煎服法：1 剂药煎 2 遍，合在一起，分 2 次服，每日服 1 剂。

并服平消片或金星片。

方义：方用黄芪、沙参，益气养阴；黄药子、重楼、野菊花清热解毒；生地、山豆根补血凉血，消肿软坚；瓦楞子、仙灵脾、昆布软坚散结，温阳消瘿；且昆布含碘甚丰，而碘是制造甲状腺激素的原料之一，故昆布能增强甲状腺功能，加强抗癌活力；姜石、夏枯草降逆镇冲，消肿化瘤。诸药配伍，有补气养血、清热解毒、软坚散结、消肿止痛、降逆和胃、温阳消瘿、扶正祛邪之效。

四、疏肝解郁、理气止痛之法不容忽视

甲状腺癌瘤，除其他病因外，多与情志关系甚密，而肝郁气滞，则气血运行受阻，郁而化火，则灼津成痰，癌细胞迅速增殖，耗气伤血，正气日衰，癌毒日盛。肝郁气滞实为元凶，所以，疏肝解郁、理气止痛就显得非常重要。如见肿块坚硬，疼痛肿胀，推之不移，压痛，胸闷气憋，心烦易怒，头疼目眩，呼吸困难，吞咽障碍，舌暗紫，脉弦数。此为肝郁气结，气滞痰凝，治宜疏肝解郁，理气止痛。可用星布汤加减。

夏枯草 30g　天南星 10g　海藻 10g　昆布 10g　柴胡 12g　郁金 15g　瓦楞子 30g　黄药子 10g　制香附 15g　全蝎 10g　蜂房 10g　料姜石 60g

煎服法：1 剂药煎 2 遍，合在一起，分 2 次服，每日服剂。

并用平消片或金星片或补石丸以加强扶正祛邪之功效。

方义：本方用柴胡、郁金疏肝理气；夏枯草、黄药子清热解毒；天南星、料姜石化痰散结，海藻、昆布软坚消瘿；瓦楞子、全蝎、蜂房、制香附理气止痛，消肿软坚。诸药配伍，有疏肝理气、软坚散结、清热解毒、化痰消瘿、消肿止痛之功效。

五、清肝泻火、化毒散结亦为常用之法

肝郁气滞，必然导致化火，因而在疏肝解郁法中也一定要有清热

解毒之药物，但其侧重在"舒""理"。如症见肿块凹凸不平，发展快，灼热疼痛，头痛，肿块也疼痛，呼吸困难，咽下不畅，有时恶心，声音嘶哑，咳嗽，咯黄痰，大便干燥，小便黄，舌绛，舌苔黄，脉滑数，则为肝火郁滞，毒热蕴结。这时，舒、理嫌无力，清泻始可见功。可用菊花汤加减。

重楼 10g　山豆根 10g　鱼腥草 30g　瓦楞子 30g　白花蛇舌草 60g 郁金 15g　野菊花 30g　柴胡 15g　全蝎 10g　土鳖虫 10g　料姜石 60g

煎服法：1 剂煎 2 遍，合在一起，分 2 次服，每日服 1 剂。

并用平消片或金星片，以助抗癌。

方义：本方用重楼、山豆根清热解毒，消肿止痛；鱼腥草、全蝎、土鳖虫止咳祛痰，消坚化瘀；白花蛇舌草、野菊花清热通便，泻火除烦；郁金、柴胡清肝解郁；瓦楞子、料姜石软坚散结，消肿止痛，降逆和胃。诸药配伍，有清肝解郁、软坚散结、消肿止痛、活血化瘀、清热解毒、利便泻火、和胃降逆之效。

治疗甲状腺癌，是一个很复杂艰苦的过程。实际上，在临床上很难见到单纯属气、属血、属痰或属火的，没有纯虚或纯实的，往往是虚中有实，实中有虚，在这一点上，癌症是最典型的。所以，虽然我把治法列出了 5 个类型，但这 5 个类型只是侧重 5 个方面，不能孤立地去理解。

屈某　男，56 岁，干部。1980 年 9 月 13 日初诊。

患者于 1976 年患"左侧甲状腺癌"，手术后转移至"右侧甲状腺癌"。查：右侧甲状腺包块坚硬，不平，声音嘶哑，其他尚可。舌有瘀斑，苔白，脉细濡。治宜软坚散结。

昆布 12g　海藻 12g　牡蛎 30g　郁金 15g　瓦楞子 30g　山豆根 10g 蜈蚣 2 条

煎服法：1 剂药煎 2 遍，合在一起，分 2 次服，每日剂，连服 6 剂。

平消片 10 瓶　每次服 4 片，1 日服 2 次。

二诊（12 月 15 日）：上药继服至今，甲状腺包块缩小，纳可，声音仍嘶哑。上方加重楼 15g，黄药子 15g；平消片 10 瓶，每次服 8 片，一日服 3 次。

三诊（1981 年 4 月 4 日）：病情稳定，继用上方加僵蚕；平消片继服。

四诊（7 月 6 日）：病情稳定。继用上方加土贝母 15g；平消片继服。

五诊（8 月 24 日）：药后肿块缩小，2/3 已变软。继用上方加全蝎 10g；平消片继服。

六诊（1982 年 3 月 7 日）：肿块继续缩小，声音已不嘶哑。

昆布 12g　海藻 12g　牡蛎 30g　郁金 15g　瓦楞子 30g　山豆根 10g　蜈蚣 2 条　全蝎 10g　料姜石 60g。

煎服法同前。

平消片继服。

七诊(5 月 16 日)：无不适感。上方加枳壳 12g；继服平消片继服。

八诊（11 月 21 日）：肿块基本消失。继用上方。

九诊（1983 年 9 月 11 日）：近来腹泻，余无他症。

昆布 12g　海藻 12g　牡蛎 30g　郁金 15g　瓦楞子 30g　山豆根 10g　蜈蚣 2 条　薏苡仁 30g　焦山楂 30g　诃子肉 15g

煎服法同前，连服 6 剂，泻止停药。继服原方。

十诊（1984 年 4 月 16 日）：近日咽喉肿痛。

昆布 12g　海藻 12g　牡蛎 30g　郁金 15g　瓦楞子 30g　山豆根 10g　蜈蚣 2 条　牛膝 15g　玄参 30g

煎服法同前。

平消片继服。

十一诊（1987 年 4 月 8 日）：近来头晕，有时痛，血压 150/110mmHg，余无他症。

木贼 12g　牡蛎 30g　菊花 30g　石决明 30g　海藻 12g　山豆根 10g
补骨脂 30g　五味子 10g　诃子 15g　瓦楞子 30g　杜仲 15g

煎服法同前。

十二诊（6 月 17 日）：肿块全部消失，声音正常。

控脑砂并发上石疽验案二则

余根据中医学理论，对西医已确诊为"鼻咽部淋巴上皮癌并颈部淋巴转移"及"右颌窦癌浸及筛窦腭弓并颈部淋巴转移"的患者，按控脑砂并发上石疽进行辨证论治，多获治愈。举例如下。

罗某　男，43 岁，干部。门诊号 175070。1964 年 3 月 9 日初诊。

患者于 1962 年 1 月开始，鼻窍经常流出脓血样分泌物，鼻孔阻塞不通，伴头痛。同年 4 月发现颈部右侧耳下有鸡卵大肿块，6 月在河南医学院附属医院检查，病理切片示："鼻咽部淋巴上皮癌"7~10 月，经放射治疗，病情加重，出现鼻咽部腐败物增多，闷气，开口障碍，吞咽困难，头痛剧烈，彻夜不眠。1964 年 2 月赴京检查，诊断为："鼻咽部淋巴上皮癌并颈部淋巴转移"，病至晚期，因不能手术和放、化疗，嘱回河南医治，经人介绍来诊。患者面色晦暗如蒙尘，神疲消瘦，语迟声微，鼻咽充血，鼻塞不通，头部扭转困难，牙关开合不利，进食困难，仅能进流质饮食，大便干，夜间呈持续性剧烈头痛，不得眠，舌质淡暗，苔白厚如积粉，色微黄，脉弦细稍数。查颈部右侧耳后翳风穴下约 2.5cm×2.5cm 大肿块，有压痛。诊为：控脑砂并发上石疽。治以软坚化瘀，育阴解毒。药用：

生瓦楞子 90g　浙贝母 15g　紫草 25g　金钗石斛另包，单煎，30g

丹参 25g　金银花 30g　海藻 25g　昆布 25g　谷精草 25g　怀牛膝 15g　青黛 9g　蜈蚣 3 条　全蝎 9g　三棱 9g　莪术 9g　蚕沙 9g　生谷芽 18g

煎 2 次，共取汁约 1000ml，1 日分 4 次服完（金钗石斛因其价昂贵，煎后之淹，可反复再煎，代茶饮之）。

上方连服 30 剂后，诸症减轻，仅感时有头痛，嘱守上方继服，隔日 1 剂。共服 68 剂后，自觉症状及耳后肿块均消失，改用丸药 1 料，以巩固疗效。其配方为：

瓦楞子 90g　石决明 60g　青黛 9g　浙贝母 30g　草石斛 90g　紫草 30g　海藻 30g　昆布 30g　生地 30g　玄参 30g　金银花 30g　天花粉 30g　谷精草 30g　谷芽 30g　土茯苓 45g　牛黄另包，研面，3g

上药共为细面，炼蜜为丸，每丸重 5g，每日 3 欢，每次 1 丸，饭后服。

停药后嘱病人定期复查，1965 年 8 月随访时，病人身体状况良好，饮食、睡眠及二便均正常，面色光泽，精力充沛，舌脉如常，已正常上班。1968 年做病理切片复查时，未发现癌细胞。1981 年 9 月又随访，患者离休在家，一切如常人。至 1989 年仍健在。

艾某　男，40 岁，干部。1974 年 11 月 5 日初诊。

患者于 1973 年初经常头痛鼻塞流浊涕，曾在郑州某医院诊为"鼻息肉"，并两次施以手术，但术后生长迅速，第 2 次术后曾出血不止，不久，又于右侧鼻背之上颌部发现一如卵大肿块，头痛更剧，痛苦不堪忍受，1973 年 10 月在省人民医院做病理切片检查（片号 733565），诊为"右上颌窦癌侵及筛窦腭弓并颈部淋巴转移"，随赴北京某医院进一步确诊检查，诊断同上。从 1973 年 11 月 15 日至 1974 年 1 月 15 日在该院经放射治疗，上颌窦之癌体迅速消失，其他部位之癌体因血象过低、机体衰弱等原因，不宜再行放疗，建议回本地服中药治疗。

1974 年 11 月 5 日来诊，症见形体消瘦，右侧鼻腔癌体基本消失，上腭弓及右颈部鸡卵大之癌肿依然存在。头痛尤以夜间为甚，经常鼻塞鼻衄，咽干咽痛，口渴，舌红且干，脉弦细稍数。诊为控脑砂并发上石疽，乃由阴虚火毒上迫鼻咽，毒结血瘀而成。拟滋阴解毒，活血软坚之法。投以：

紫草 30g　瓦楞子 50g　玉竹 30g　海藻 15g　昆布 15g　丹参 30g　三棱 9g　莪术 9g　北沙参 30g　生百合 30g　玄参 20g　白茅根 30g　天冬 20g　麦冬 20g　鸡血藤 30g　蚕沙 10g

水煎服，每日 1 剂，服 10 余剂后，诸症减轻。按本方治则服药近 1 年，诸症消失。1975 年 10 月复查，一切如常。

腭及颈部之癌肿消失，患者唯恐复发、仍照上方隔日服剂，断续又服中药年余，每年均主动数次来述，身体情况良好。1988 年 2 月随访，至今已 14 年，照常工作，而无复发。

本文 2 例癌肿致淋巴转移，即中医的"上石疽"或"失荣症"综合主证特征，皆属于"控脑砂并发上石疽"。笔者认为，上述 2 例，病虽复杂，但以肝肾阴虚为主，肝胆三焦之火循经上炎脑窍，热毒蕴结，气血瘀遏，引发肿瘤为标，故在治疗上来用急则治标，或标本兼治的原则，急解血瘀之肿毒，散已成之结滞，滋肝肾之阴，制上炎之热，选用软坚化瘀，解毒滋阴之重剂，以削其邪盛之势。实践证明，对本病大剂量应用解毒攻瘀之品配合滋阴药物，无犯虚虚之戒，使病邪迅速得以控制，正气得以尽快恢复，使之康复，对此疑难危重症治疗较为理想。

吴翰香

白血病证治挈要

吴翰香（1918~2005），上海中医药大学曙光医院主任医师

正确处理联合化疗无效的急性白血病

　　近年来所见到的各型急性白血病，有绝大多数病例已经接受西医联合化疗而未获效。早在 1966 年，曾对接触到的 62 例急性白血病（急性粒细胞白血病 40 例、慢性粒细胞白血病急变 8 例、急性单核细胞白血病 8 例、急性淋巴细胞白血病 4 例、恶性组织细胞病 2 例）的临床资料进行分析，发现在整个病程中，火热有余的盛候和气血不足的衰象（包括贫血、出血、发热、浸润等症状），常常交替出现或合并发生。及时解决了矛盾，可以使其获得缓解。

　　如贫血严重者，面无华泽，唇舌淡白，形削气怯，脉象细数或濡数，表现出一派正气戕伤之象。这时应立即停用化疗药物，用两仪膏合当归补血汤，主要以人参、熟地、黄芪、当归牵扶助正气，或用三才封髓丹合六味地黄丸以清滋肾气，同时配合输血，从而获得了缓解。

　　如见鼻衄、牙宣、口舌血疱、皮肤瘀斑等血不循经而妄溢证候者，按照"血热迫血妄行"和"气虚不能摄血"二类分别治之。虚证，

用归脾汤合补络补管汤（《医学衷中参西录》方）加减，除用参、芪、当归、龙眼肉等益气摄血、引血归经之品外，还需用龙骨、牡蛎、山萸肉、参三七、阿胶等固涩止血药；热证，用犀角地黄汤合四生丸加减，其中犀角，可用牛角鳃或水牛角 10~20 倍量代替，配合丹皮、鲜生地、侧柏叶、荷叶等凉血止血之品。但在临床上往往虚证与热证错综复杂，则不妨以上述两法合用，亦有获得缓解者。

如见发热：有因于白血病本身所致的"内蒸""劳热"，伴见心神烦躁、盗汗羸瘦；亦有因火热之邪，乘虚而入，症见寒战或形寒、身热、有汗不解，寒热日作二三度者。前者，宜用清骨散合青蒿饮加减，重用青蒿、生石膏、知母、地骨皮、鳖甲、龙骨等味以清热除蒸，育阴潜阳；后者，除按温病之卫、气、营、血辨证论治外，亦可重用五味消毒饮、黄连解毒汤合人参、黄芪、当归等清解与补益兼施，亦有侥幸脱险者。

若见牙龈、口咽、肛门等处糜烂、结毒、溃脓者，除用扶正托毒的内服药外，还需采用外治诸法，务求速效。如见局部组织发黑坏死者，终至邪毒内陷而不起。到终末期见弥漫性血管内凝血的，患者面色灰白，斑色紫暗，虽用活血化瘀之法，然其疗效极差。

实际上，化疗药物无一不是剧毒药，与砒霜、水银相此，有过之而无不及。屡见定期强化治疗的患者，随着疗旧增加而每况愈下，终致不救。故笔者认为，"化疗相当于大毒治病"，衰其大半即可，绝不能太过。应在加强化疗之前，做血象及骨髓象检查，如仍处于完全缓解状态时，可以暂缓强化。尤其是周围血中白细胞数低于正常时，必须停止化疗，否则祸即旋踵而至。若有复发迹象者，用原方案是有害无益，必须另选新的方案，才能起作用；否则，终因无效的剧毒药过量，戕伤正气，不死于白血病而死于难以控制的感染和出血，岂不冤哉！

慢性粒细胞白血病多见实热证

慢性粒细胞白血病在临床上以实热证多见，早期自觉身体强壮，热量充沛，冬天比他人少穿衣服少用被褥。可以无自觉症状而粒细胞计数增高。诊断明确后，可以用青黛、雄黄、龙胆草等泻火解毒，用天冬、麦冬、生地、丹皮、地骨皮、青蒿等养阴除蒸，若见肝、脾、淋巴结肿大者，可酌投三棱、莪术、丹参、赤芍等化瘀散结；其白细胞计数在（50~100）×10^9/L者，一般用药 20~40 天，可获缓解。其效果较西药白消安为优，不至于发生皮肤色素沉着、妇女停经、骨髓抑制、肺纤维化等现象，亦不会发生血小板过少而出血、白细胞过少而感染以及药物性再生障碍性贫血。

慢性淋巴细胞白血病多属虚寒证

慢性淋巴细胞白血病好发于中老年，在八纲辨证上多属虚寒证，不论其白细胞计数（主要为淋巴细胞）高到什么程度，只要没有实热见证，采用十全大补汤合金匮肾气丸治疗，亦有人用十四味建中汤加减，可获较长时期的临床、血象及骨髓象缓解。曾见 1 例在外院服用 CB1348 的"慢淋"患者，出现恶心、厌食等症状，舌苔白厚腻，嘱其停服西药，先进平胃散合二陈汤治标，俟消化道症状消失，胃纳恢复，就用补法调治，获得完全缓解，已逾 10 年。

雄黄具有迅速减少周围血中白细胞的作用

50 年代后期，上海某医院职工食堂一厨师，患早幼粒细胞白血病，该院曾用 6-MP 治疗 1 月余，白细胞计数由上升到 120×10^9/L 以上，憎寒壮热，认为无缓解希望，嘱其求治于中医。当患者住进病房做体格检查时，发现两大腿有三处漫肿，择一漫肿处抽出脓样液体，涂片染色镜检，均为早幼粒细胞，与血象、骨髓象所见的细胞形态完全相同，说明这三处漫肿均属白血病细胞在皮下组织浸润。当时，辨证为"流注"，用醒消丸为主治疗4周，热退、肿消、脉静，白细胞下降至 10×10^9/L 左右，血片中幼稚细胞消失，骨髓象亦趋向缓解。查阅本草文献，《本草从新》记载，雄黄可"化血为水"。当时考虑此奇迹为醒消丸中的雄黄所致。

60年代初，使用雄黄治疗34例急慢性各型白血病，其中14例配合化疗，20例单用雄黄（慢性粒细胞白血病12例、急性粒细胞白血病4例、慢性粒细胞白血病急变2例、急性单核细胞白血病1例、红白血病1例）。日服雄黄粉（水飞装入胶囊）5~12g。发现急性白血病在用药2~10天、慢性粒细胞白血病在用药3~7天，平均在6.2天时，白细胞计数即开始下降。雄黄具有迅速降低周围血中白细胞的药理作用，可以消除或改善白血病细胞的浸润现象，肝、脾、淋巴结明显缩小或恢复正常大小；雄黄适用于白细胞增高性白血病，对于白细胞减少性白血病是禁忌的。否则，白细胞计数会愈用愈低。雄黄是有毒的砷化物，只能短期应用，长期使用会发生慢性砷中毒，皮肤严重角化、皲裂、色素沉着、损害心、肝、肾等重要器官。醒消丸、牛黄醒消丸、六神丸、六应丸和牛黄解毒片等中成药，均含有雄黄，其作用和副作用与雄黄相似。

周霭祥

急性白血病证治体会

周霭祥（1926~　　），中国中医科学院西苑医院主任医师

白血病本病的治疗

一、治疗原则

1. 祛邪与扶正相结合

因白血病的临床表现为邪实正虚，虚实夹杂，治疗时祛邪与扶正须结合进行。在病程各阶段，根据邪正盛衰，治疗应有偏重。早期或诱导治疗阶段以邪实为主，治疗以祛邪为主，扶正为辅；晚期病人或巩固治疗阶段，邪实不著，治疗以扶正为主，祛邪为辅。祛邪包括清热解毒，活血化瘀等；扶正包括补养气血，调理阴阳等。有些扶正药物可提高机体免疫功能，有利于增加抵抗力和帮助消灭残余的白血病细胞。

2. 辨证与辨病相结合

根据病人的临床表现，可按中医的理论辨证施治。白血病的表现多为热毒、瘀血、痰结、气虚、血虚、阴虚、阳虚等，治疗可分别采用清热解毒、活血化瘀、化痰散结、补气、补血、补阴、补阳之法。

辨病是根据西医学对本病的认识和检查所见，在辨证施治时，适当选择有针对性的药物加入处方中。例如白血病属于恶性肿瘤，可先中医辨证、择方，然后按肿瘤辨病，恰当加入一些抗癌中草药。达到辨证与辨病相结合，这样有利于提高疗效。

3. 中西医有机结合

目前对白血病的治疗，难度较大，很多情况下需要配合化疗药。使用时要做到两者有机结合，其方式方法很多，如急性白血病在诱导治疗阶段，用中药作诱导，则用西药西医的支持疗法作辅助治疗；以化疗药作诱导，则用中药扶正为辅助治疗；也可以用清热解毒、活血化瘀中药配合小剂量化疗药作诱导。在巩固治疗阶段，可用西药预防中枢神经系统白血病，用扶正中药调动机体免疫机能。

二、辨证施治

急性白血病的临床表现形式较多，病情发展快，症状变化多，给辨证分型带来许多困难，型与型之间常有交叉，依据临床症状大体分为以下6型，其并发症，不包括在分型范围之内。

1. 邪毒隐伏

症状不明显，只有轻度不适，如疲乏无力、发热、出血、关节痛、肝脾轻度肿大、面色苍白等，舌脉多无特殊改变。多见于轻型及早期的病人。治宜解毒化瘀，佐以扶正。药用：白花蛇舌草、龙葵、半枝莲、青黛、土茯苓、山慈菇、莪术、川芎、赤芍、黄芪、当归等。

2. 热毒炽盛

症状以发热为主，无明显感染灶，伴有贫血、轻度出血、骨痛，或有肝脾肿大、苔黄、脉数或弦滑数。治宜清热解毒，佐以扶正。药用：白花蛇舌草、七叶一枝花、青黛、土茯苓、山豆根、石膏、知母、山栀、黄芪、当归、丹参等。

3. 热毒入血

症状以出血、发热为主，发热为轻、中度，齿龈、鼻、皮肤出血，甚至舌有血疱，或有淋巴结及肝脾肿大，苔薄黄、脉数。治宜清热解毒、凉血止血为主，佐以扶正。药用：广角、生地、赤芍、生地、丹皮、栀子、紫草、山豆根、白花蛇舌草、旱莲草、女贞子、黄芪等。

4. 瘀血痰核

以肝脾肿大及淋巴结肿大为主，伴有贫血、出血、低热，舌有瘀点或有瘀斑，脉数。治宜活血化瘀、消痰散结为主，佐以扶正。药用：当归、川芎、赤芍、三棱、莪术、夏枯草、山慈菇、黄药子、川贝母、生牡蛎、黄芪、鳖甲等。

5. 气血（阴）两虚

以贫血症状为主，头晕、乏力、面色苍白、低热、手脚心热、自汗、盗汗，舌质淡，脉细数或洪大滑数。治以益气补血滋阴为主，佐以祛邪。药用：黄芪、党参、当归、生地、熟地、天门冬、何首乌、龟甲、浮小麦、土茯苓、半枝莲、龙葵等。

以上各型在治疗中，还可根据病情，随症加减，有两型兼见者，可参照两型的治法处方用药。

三、对症用药

1. 白细胞过高

选用龙胆草、贯众、马鞭草、忍冬藤、青黛、雄黄、寒水石。

2. 白细胞过低

选用党参、女贞子、山萸肉、补骨脂、紫河车、鸡血藤、丹参、黄芪、何首乌。

3. 血小板过低

选用黄精、玉竹、仙鹤草、柿树叶、景天三七、卷柏、土大黄、花生仁衣。

4. 贫血重

选用黄芪、当归、熟地、紫河车、阿胶等。

5. 肝脾明显肿大

选用桃仁、红花、赤芍、当归、三棱、莪术、鳖甲、穿山甲、生牡蛎。

6. 淋巴结明显肿大

选用夏枯草、黄药子、山慈菇、川贝母、海藻、昆布。

并发症的治疗

一、发热的治疗

外感或感染发热，起病时多有恶寒或寒战，身痛，热度较高；感染发热往往能找到感染部位。总的治疗原则：在表者宜解；在气者宜清、宜泻；在营血者宜清、宜凉。因本病正气多虚，故宜注意扶正。此外，外感或感染发热还可选用清热解毒药，如银花、连翘、板蓝根、黄连、黄芩、栀子、黄柏、蒲公英、紫花地丁、蚤休等，并应根据感染部位用药选方。

1. 感冒发热

常用银翘散、桑菊饮。

2. 口腔及咽部感染

常用黄芩、山豆根、牛蒡子、马勃、桔梗、生甘草，方可选用普济消毒饮、三黄石膏汤。如扁桃体炎，成药可用六神丸或喉症丸，并用板蓝根、蒲公英各30g，煎汤含漱。如口腔霉菌感染，可选用玫瑰花、野蔷薇根或白鲜皮煎汤含漱，用珠黄散（珍珠加牛黄）、蒲黄研末外涂，或用艾叶油作口腔喷雾。

3. 肺部感染

主药有石膏、黄芩、鱼腥草、苇茎等，方可用麻杏石甘汤、千金苇茎汤。

4. 泌尿系感染

主药有知母、黄柏、栀子、瞿麦、萹蓄、车前草、滑石等，方用八正散、萆薢分清饮等。

5. 肠道感染

主药有黄芩、黄连、秦皮、白头翁、广木香、槟榔、马齿苋等，方可用葛根芩连汤、白头翁汤、香连丸等。

6. 软组织感染

主药有蒲公英、紫花地丁、银花、连翘、败酱草、黄连、黄芩、黄柏、栀子、赤芍、丹皮等，方可用黄连解毒汤、五味消毒饮，局部可敷如意金黄膏。此外亦可用化毒散或如意金黄散，加马齿苋汁，调匀外敷。

7. 败血症

主方用清瘟败毒饮、黄连解毒汤等，并需注意扶正。

二、出血的治疗

出血是急性白血病的常见症状，如皮肤、口腔、眼、鼻、泌尿道、胃肠道、脑的出血，以及弥漫性血管内凝血引起全身广泛性的出血。前已言之，本病的出血原因不外血热、气虚及瘀血三种。出血轻者在治白血病方药中加入止血药，出血重者需根据出血病因和症状，辨证施治。治疗大法如下。

1. 血热出血

分虚热与实热。虚热引起者，出血缓起，量少，色鲜红，每有低热、手脚心热、盗汗，舌质红、脉细数；实热引起者，出血骤起，量多、色鲜红，每有高热，舌苔黄燥、脉数有力。两者皆可清热、凉血止血。药用：生地、丹皮、赤芍、白茅根、栀子、茜草、藕节、水牛角或犀角。虚热尚需加用滋阴药；实热尚宜加用清热泻火药。前者可用犀角地黄汤、大补阴丸、茜根散；后者可用泻心汤、龙胆泻心汤、加味清胃散、十灰散等。

2. 气虚出血

出血缓起，连绵不断，量多少不定，色淡，下部出血居多，并有乏力、气短、面白、唇淡，或有形寒怕冷，苔薄白，舌质淡，脉沉细无力。治宜补气摄血。补气药用：黄芪、党参、白术、甘草、黄精、大枣。结合止血药。方可用补中益气汤、黄土汤等。

3. 瘀血出血

出血渐起或骤起，出血广泛，血色紫暗，皮肤有紫黑色斑，或融合成片，胸骨压痛及骨痛明显，舌质紫暗。治宜活血化瘀。药用：当归、川芎、赤芍、丹参、鸡血藤、蒲黄、五灵脂、三七等。并与止血药同用。方用桃红四物汤、失笑散等加味。

出血的治疗，除根据出血原因选方用药外，还需按出血部位用药。

1. 肺经出血

包括鼻衄和咯血，多为血热引起。药用：黄芩炭、栀子炭、白茅根、仙鹤草、白及等。实热者宜泻肺清热，可用泻白散、桑杏汤；虚热者滋阴清热，可用沙参麦冬汤合茜根散。肺出血可用白茅根

90~120g 煎服；白及粉每次服 9g，日 2 次。鼻出血用棉花蘸明矾水或黑山栀粉塞鼻。出鼻血多者，用填塞止血法。

2. 胃经出血

包括呕血和牙龈出血，多为血热引起。药用：石膏、知母、大黄、黄连等。实热者宜清胃泻火，方用泻心汤、十灰散、加味清胃散、玉女煎等；虚热者宜滋阴清热，用茜根散。胃出血还可用白及、三七粉调服，也可用紫珠草 60g 煎汤服；牙龈出血可用 1% 明矾水，或用五倍子、地骨皮各 30g 煎水含漱。

3. 肝经出血

如球结合膜或眼底出血，多为血热引起。药用：龙胆草、山栀炭、菊花、枸杞子、生石决明、青葙子等。实热者清肝泻火，用龙胆泻肝汤、丹栀逍遥散；虚热者滋阴清火，用杞菊地黄汤、大补阴丸。

4. 便血

多为脾不统血，可用归脾汤，补脾摄血，或用椿根皮 30g、乌梅 9g，煎汤服。

5. 尿血

多为血热引起。药用：大蓟、小蓟、白茅根、藕节、紫草、琥珀等。实热者清热泻火，方用小蓟饮子；虚火者滋阴清热，方用大补阴丸。简易方可用白茅根，大蓟、小蓟各 30g，煎汤服。

6. 月经过多

气虚所致者，宜补气摄血。药用：归脾汤或补中益气汤加阿胶、仙鹤草、旱莲草、煅龙牡；血热所致者，宜清热凉血止血，方用知柏地黄汤或用犀角地黄汤加减。简易方：血余炭或棕榈炭 12~15g，分 3 次冲服；或用贯众 30g，海螵蛸 12g 研末，每服 3g，日服 3 次。

7. 皮肤出血

血热引起者，宜清热凉血。方用犀角地黄汤合十灰散；气不摄血者，宜补气摄血，方用归脾汤。

8. 颅内出血

多为肝火上冲，宜清肝泻火。方用龙胆泻肝汤；昏迷者加用安宫牛黄丸或至宝丹以清热开窍。

9. 弥漫性血管内凝血

多因瘀血引起，宜化瘀止血。药用：当归、川芎、赤芍、生地、桃仁、红花、三七、茜草、蒲黄、仙鹤草，方用桃红四物汤、失笑散、血府逐瘀汤。

10. 各种严重出血

宜用大蓟、小蓟、生地榆、藕节、仙鹤草各 60g，煎汤服。以上除根据出血病因和部位选方用药外，上部出血宜引血下行，加用牛膝、降香、赭石；下部出血宜固涩升提，加用升麻、柴胡、黑芥穗、煅龙牡等；出血期宜止血，血止后宜益气、补血、滋阴，作善后调理；血与气关系密切，止血时宜兼顾气，以免血虚气脱，继而亡阳。

三、中枢神经系统白血病的治疗

随着急性白血病治疗的进展、患者生存期的延长，中枢神经系统白血病也有增加，并引起人们的重视。其症状表现为：头痛、眩晕、呕吐、颈项强直，甚至昏迷、抽搐。多因邪毒泛滥，侵及厥阴，肝阳偏亢，上扰清窍。病情重笃，急则治标。治宜平肝降逆，药用：当归、白芍、天麻、钩藤、白蒺藜、代赭石、生石决明、菖蒲、郁金、陈皮、竹茹、半夏。抽搐者用止痉散（全蝎、蜈蚣），昏迷者用安宫牛黄丸。

四、口腔溃疡的治疗

白血病化疗期间，常出现口腔溃疡，多属阴虚火旺。治宜滋阴降火。药用：生地、玄参、麦冬、石膏、知母、栀子、牛膝等。因心火上炎者，用导赤散；因胃火上冲者，用清胃散或玉女煎，局部可涂锡类散、化腐生肌定痛散或养阴生肌散，并用五倍子、黄精、黄芩、板蓝根，煎汤含漱。

颜德馨

本虚标实白血病，解毒消瘕青黄散

颜德馨（1920~2017），同济大学教授，国医大师

阴虚：消瘦乏力，低热盗汗，头痛头晕，腰酸遗精，两耳轰鸣，口干舌燥，鼻衄齿衄，紫癜，视网膜出血，关节酸痛，咽炎、口腔炎，肝脾及淋巴结轻度肿大，舌红绛、有剥苔，脉数虚大。

阳虚：头晕自汗，消瘦乏力，肢凉发麻，面白少华，爪甲不荣，或四肢散在性出血，脉虚大或软弱无力，舌边齿痕，舌苔薄白，舌质白而润，白细胞一般均偏低。

阴阳两虚：面色㿠白或苍白无华，或面色绯红，爪甲不荣，低热乏力，自汗盗汗，骨节酸楚，腰酸遗精，便溏或便难，形寒，手足心热，舌质淡、舌尖部起刺或舌质红。脉弦滑而数，或沉微无力。

瘀血：胸腹痞闷，关节酸痛，胸胁引痛，低热乏力，入夜多梦，大便色黑，肝脾肿大，月经不行或月经过多，舌紫或有瘀斑，脉涩或数，白细胞多偏高。

痰热：身热头痛，四肢乏力，鼻衄齿衄，皮下出血，大便不爽，扁桃体、腮腺、淋巴结均肿大，舌苔厚腻，脉滑数有力。白细胞大致偏高。

温热：高热急性发作，头痛不止，谵语，烦躁不安，四肢有出血点，全身各部出血、尿血、便血，口干而渴，手足瘛疭，舌绛，苔黄

腻或灰黑稍绛，脉象弦数。

对白血病仔细分析归纳，辨证不外寒热二证。阴虚、温热、痰热等同属热性；阳虚、阴阳两虚、瘀血等同属寒性。分型对临床治疗上的意义毋庸置疑，但本病虚实错杂，变化多端，因此，又不能执一方一药以论治，必须详细辨证，具体分析，随证斟酌，不拘一法。如阴虚用养阴清热法；阳虚用甘温益火法、补阳配阴法；阴阳两虚则用阴阳平补法；痰热用清热化痰、平肝软坚法；温热用清热凉血、平肝镇痉法；瘀血用攻补兼施法，对于各个阶段的白血病皆有一定的缓解或转化作用。

分型不是固定不变的，而是可以互相转化的。一般来说，寒性各型病势缓慢，若转为热性各型，则多为恶化之征兆，热性各型病势多较急，故死亡病例多见于温热型中。白血病各型临床表现多有形瘦无力、面色不华等虚证现象。即使有个别类型或在病程中之某一阶段，其实证现象较为明显，但多为因虚致病，而不同于因病致虚，故是"本虚标实"，治多以补益为主。且患者血象即使稳定，其最后表现与肾气虚脱的证候十分相似，又多数患者经用补肾之法，缓解机会较多。在治疗中除辨证论治外，可选用人参粉、虎骨粉、牛骨髓粉及胎盘，均有一定临床价值。故认为本病主要是肾虚所致。

本病临床表现症状复杂，病情变化多端，如血象的变化是多种原因引起的，且病情恶化，给治疗带来一定的困难。因此，要不断摸索本病发生、变化的规律，进行有针对性的治疗。兹就临床实践，谈几个问题。

1. 治疗的主导思想

本病的基本病因是肾虚，正气虚弱，不能抗邪。因此，病程中必须密切关注正气复原和巩固，积极战胜病邪，于病变过程中辨识正邪斗争所反映的虚实征象，把扶正作为主要治疗原则，是治疗白血病不可忽视的。

2. 舌脉与本病的关系

本病的舌质多淡，类似一般阳虚，其实多为血虚，如血象好转，舌质即由淡转红。因此，从舌质之变化亦可推测红细胞、血红蛋白之变化。临床上舌质紫者，多见肝脾肿大；出血时亦可见紫色；病程中舌苔垢腻时见，似属脾胃运化障碍，事实上虚实之证均可见之。实证为痰浊内阻，应化湿醒胃。虚证由于脾胃生化无权，基于脾气虚弱，可用六君子汤加黄芪，苔垢可化。从舌苔变化还可以观察疾病的深浅。若白细胞降至以下者，舌苔多见厚腻或腐腻不润，症多险恶；舌质红绛者，白细胞亦较不稳定，易于变化，应予以注意。

白血病的脉象以脉证相符为顺证，脉证不符为逆证。白血病多属虚证，应见虚脉，若反见实脉则为病情恶化或即将恶化之先兆。临床上见弦、数、洪大之脉，病多主凶；见沉、细、涩、微之脉，病情发展较慢，有条件争取转化，预后较好；如在病程中阳脉突然平静，则预示病情有缓和之机。

3. 血象与本病的关系

从血象方面来说，同为白细胞增多，而热性各型与寒性各型的用药不相同。如白细胞过多属于阴虚者，用滋阴清热之药；属于阳虚者，则投以大辛大热之品，同样能获得使白细胞增高或降低之目的。说明白细胞之增减只是一个表象，而促使白细胞增减的原因是多方面的。总之，患者的体质与属性是治疗过程中不可忽视的因素，但通过对机体阴阳平衡的调整，同样可以达到提升或抑制白细胞的作用。

4. 中药对血象的影响

中药对血虚的治疗，可分为滋阴、补阳、阴阳并补三类。滋阴与补阳（健脾温肾）药均有提升红细胞、血红蛋白之作用，滋阴药获效时，亦有刺激白细胞上升的可能，但一般以阴阳并补疗效为佳。滋阴药如何首乌、生熟地、阿胶、枸杞子、当归、白芍、玉竹、黄精、山萸肉等应用较多；对阳虚型以白术、山药、鹿角、仙茅、人参叶、巴戟天、补骨脂、肉苁蓉等用之较为应手，其他如牛骨髓与胎盘煎服疗效亦较好。

对各型白血病白细胞减少的治法，则应分寒性或热性二类分别进行治疗，热性用何首乌、地骨皮；寒性以肉桂、附子、鹿角等应用较多，特别对白细胞降至 1×10^9/L 以下者，西洋参之疗效较为显著，往往得以转危为安。其他如人参、紫河车等，可选用。血小板减少，有时单用连翘、红枣即有效，在复方中用胶类，特别是龟鹿二仙胶或鹿角胶效果较好。

5. 对发热的治疗

各型发热可选用安宫牛黄丸、羚羊角、神犀丹、紫雪丹等药（后两种对白细胞偏低者，用之应慎重），对寒性各型则以甘温除热等法治疗。

急性白血病之发热，患者多精神萎顿，方中必参以益气扶正等培本之药，但此等方面对白细胞升降有关，上升者可用凉药，低下者当分轻重缓急，慎用犀角、羚羊角等味。对经治热不退或药后热退者即当进补，所谓"病久属虚，贵在补益"，在治疗中甚为重要。

对一般发热，可选用鳖血拌银柴胡、青蒿、白薇等药，对久治热不退者，可在方中加知母、天花粉二味亦能应手。

6. 对出血治疗体会

出血治疗应结合辨证，参入犀角、生地、阿胶、鱼鳔胶、童便等内服，并参合外用法，如附子、生姜同捣敷两足心，同时用大黄末敷两太阳穴。在止血药中酌加大黄，每可增强疗效。其他如鼻衄者，可以黑山栀粉搐鼻；齿衄、舌衄者，以生蒲黄煎汤漱口，皆是有效治法。

青黄散治疗慢性粒细胞白血病

慢性粒细胞白血病可用解毒、化瘀、消癥的药物来治疗。解毒是针对病因，化瘀、消癥是针对病理改变和证候。古方青黄散正具有这方面的作用，其中青黛味咸寒，可消肿散瘀、凉血解毒；雄黄味辛温，可解百毒，消积聚，化腹中之瘀血，两药并用，则有解毒、化瘀、消癥作用。

临床应用青黄散治疗慢粒，青黛与雄黄之比为 9∶1 或为佳。两药研末后制成粉剂装胶囊或压成片剂。先从小剂量每次 3g，每日 3 次开始，饭后服用；如无明显不良反应，可增至每次 5~6g，每日 3 次。

曾系统观察应用本方治疗 54 例慢粒患者，结果完全缓解者 38 例，占 70%；部分缓解者 15 例，占 28%；未缓解者 1 例，占 2%。总缓解率为 98%。初治与复治的病例疗效相近，见效时间：服药后，自觉症状好转，平均需 20 天；肝开始缩小平均需 35 天，缩至最小平均需 63 天；脾开始缩小平均需 18 天，缩至最小平均需 80 天；白细胞开始下降平均需 14 天，降至原来一半以下平均需 22 天，降至 10×10^9/L 以下平均需 67 天。随着白细胞的下降，幼稚细胞亦随之减少以至消失，血小板增高者也逐渐接近或恢复正常，骨髓象的恢复时间与血象的恢复基本一致。并用青黄散治疗急性淋巴细胞白血病，其中有 2 例急性早幼粒细胞白血病获得完全缓解，健康存活已达 5 年以上。

服用青黄散的副作用，主要有恶心、腹痛、大便溏、大便次数增多，少数有黏液便及便血。此外还可有色素沉着，手脚掌皮肤增厚、疼痛，少数有皮疹。这些症状有的是青黛引起，有的与雄黄有关。如副作用严重，特别是有便血、皮疹时，应及时停药。雄黄含有三硫化二砷，为了防止砷中毒，可在服药过程中，每两个月用二硫丁二钠 1g 加入 5% 葡萄糖 40ml 中缓慢静脉注射，每日 1 次，连用 3 天，促使砷的排泄，效果较好。

青黄散价格低廉，药源充足，简便易得，颇为实用。在对青黄散的实验研究中发现，青黄散对正常造血功能无明显不良影响，而白消安则对造血功能有明显抑制作用。这与临床所见相符，从这个意义上来说，青黄散比白消安安全。

（汤炳南　整理）

郑荪谋

脾虚失运，升阳兼益胃
肺虚津伤，清肺以养阴

郑荪谋（1913~2001），福州市中医院主任医师

肺癌为中医学"五积"中的"肺积"，名曰"息贲"。在临床观察中，肺癌患者得到确诊，多属中晚期。症见神疲气短，面色不荣，咳嗽痰沫，咯血或血丝，口干胸闷，食欲不振，大便或干或溏，舌淡苔薄，舌系带青紫曲张，脉细弱。多为脾虚失运，宜益胃升阳为主，方用升阳益胃汤或补中益气汤；若苔薄，口干咽红，为肺虚津伤，宜养阴清肺为主，方用百合固金汤；若肺脾两虚者，则宜以补气健脾、养阴清肺为治，以升阳益胃汤（或补中益气汤）与百合固金汤两方为基础加减运用。肺癌多有痰气瘀毒互结，亦可随证选用软坚化痰、行气解毒的药物，如黄芪、薏苡仁、白头翁、沙参、百部、仙鹤草、鱼腥草、白花蛇舌草、天花粉、牡蛎、丹皮、夏枯草、紫草茸、山慈菇等治癌中草药加减应用。若手术后患者经过化疗或放疗，白细胞减少者，宜益气生津，可用生晒参9g、西洋参3g、生黄芪15g，水煎服，每周服2次，以提高患者体质，延长寿命。现将临床案例列述如下。

牛某　男，68岁，离休干部。

患者于1984年底发现肺癌，1985年10月就诊于某肿瘤医院，诊为肺癌晚期，仅予化疗。首次尚可，第2次化疗则因体力不支而中断。

医院告其家属，癌已扩散，生存期约 3 个月，即刻返榕住入省某医院。1986 年春节邀予诊治，症见消瘦乏力，声息低微，纳差口干，咳嗽，吐泡沫痰及血痰，气喘，胸闷痛，大便不畅，舌暗红，苔黄腻，脉细小结代。辨证为肺脾气虚，痰湿内停。脾虚则水谷不运，精微不布，痰湿更易滋生；中气不足无以培金则肺气更虚，故治肺必先治脾。方取补中益气汤、升阳益胃汤加减，以补脾益气、润肺化痰。

生黄芪 18g　白术 6g　升麻 3g　潞党参 15g　煮半夏 6g　薏苡仁 9g 天花粉 9g　蒸百部 9g　白头翁 9g　白花蛇舌草 15g　仙鹤草 15g

并嘱常服西洋参一味。

治疗近半年，纳增体壮，气喘平息，行动如常人，但仍偶见咳嗽带血，遂转以养阴润肺，止咳化痰为治。方取百合固金汤加减。

苏百合 12g　熟地 9g　生地 9g　麦冬 10g　黑玄参 10g　川贝母 6g 桔梗 6g　甘草 3g　生黄芪 15g　生薏米 9g　杭白芍 6g　当归身 6g　白头翁 9g

服药期间，偶有咯血。1987 年初咳出一片硬物后胸感爽快。将此硬物送病理检查，报告为癌组织。如此反复采用健脾润肺法治疗，体质健壮，近 3 年症状稳定。最近经常咳出小片硬块组织，一年之间累计约有半个手掌大。将此咳出硬块组织送病理检查，均为肺癌坏死组织。胸透、拍片、CT 检查均未见癌病灶。发病至今近 5 年，未见反复。目前，几个月配合服昆明部队抗癌药，仍在观察治疗中。

王某　男，55 岁，武警干部。

1986 年 4 月某总院请余会诊。患者于 1985 年底发现咳痰带血，胸闷痛。1986 年 1 月 16 日经气管镜、CT 检查诊为肺癌。于 1 月 8 日行肺癌切除术。术后化疗体力不支，白细胞降至 2×10^9/L 以下，患者担心承受不了化疗方案，故特请予用中药配合治疗。症见疲乏无力，恶心纳差，口干不喜饮，体瘦，面色㿠白，咳嗽，胸痛，大便溏薄，舌质红，苔薄白，脉细小。脉症互参，为中气受损，运化无权，化疗定会玉石俱焚，耗伤气血精微，故应治以补气养血，健脾益胃，佐以润肺养阴，使正气渐复而邪气自去。方取补中益气汤合百合固金汤加减。

生黄芪 18g　白术 6g　潞党参 15g　升麻 3g　生地 9g　熟地 9g　薏苡仁 9g　大麦冬 10g　白花蛇舌草 15g　阿胶烊冲，9g　陈皮 3g　白头翁 9g

服药后白细胞回升，且余症减轻，使其能顺利地完成整个化疗疗程。直至 1989 年 1 月为最后一次化疗，整个化疗疗程结束，可属临床治愈。目前患者一如常人，未见复发。

张某　男，50 岁，工人。1985 年 6 月初诊。

患者自诉 1985 年 3 月在某医院诊为肺腺癌，因其不愿接受手术治疗，遂前来就诊。症见咳嗽，声哑，时见痰血，胸闷疲乏，口干喜饮，纳少，汗多，二便尚可，舌质红，苔黄，脉细弦。辨为气阴两虚，治以益气养阴，润肺化痰，佐以消积。方取百合固金汤加减。

百合 9g　生地 10g　熟地 10g　玄参 9g　川贝母 6g　桔梗 6g　大麦冬 9g　北黄芪 15g　薏苡仁 9g　生牡蛎先煎，24g　仙鹤草 15g　白花蛇舌草 5g

并嘱每早服薏米汤，同时服生晒参、潞党参。以补五脏之阴气，3 年来有时仅感疲乏，轻微咳嗽，一直边上班边服药，症状稳定，未见复发。

郑某　男，76 岁，离休干部。

患者于 1985 年底，在所在单位公费医疗门诊部拍 X 线片、胸透，诊为肺癌。家属瞒其病情，不接受手术、化疗、放疗。于 1986 年 6 月转来治疗。初见头晕耳鸣，脘腹纳呆，神疲乏力，消瘦，溲赤，气促咳嗽，面色无华，步履不坚而卧床，舌质淡红而苔薄，脉细弱。证属肺脾气虚，元气不足，治以健脾益气，养阴润肺。

生黄芪 18g　白术 9g　麦冬 9g　潞党参 24g　炙甘草 5g　熟地 24g　结茯苓 10g　盐陈皮 4g　苏百合 9g　薏苡仁 10g　仙鹤草 15g　西洋参 4g

服药后体力渐复，目前已能行动，3 年来未见病情恶化，仍在治疗观察中。

贺某　男，84 岁，离休干部。

患者有肺结核病史，1986 年初因发热，咳嗽，身疲，胸闷气喘，间见痰中带血，经胸部拍片、CT 检查为肺癌伴有胸水。邀予诊治。初时仅予健脾益气、润肺化痰法，治之颇效。六七月间福州气候炎热，即往古岭避暑，而以气功治疗。8 月初症状加重，午后发热在 38℃~39℃之间，咳嗽痰血，胸闷气喘，面色欠华，神疲懒言，饮食不佳，舌苔厚腻，邀余往诊。按之右三部脉濡滑，左三部脉细软（左腕负伤史）。此为湿困脾阳，运化失常，病久体弱，以体虚夹有外感论治，投以李东垣清暑益气汤原方。在座医师不解其意，予曰："在天为暑，在地为湿，人在气交之中，暑湿互侵，峻岭气温朝夕多变，患者形寒喜温，不适应外界气温变化与潮湿，因而湿蕴中焦，暑伤气分，故身热留连不解。"

潞党参 12g　当归 6g　生黄芪 9g　炙黄芪 9g　炙甘草 4.5g　羌活 2.5g　独活 2.5g　麦冬 10g　五味子 2g　粉葛根 9g　神曲 6g　泔苍术 4g　川黄柏 6g　青皮 2.5g　陈皮 2.5g　川升麻 2.5g　光泽泻 9g　红枣擘开，2 枚　生姜 1 片

连服 7 剂，并嘱用西洋参一味煎汤代茶饮。服 3 剂后，体温逐渐恢复正常，知饮索食，尽剂后能起坐和散步。在古岭期间，多用补中益气、升阳益胃之类调治，使其体质渐壮。秋凉返榕后，每周邀予诊视 1 次，中药仍用健脾润肺之法。

生黄芪 9g　炙黄芪 9g　白术 5g　山药 12g　薏苡仁 9g　白头翁 9g

蒸百部 9g　苏百合 9g　熟地黄 15g　川贝母杵, 6g　大麦冬 9g　白花蛇
舌草 18g　桔梗 6g　粉甘草 3g

每日 1 剂，并常服西洋参、黄芪两味煎汤代茶饮，片仔癀 1 粒分
5 次服，每日 1 次开水送下，并配合气功治疗。

曾服用昆明部队治癌中草药散剂，因有反应而停用。至年底患者
气色转荣，肌肉丰满而精神体力尚健，春节期间参加团拜时发言达 1
小时之久，交往频繁，过度劳累，诱发肺炎，高热 14 天，用西药治疗
热仍不退。予认为多言伤气，又用甘温除热之法，投以补中益气汤而
热退。静养兼旬，至 3 月底准备进京开会，然再次发热，西医诊为肺
炎，从此病情急转直下，医治无效而病逝。

对肺癌患者，运用中西医结合之法，恰当运用中药，均能取得
较好的疗效，予以益气健脾、养阴清肺之法应用于临床，多能得心应
手。但癌症毕竟是顽固之疾，治疗亦应采用多种综合措施，充分发挥
人体的抗病能力，注意精神治疗，运用气功疗法、饮食疗法、中西医
结合，恰当用药，才能取得较好的效果。

（郑婉如　整理）

陈树森

攻不宜过，补不宜滞

陈树森（1918~　　），中国人民解放军总医院主任医师

运用中医中药治疗肺癌必须处理好辨病与辨证、整体与局部、祛邪与扶正的三个关系。以中药为主的综合治疗，大都用于晚期不能手术、不能放疗和化疗的病人，或放、化疗的间歇期，患者脾胃尚可，此时当以祛邪为主，扶正为辅，兼顾脾胃。常用基本方药如下。

（1）未分化癌

龙葵 30g　白英 30g　白花蛇舌草 30g　雷公藤 15g　干蟾皮 9g

（2）腺癌

乌骨藤 30g　槲寄生 30g　前胡 15g　苦参 15g　山慈菇打碎，15g

（3）鳞癌

牛蒡子 20g　广豆根 15g　牡荆子或牡荆叶 30g　天冬 30g　半枝莲 30g

以上三方根据辨病与辨证论治的原则，选择 3~4 种药加入辨证方中用之。辨证加减的常用方药如下。

气虚加党参 15g，黄芪 30g，玉竹 15g，甚者加生晒参；血虚加熟地 15g，当归 15g，煅赭石 15g，阿胶 15g。

脾虚加白术 15g，茯苓 15g，苡仁 30g，白扁豆 15g。

阴虚加天冬、麦冬各 15g，鳖甲 15g，龟甲 15g，北沙参 15g，女

贞子 15g。

阳虚加仙灵脾 15g，肉苁蓉 15g，仙茅 10g，补骨脂 15g，炮附子 10g。

毒热壅盛加野荞麦根 30g，鱼腥草（后下）20g，黄连 9g，青黛（分 3 次服）3g，生石膏（先煎）30g，知母 15g。

胸痛加白屈菜 10g，玄胡粉（分冲）6g，徐长卿 15g，西黄丸（分 2 次服）9g。

咳嗽加川贝粉（分冲）6g，蜜炙马兜铃 9g，前胡 15g，枇杷叶 20g，杏仁 10g。

咳血加羊蹄根、仙鹤草各 30g，白及粉（分 3 次冲服）12g，三七粉（分 3 次冲服）9g，蒲黄炒阿胶（烊化冲服）15g。

胸水加半边莲 30g，葶苈子（包煎）15g，醋炒芫花 9g，猪苓 20g。

淋巴转移加山慈菇 15g，魔芋（先煎 1 小时）30g。骨转移加汉防己 15g，肿节风 30g，制川乌 9g，闹羊花 0.5~1g，日 3 次分服，止痛较好。

手术后，一般见虚证为多，治疗当以扶正为主，清理余毒为辅，以加速体力和脏腑功能的恢复。常用基本方药为：党参、黄芪、白术、茯苓、北沙参、红枣、陈皮生、生姜。清理余毒可根据病理诊断，选用前述祛邪方药中的 2~3 种药。此外如胃纳不振加生三仙、佛手，或藿香、白蔻仁；阴虚低热加功劳叶、知母、青蒿，或地骨皮、黄柏；血虚加当归、煅赭石、制首乌；自汗盗汗加煅牡蛎、五味子、碧桃干、浮小麦；痰多加桔梗、枇杷叶、法半夏、橘红；咳嗽加川贝粉、百部；气喘肺热者加蜜炙马兜铃；外感风寒加炙麻黄。以上方药可按辨证论治原则，攻补相宜，有的放矢，灵活运用，酌情选药。

放疗时的反应多见热毒伤阴，治以清肺养胃滋肾为主。常用基本方药：天冬、麦冬、玄参、女贞子、北沙参、石斛、白芍、银花、茜草根、黄芪。本方宜于放疗开始时即用，若发生反应再用，则为时已晚，势必影响疗效。此外如白细胞、血小板降低加仙鹤草、五味子、补骨脂、当归、红枣、生晒参或人参叶。纳差加麦芽、神曲、山楂、石斛、苦参。恶心呕吐加法半夏、竹茹、煨生姜。如果发生放射性肺炎，可用清肺凉血化瘀法，药用生石膏、鱼腥草（后下）、赤芍、生甘草、野荞麦根、炒黄芩、丹参、猪苓、茯苓、知母、贝母。

化疗时的反应，以药毒伤及气血、脾胃、肝肾为多。常用解毒、调脾胃、补气血、养肝肾为主的方药：党参、黄芪、白术、茯苓、甘草、陈皮、女贞子、补骨脂、当归、生姜、红枣。用药过程中，始终要注意攻不能过，过则伤正；补不宜滞，滞则有碍脾胃。

（陈济华　整理）

王羲明

扶正养阴肺积汤治疗支气管肺癌

王羲明（1930~　），上海市中医院肿瘤科主任医师

肺癌患者大多数临床表现有咳嗽、痰带血丝、发热、口干、气短、神疲乏力等证候。中医辨证分析：肺癌患者的病机属于正气虚弱、阴液亏损，并由此可以产生不同阶段的标证，如热盛、痰凝、气滞、血瘀等证候。笔者多年体验，以自拟扶正养阴肺积汤，治疗支气管肺癌获得较好的疗效。方药及加减如下。

生地 12g　熟地 12g　天冬 12g　麦冬 12g　玄参 12g　生黄芪 15g
潞党参 15g　漏芦 30g　土茯苓 30g　鱼腥草 30g　升麻 30g

如口渴甚者加知母 12g，石斛（先煎）12g，天花粉 30g，制首乌 12g；脾虚甚者加茯苓 15g，薏苡仁 15g，山药 12g，黄精 12g；咳嗽痰盛者加蒸百部 15g，马兜铃 12g，射干 12g，佛耳草 30g；热盛痰血者加芙蓉叶 30g，野荞麦根 30g，七叶一枝花 30g，花蕊石（先煎）30g；气滞血瘀者加八月札 12g，延胡索 30g，两面针 30g，露蜂房 30g。

中药治疗肺癌，能够补益机体的虚弱状态，调整机体的内在环境，改善患者的体质，提高机体抗御肿瘤的能力。因此大多能改善支气管肺癌患者的临床症状，并能减轻痛苦而延长生存期。

林鹤和

肺癌治验一则

林鹤和（1928~　），萍乡市中医院主任医师

徐某 男，62岁，工人。1989年3月14日初诊。

自诉曾于1988年12月初，发生胸痛咳嗽，咯痰带血，夜间尤甚，伴胃脘闷痛，口中有皮蛋样气味，食欲不振，形体日渐消瘦，精神倦怠，四肢乏力，舌苔黄白而腻，舌质红，小便微黄，大便稀溏，脉沉细弱。胸片除外肺结核，并于1989年1月10日在南昌某医院作CT及胸片断层检查提示：在胸6~7胸胁处发现一鸭蛋大阴影，并经病理科检查确诊为右肺未分化癌。中医诊断为"肺积"，辨证为肺脾两虚，肺虚痰阻，脾虚气滞，湿热积聚，血郁气阻，致成肺积（肺肿瘤）。在当地治疗罔效，专程前来诊治。治以扶正祛邪，清热化湿，攻坚破瘀，理气豁痰。

南沙参15g　北沙参15g　山药15g　半边莲30g　白花蛇舌草30g　鱼腥草30g　茯苓10g　枳壳9g　薤白10g　全瓜蒌30g　薏苡仁15g　石上柏10g　白石英30g　龙葵30g　桃仁10g　石见穿15g　半夏9g　生南星15g　侧柏叶炭15g

日服2剂。

复诊：上方服8剂后，咳嗽减轻，痰血亦少，上方去桃仁，加冬瓜仁30g、杏仁9g。又服8剂，胸闷痛减轻，加丹参15g。至翌年5

月共服 150 剂，给予胸片复查，提示；右胸第 6~7 肋处，肿瘤明显缩小，仅见鹌鹑蛋大，咳嗽胸痛、咯血诸症消失，睡眠及食欲均佳，精神亦振，舌苔薄白，舌质淡，脉沉细弱。上方去南沙参、北沙参，加党参、北黄芪各 15g，每日 1 剂，服 4 个月再复查。同年 9 月 30 日再作胸片复查，右胸第 6~7 肋处，圆形阴影消失，诸症息平。

肺癌的病机以气滞为主，早期治疗以止咳行气为先，若属晚期当宜扶正祛邪，重在补气补血，使正盛则邪去。无论早、中、晚期，遇到咯血者，宜止血，可重用侧柏炭；纳差可重用薏苡仁、山药、茯苓、枳壳等以醒脾健胃。

肺癌的整个过程，皆贯穿着痰、热、虚三证，痰在肺癌的发病机制中，常与脾虚痰湿、肺郁痰郁有关。而肺癌患者的种种症状均属痰之为患，若咳嗽气促，咳痰胸痛，多为痰湿壅肺、痰瘀搏结。所以，治疗离不开治痰，除用半夏、南星外，还宜重用薏苡仁，以燥湿化痰，降逆止喘，消痞散结。

运用中医药治疗肺癌，必须处理好辨病与辨证、整体与局部、祛邪与扶正三者关系。若患者属于晚期，以正虚为主，当以扶正为主，祛邪为辅，扶正药常以白参、北黄芪多用；中期以扶正与祛邪并重；后期以扶正为主。常可取得较好效果。

李培生

肺癌及恶性肿瘤转移术后胸痛咳嗽

李培生（1914~2009），湖北中医药大学教授

肺癌术后胸痛咳嗽

李某 男，68 岁，武汉市蔡甸区农民。1988 年 2 月 11 日初诊。

胸痛、咳嗽、咯血反复发作 4 年，又发加重 1 月。患者自 20 岁起至今一直大量吸烟，日 1 包许，伤害肺系。1987 年 10 月病发胸痛，咳嗽痰中带血，当时到武汉军区总院诊治，胸片检查：周围型肺癌。胸部右侧斜位断层：右中叶新生物可能性大。纤维支气管镜报告：周围性肺癌。遂于 1987 年 12 月 29 日在该院外科住院，在全麻下行右中叶肺切除术。术中见一拳头大包块，有坏死组织液化，经病理切片诊断为"腺癌"。术后又在该院对症治疗数日，于 1988 年 1 月 12 日出院。出院后月余，胸痛咳嗽又发，即到当地县医院诊治，经胸片检查，考虑肺癌复发。用中西药治疗（药名不详）无明显效果。刻诊所见：胸痛、咳嗽、痰少，不易咯出。每天痰中带血 1~2 口，血色暗红，右颈项部有一鸡蛋大肿块，红肿疼痛，纳食欠佳，舌淡红，苔薄黄，脉细数。李氏断曰：此乃大量吸烟，正气伤损，邪从肺入，毒热壅肺，久衍成癌也。肺癌手术，正伤更甚，阴液亏耗，而热毒壅肺，肺失肃

降，治当清热解毒，宣通肺气，滋阴补虚。

沙参 15g　炒冬术 10g　奶参 20g　玄参 15g　白芍 12g　陈皮 10g　茯苓 15g　炒枳壳 10g　土贝母 10g　半枝莲 20g　白花蛇舌草 20g　炒谷麦芽各 30g　炙甘草 6g

日 1 剂，水煎服，日服 3 次，禁烟酒辛辣之物。

二诊（1988 年 6 月 27 日）：服上方 10 剂，胸痛、咳嗽、咯血均消失，颈项部肿块亦消除。后数月未再服药。近月来因嗜食辣椒，烟瘾又犯（日吸半包许），致胸痛又发，咳嗽，咯痰带血，每日 3~4 口，血色鲜红，口干欲饮，舌淡红，苔薄黄，脉细弦，是毒热壅肺，痰浊内阻，肺气失宣，肺阴受损之证也。治宜清热解毒，宣肺化痰，养肺生津，凉血止血。

白花蛇舌草 18g　贝母 10g　半枝莲 15g　桑皮 10g　苡仁 15g　玄参 12g　橘皮络各 20g　黄芩 10g　冬瓜子 15g　乌贼骨 12g　炙杷叶 15g　海蛤粉 15g　芦根 15g　茅根 15g

水煎服。

三诊（1991 年 12 月 3 日）：连服上方 30 余剂，胸痛、咳嗽、咯血等症均缓解，3 年多时间未有复发，亦未服用其他药物。近日来因劳作太过，又因吸烟未禁，原病复发。症见胸痛，饭后尤为剧烈，咳嗽，每天晨起咯血 3~5 口，血色鲜红，口渴欲饮，纳食欠佳，舌质尖红，苔薄黄少津，脉象细数。到省某医院胸片检查：考虑肺癌复发，右下胸膜增厚，膈肌粘连。此热毒壅肺，宣肃失职，肺津耗损所致。治拟清热解毒，宣肺化痰，养阴润肺。

半枝莲 18g　川贝 10g　连翘 15g　薏苡仁 30g　白花蛇舌草 18g　黄芩 10g　芦根 15g　白茅根 18g　冬瓜子 15g　桑皮 10g　炙枇杷叶 15g　炙紫菀 10g　血余炭 10g　瓜蒌皮 10g　橘皮络各 10g　藕节 10g

服用上方 10 剂，咳嗽、咯血、胸痛消失，精神亦振，惟背部作胀，遂于上方加入宽胸理气、活血解毒之品，继进 30 余剂调治而愈。随访 3 年半未发。

肺癌胸痛，咳嗽咯血反复发作 4 年，曾作切除术，术后又反复发作，舌质红，苔薄黄，脉细数，是毒热壅肺，肺失宣肃，阴津耗伤使然。故李氏用药，始以清热解毒、宣肺化痰、养阴润肺之重剂为法，首见捷效。药后数月，因患者食无禁忌，吸烟不止，胸痛诸症又作，则以清热解毒、宣肺利气、化痰止咳、凉血止血为治，药后缓解。时越 3 年，劳作过度，痼疾又发，而用清热解毒、宣肺化痰、凉血止血、养阴生津之法奏效。细审此病，前后长达 4 年，4 年之中，胸痛咯血大发作 4 次，然病机总在毒热壅盛，正伤邪恋之间。是以临证用药，始终谨守病机，以清热解毒、宣利肺气、养阴生津为本，不因久病虚损而忌用寒凉，而又深合中医辨证论治之道。1994 年底，其子来谢曰：服药至今，诸症未发，已存活 6 年有余，且精神爽健，尚能下田间劳作，而其原同病室之 5 名肺癌术后病友，因未服中药，早已谢世多年云云。

恶性神经鞘瘤术后胸痛咳嗽

张某 男，29 岁，黄冈某中学教师。1993 年 12 月 27 日初诊。

左侧胸痛 2 月。1993 年 9 月 6 日因劳累而胸痛，未予重视。15 天后胸闷烦躁，疼痛加剧，自觉日渐消瘦，但无发热、咳嗽、咯血等症。1993 年 10 月 6 日到黄冈某医院住院诊治，胸片检查：左侧胸腔大量积液，纵隔心影均向右侧移位。CT 报告：左上肺尖块影，考虑为转移性肺癌。后经 2 次 CT 复查，均维持上述诊断。用放疗（VDOP）及抗结核药链霉素等治疗月余，并行胸腔穿刺抽胸水，症状无明显改善，遂出院来诊。刻诊所见：胸闷胸痛，左侧尤甚，烦躁欲死，咳嗽痰少，身体消瘦，右腋下淋巴结肿大（如鸽蛋大），舌质红，苔薄黄，脉细弦数。既往史：1992年6月因上臂外侧神经恶性鞘瘤在同济医院做过切除术；1992年10月因右侧臂部恶性鞘瘤在黄冈医院做过切除术；1993年4月左上臂内侧又发恶性神经鞘瘤在外院手术。几次手术后行病理切片均证实为恶性神经鞘瘤。且近月来手术瘢痕处又长出硬节，有疼痛感。CT检查：左上肺块影，考虑转移性肺癌，左侧胸膜肥厚并包裹性积液。胸腔穿刺：胸水为血性物。李氏谓：病者曾患恶性神经鞘瘤，做过3次手术，而屡有复发，毒热内蕴，转移于肺，肺失清肃，痰瘀阻络，水道失于通调，而有胸痛、咳嗽、瘰疬痰核之症也。当以清热解毒、宣肺化痰、软坚散结为治。

桑皮10g　冬瓜仁20g　薏苡仁30g　川贝10g　桃仁10g　炒黄芩10g　炙枇杷叶15g　白花蛇舌草18g　炒瓜蒌皮15g　连翘15g　橘皮络各10g　白茅根30g

二诊（1993年12月27日）：服上药19余剂，胸闷胸痛减轻，咳嗽已平，腋下肿大淋巴结竟告消退，精神振奋，纳食正常，二便通利，舌脉同前。药中肯綮，守上法而适当增损为治。

冬瓜子20g　夏枯草30g　薏苡仁50g　川贝10g　橘络10g　半枝莲10g　炙枇杷叶15g　炒瓜蒌皮15g　桑皮10g　蒲公英15g　连翘15g　炒黄芩10g　白茅根15g　芦根15g　车前子10g

前后加减服至30余剂，诸症缓解，体重增加，继以宣肺化痰、清热解毒、软坚散结、健脾益气之剂调理善后。

此例李氏断为热毒内蕴、痰瘀阻络、肺失清肃，以清热解毒、宣肺化痰、软坚散结为治。药用白花蛇舌草、半枝莲、黄芩、连翘等清热解毒，消肿散结；夏枯草、川贝、冬瓜仁、薏苡仁、桑白皮等宣肺化痰、软坚散结；桃仁行血化瘀，畅通血脉；瓜蒌皮、枇杷叶、橘皮络等宽胸理气、健脾化痰；芦根、茅根清热生津，利尿排痰。合而用之，则清热解毒，宣肺化痰，软坚散结，通利水湿之功昭然。

10剂后胸闷胸痛缓解，咳嗽即平，腋下之肿大淋巴结消失，其他证候亦有好转。中医药力量之神奇如斯，令人莫不信服也。而其中奥妙，贵在辨证论治矣。虽曰其预后难以预料，然其近期疗效如此，亦可供来者研究参考。

吴一纯

行气蠲浊治肺癌

吴一纯（1920~1996），第四军医大学唐都医院主任医师

肺癌的部分内涵，散见于中医"肺积""肺胀""息贲""咳嗽""痰饮"等文献之中，未成系统。吴教授经过多年探索，认为肺癌多因正气先伤，邪毒犯肺，以致肺气膹郁，宣降失司，气机不利，致气、血、痰、食、郁胶结，积聚于肺，形成肺癌。其病机以气滞为主，其发病是全身疾病的局部反映。本病从动态观察其标本矛盾双方的变化随疾病的发展而变化，即在疾病发展的不同阶段，癌组织（邪）与自身的抵抗能力及反应状态（正）的标本地位有所不同。肺癌的早、中期，正气可支，胃气、神气尚存，应以癌组织为病本；而疾病晚期，正气不支，全身衰竭时，以正气及机体的反应状态为病本。

吴教授根据肺癌病本的认识，以行气蠲浊为治病法则，自拟平消片为治病专用药。

炒枳壳 50g　郁金 30g　仙鹤草 30g　白矾 30g　火硝 30g　制马钱子 20g　五灵脂 25g　干漆 10g

制成片剂，每片 0.5g，每次 4~8 片，日 3 次。

方中枳壳质轻量重，配郁金、仙鹤草、马钱子共奏行气通络之功；郁金、五灵脂、干漆活血破瘀；白矾、火硝化湿祛痰消癥。诸药

合用，行气蠲浊，攻坚破积，推陈出新，用治肺癌，经临床和实验证实有较好的疗效。

辨证施治原则：疾病早、中期以祛邪为主，晚期以扶正固本为主。具体分为5型。

1. 阴虚毒热型

症见咳嗽，少痰，或痰中带血，或为脓痰腥臭，便干溲赤，舌红而干，脉细数。治宜养阴清热，解毒散结。药用南沙参、北沙参、天冬、麦冬、百部、天花粉、桑叶、鱼腥草、阿胶、生扁豆、金银花、白花蛇舌草、半枝莲、浙贝母、川贝母等。

2. 脾虚痰湿型

症见咳嗽痰多，胸闷气短，乏力倦怠，纳少腹胀，面色萎黄不华，或见肢体浮肿，大便溏薄，舌淡胖边有齿痕、苔白腻，脉濡细。治宜健脾燥湿，清肺化痰。药用党参、黄芪、苍术、白术、茯苓、陈皮、半夏、薏苡仁、桔梗、白前、百部、紫菀、甘草等。

3. 气滞血瘀型

症见咳嗽不畅，气急胸闷或胸痛，痛有定处，大便秘结，舌有瘀斑或瘀点罗布，脉弦。治宜理气化滞、活血化瘀。药用仙鹤草、五灵脂、郁金、三棱、莪术、制马钱子、黄芪、枳壳、降香、桔梗、紫菀、桃仁、杏仁等。

4. 毒热瘀阻型

症见咳嗽，痰黏色黄，或咳吐腥臭脓血痰，胸闷气喘，便干溲黄，舌红或有瘀斑、苔黄干，脉滑数。治宜清肺化痰、解毒逐瘀排脓。药用金银花、连翘、芦根、薏苡仁、冬瓜仁、桃仁、浙贝母、桔梗、甘草、鱼腥草、丹皮、丹参、半枝莲、白花蛇舌草等。

5.气血两亏型

症见咳嗽，咳声低微，气短不足以息，乏力倦怠，动则自汗，纳呆食少，面色苍白，消瘦神疲，舌淡或暗淡，或舌体瘦小，脉沉细无力或虚大无根。治宜益气养血，扶正固本。药用黄芪、当归、党参、白术、茯苓、鸡血藤、黄精、何首乌、女贞子、百合、补骨脂等。

原发性支气管肺癌案

王某 男，43岁，司机，1964年5月26日入院，住院号：80524。

患者咳嗽、胸闷半年余，经门诊胸部透视，初诊为升主动脉瘤收住院。住院后经多次X线胸片证实为右侧支气管肺癌，有两侧纵隔淋巴结及右侧胸膜转移，胸片号：60486。痰中查见雀麦型癌细胞，细胞学检验号：30778。服氮芥20mg，放射5600rad后，出现严重的放射治疗后肺炎，咳嗽咯痰加重，被迫放弃放射治疗，于1965年2月12日起请中医诊治。刻诊：面色紫暗，呼吸急促，舌绛紫，脉细滑略数。辨为肺经气滞血瘀，痰浊阻滞。治以宣肺行气、祛瘀化痰解毒法。处方：①长期服用足量的平消片，每次6~8片，日3次；②间断服用中药汤剂，基本方如下。

生艾叶20g 大蒜20瓣 木瓜12g 百部12g 瓦楞子30g 陈皮10g 全蝎10g 山豆根10g 蜂房10g 生姜10g 田三七5g 甘草3g

持续治疗至1965年10月，症状基本消失，一般情况好，恢复了司机工作。仍遵医嘱坚持服用平消片，院复查，生活、工作一如常人。但于1992年2月16日死于心肌梗死，已荷瘤生存27年。

患者有胸部X线片和病理学检查结果，诊断明确。西医学根据其为小细胞未分化癌，且已有转移，认为预后较差，不宜手术，但放疗又出现严重的放射性肺炎而放弃，故请中医诊治。经以行气蠲浊为主法、以平消片为治病药结合辨证施治治疗 8 个月后，症征消失，恢复工作，疗效满意。需要特别提出的是，本例患者的情绪乐观开朗，对治疗和预后至关重要。

肺转移癌（骨巨细胞瘤肺转移）

苏某 男，34 岁，干部。

患者 1957 年因右股骨下端巨细胞瘤在长春市某医院行刮骨移植术。1 年后复发，在沈阳市某医院截肢，术后病理诊断为骨巨细胞瘤。1961 年出现咳嗽胸闷，X 线胸片示右肺块状影，经抗结核等治疗无效。1962 年症状加剧，在痰中数次查到癌细胞，结合病史与线片结果等，先后在西安、上海、北京等多家医院会诊，确诊为肺转移癌。于 1963 年 2 月请中医诊治。刻诊：见患者精神萎靡，表情痛苦，体形瘦削，胸闷气短，咳嗽胸痛，腰酸膝软，头昏健忘，食欲不振，乏力倦怠，唇舌暗红、苔白而腻，脉沉细弦。诊为肺积，辨为肺经气滞血瘀痰凝，真元受损。治以行气蠲浊法为主，佐以益肾扶正。处方：①平消片 8 片，每日 3 次；②补骨脂、何首乌、郁金、瓦楞子、鹿角霜、土贝母、露蜂房各 30g，蜈蚣 2 条，莪术、没药各 10g，山慈菇 15g，甘草 3g。6 剂，水煎服。

患者坚持服用平消片，汤剂据证以调整。连续治疗 5 个月后，胸痛消失，咯痰减少。继续服平消片至 1964 年 6 月，线片示病灶吸收，病情基本控制。嘱继服平消片治疗，病情一直稳定。于 1968 年停药 6 个月，期间又出现胸部剧烈疼痛，咳嗽及全身衰竭症状，胸片示右肺门阴影（密实影）大如拳头。于 1969 年初，重新服用平消片，5 个月后症状消失。5 月 21 日复查胸片，见右肺原肿瘤阴影基本消失，一般情况好，恢复全日工作。以后每年住院复查体检 1 次，胸片、心、肝、肾均无异常。嘱坚持服用平消片，每次 4~6 片，每日 3 次。至 1993 年 2 月 2 日随访，患者尚健在。

患者有胸片及病理学检查，诊断明确，为骨巨细胞瘤肺转移。经以行气蠲浊为主要治则、以平消片为治病药物的治疗，病情较快得到控制。以后坚持服用平消片，至今存活已 30 年之久，一般情况好，未见毒副反应，疗效非常满意。患者曾停服平消片半年后病症复发，用药 5 个月后疾病控制的事实，证明了平消片与行气蠲浊法对肺癌的治疗作用。同样，本例患者情绪乐观开朗，心理压力较小，是一个重要的积极因素。

（史恒军　汤云龙　赵建斌　整理）

邱佳信

健脾入手治疗消化道恶性肿瘤

邱佳信（1937~　　），上海中医药大学附属龙华医院主任医师

邱师认为：从中医辨证角度来看，消化道恶性肿瘤邪实是其客观存在，而脾虚则贯穿疾病的始终。《医宗必读·积聚篇》指出："积之成者，正气不足，而后邪气踞之。"而"脾胃为后天之本"，脾胃功能失调，正气生成不足，机体抗邪能力下降，造成疾病的发生；再则脾失健运，津液不能输布，痰浊凝聚，形成邪毒；在疾病发展过程中，两者又互为因果，造成疾病发展过程中，两者又互为因果，造成疾病的恶化。从临床表现来看，消化道恶性肿瘤常有其共同症状，如疲乏无力、面色少华、脘腹不舒、便溏、脘腹隐隐作痛等，按中医辨证则应辨为脾虚。从中医治疗整体观来说，在治疗肿瘤时，除用祛邪药物攻伐局部肿瘤外，必须注重整体功能的维护，特别是调理脾胃，以保后天之本，增强机体抗病能力，以期达扶正祛邪之功。

为客观评定健脾为主药物治疗消化道恶性肿瘤的疗效，邱教授采用西医学的前瞻性临床研究方法，对胃癌和肝癌进行了较大样本的临床观察。

在胃癌的临床研究中，运用随机分层配对法，将141例晚期胃癌患者分成中药组、西药组和中西药结合组。中药组给以由炒白术、茯苓、白扁豆、红藤、太子参等以健脾为主，辅以清热解毒、软坚散

结方剂治疗；西药组给以方案化疗（MMC、5-Fu、MTX）；中西药结合组既服中药组的方剂，又应用 MMF 方案化疗。研究结果显示：中药组第 1、2、3 年生存率各为 82.44%、64.49%、37.72%；西药组各为 41.39%、27.59%、7.62%；中西药结合组各为 79.62%、61.44%、40.84%。经统计学处理，中药组和中西药结合组生存率与西药组比较，有显著性差异。中药组的中位生存期为 23.5 个月，中西药结合组为个月，西药组仅为 8.0 个月。健脾为主中药治疗的中药组生存期明显高于西药组；同样应用健脾为主中药的中西药结合组生存期亦高于西药组，但与中药组比较并无显著性差异。

在对 123 例晚期肝癌的临床研究中，治疗组患者给以炒白术、茯苓、太子参、岩柏、马兰根、生牡蛎等中药所组成的健脾理气、清热解毒、软坚化痰方剂治疗；对照组则以其他方剂治疗。治疗组 1 年生存率为 32.5%，而对照组仅为 13.4%，两组间存在显著性差异（$P < 0.05$）。

以上结果表明，健脾为主中药在消化道恶性肿瘤治疗中起到十分重要的作用。笔者曾治一女性患者，因腹痛而做 B 超检查，发现胆囊实质性占位病变，后经检查确诊为胆囊癌。因在外院屡用疏肝活血、清热解毒方剂无效而来我院就诊。来院时患者诉有腹部作胀，隐隐而痛，纳呆，大便时溏，舌苔白腻。辨证当属脾胃虚弱，痰浊内聚，旋用邱师健脾之法予以治疗。基本方：炒白术、茯苓、太子参、红藤、菝葜、岩柏、马兰根、金钱草。服用中药治疗 1 年后复查，见胆囊内占位病变缩小。1 年半后做 CT、B 超检查提示胆囊萎缩，肝脏正常，无明显肿瘤征象可见。

健脾机制有突破

为探索健脾中药对消化道恶性肿瘤的作用机制，邱教授采用西医学技术手段，做了大量而又深入的实验研究。

研究结果显示，健脾中药作用机制有以下几个方面。

一、某些健脾药物对癌细胞具有一定的细胞毒作用

在利用细胞培养技术观察健脾中药对癌细胞的细胞毒作用研究中发现，某些单味中药和方剂对胃癌细胞有一定的杀伤作用。其中四君子汤中各味药物的杀伤作用程度不同，但杀伤力最大的是四君子汤的全方。更有意义的是，作为四君子汤的使药——健脾渗湿的茯苓，在单味时对细胞的杀伤力很低，但与君药——党参相配时，则杀伤力可明显提高，这就表明中药方剂四君子汤配伍的合理性。

健脾药物对癌细胞具有细胞毒作用的研究结果，印证了中医"补中自有攻意"的理论内涵，它展示了中医理论现代研究的新领域。

二、健脾药物的抗癌增效作用和对正常细胞的保护作用

在临床工作中，我们常常可以看到在对肿瘤患者使用化疗药物的同时，合并应用中医中药可减少副作用，增强疗效，其机制何在？邱教授把胃癌细胞的 V79 细胞作为指标，在应用健脾类中药后加用细胞周期特异性（S 期）抗癌药物 5-Fu 作培养试验，以观察这些中药可能的作用。研究结果显示：在 5-Fu 存在的情况下，四君子汤或白术等健脾类方药对西药对胃癌细胞的杀伤有增效作用，并可使正常细胞免受细胞毒类药物的伤害。这一结果提示：在临床工作中合理选择化疗药物和健脾类药物同时应用，可增加化疗药物的杀伤作用，并使机体正常细胞免受化疗药物的伤害，从而减少化疗药物的副作用。

三、健脾药物的反突变作用

肿瘤成因多阶段学说认为：肿瘤的形成必须经过起始、启动和进

展几个阶段，而起始的生物学基础是细胞突变。致变（致癌）等因素持续作用又是癌症屡治不愈的重要原因之一。由此可见，研究中药的反突变作用，这将在影响肿瘤的发生、发展乃至肿瘤的治疗中有着十分重要的意义。在用 V79 细胞突变试验作为模型的研究中发现，健脾药物炒白术、生黄芪等单味中药和四君子汤等中药方剂具有明显的反突变作用。在四君子汤的拆方研究中发现，如配伍中缺一味甘草，其反突变的作用就明显降低。在细胞介导突变的研究中发现，健脾药物对正常大鼠肝细胞介导突变有明显的影响，若在致癌剂 DMA 中加入四君子汤，则显示出其对大鼠正常细胞介导突变有明显的阻断作用。

以上的健脾药物反突变作用研究提供了有益的信息，首先它印证了中医理论"邪之所凑，其气必虚"的正确性。致癌（致变）因素只有在机体抗病能力下降的情况下，肿瘤才有可能发生；而使用了扶正（健脾）药物之后，机体抗病能力增强，能够抵御致病（致癌）因素的侵袭，才能阻止肿瘤的发生。这也就是说，只要有肿瘤的存在，机体必有虚证，有虚证就应用扶正法。这也就是为什么在消化道恶性肿瘤中应用健脾法的内在原因。再则，我们在临床上可以看到，许多消化道恶性肿瘤患者虽经手术等方法除去局部肿瘤，但终因复发和转移而造成治疗的失败，究其原因就是因为体内的致变因素（致癌）持续作用而造成的。而使用健脾药物能阻断致癌剂对正常细胞的突变作用，可使机体免受致癌（致变）因素的持续作用，这对抑制肿瘤的发展（复发、转移）有着重要的意义。这也就是为什么健脾药物在消化道恶性肿瘤的治疗中取得良好效果的原因之一。

四、健脾药物对肿瘤转移的抑制作用

癌的转移是恶性肿瘤患者的致死原因之一。在临床上常见到使用药物治疗后，患者的癌转移率就明显减少。为明确健脾药物对肿瘤的影响，邱教授首先选择了单味健脾中药——白术作为研究对象。用 C57 小鼠 Lewis 瘤作为工具，观察白术对该瘤转移的影响。研究结果显示，白术组的肺转移灶数为 4.5 ± 3.87；而对照组为 18.13 ± 4.52（$P < 0.05$），表明白术有明显抑制 Lewis 瘤肺转移的作用。在健脾为主复方研究中，选用 BALB/C 裸鼠作为工具，在脾包膜下接种人体胃癌细胞（转移型），观察健脾为主方剂对胃癌的肝、肺、腹膜种植转移的影响。结果显示，健脾裸鼠组的肝、肺、腹膜种植转移灶和腹水出现率均明显低于对照组，进一步表明健脾药物具有抑制肿瘤的转移作用。西医学研究证明，在肿瘤细胞群体中有高转移性潜能的细胞亚群存在，而健脾药物可能就是选择性地杀伤这些具有高转移潜能的细胞，从而达到抑制肿瘤转移的作用。

从邱教授上述学术经验中我们可以看到，脾虚是消化道恶性肿瘤发生、发展的重要因素，临床实践和研究表明了健脾法治疗消化道恶性肿瘤的独特优势，而实验研究更是揭示了其丰富的现代科学内涵，这无疑将在中医临床应用和开展中医现代研究中起到积极作用。从邱教授的工作中，我们也可以领悟到中医理论对肿瘤防治工作的指导作用，而现代实验手段的应用则是古老中医学发展的新途径，这对开拓中医学的未来是个有益的启示。

李修伍

抗癌验方虎七散

李修伍（1923~　），河南中医药大学教授

临床常用虎七散合旋覆代赭汤为基本方，辨证治疗食管癌、胃癌等消化道癌症，每能取得一定疗效。现将具体治疗介绍如下。

虎七散由壁虎、三七粉二味配制而成。取壁虎70条焙干研面，加三七粉50g拌匀，空腹每次服3~4g，日2次，黄酒或开水送下。汤剂基本方组成如下。

党参15g　茯苓15g　黄芪15g　夏枯草20g　姜竹茹10g　姜半夏12g　旋覆花12g　白花蛇舌草30g　代赭石30g　丹参30g　半边莲30g　蜂房9g　炙甘草6g

食管癌应重降逆润燥，可选加公丁香、川贝母、山豆根、石斛、威灵仙、玉竹、太子参、刀豆子等；胃癌注意消食导滞，选加牡蛎、楂曲、谷麦芽、鸡内金、仙鹤草、瓦楞子、青陈皮、神曲、枳壳等；软坚散结可酌加牡蛎、海藻、山慈菇、莪术、三棱、鳖甲、石见穿、徐长卿等；清热解毒加蜀羊泉、七叶一枝花、铁树叶等；化瘀止痛加当归、赤芍、延胡索、香附、郁金、丹参等；痰湿者加南星、青礞石、薏苡米、藿香、佩兰、车前子、荷梗等。每日1剂，冷水先泡1小时，水开煎半小时后即可服用。

王某　71岁。门诊号78-17163。1983年11月初诊。

患者初起吞咽困难，胸骨后痛，曾呕血数次，色鲜或紫，量多，1 次约 50ml，均经止血、输液治疗而缓解。1983 年 10 月 23 日胃镜检查示食管下段浸润性癌（约 5cm 范围），病理（食管活检）具小团瘤细胞，诊断为食管癌。患者拒绝手术，惧于放、化疗而于 28 日来诊。苔薄润，脉弦滑。辨为气滞血瘀痰凝，结于食管而成噎食。因气火有余，克脾犯肺，血随气升则呕血。治以理气平肝、润肺散结、活血化瘀、和胃降逆为主。虎七粉每次 4g，日 2 次冲服，同时配服汤剂。

党参 10g 代赭石 30g 夏枯草 30g 白花蛇舌草 30g 丹参 30g 瓦楞子 30g 仙鹤草 30g 神曲 30g 川贝母 18g 姜半夏 18g 茯苓 18g 山慈菇 15g 当归 15g 牡蛎 15g

服药 6 剂，症状得减，胃纳好转，精神渐佳。3 个月后能食软饭，胸骨后疼痛基本消失。又 2 个月能进干饭，无梗阻感。在上方中加三棱 20g、蜀羊泉 30g、黄芪 25g，以加强散结解毒之功效。连服 7 个月后，服药期间有间断。在治疗的 3 年中先后有 2 次感冒，均在原方基础上加疏风清热药后得以缓解。目前患者饮食如常人，全身情况良好。治疗 3 年又 7 个月，胃镜复查，病灶缩小。

海某 54 岁。1984 年 11 月初诊。

患者胃脘隐痛，纳食呆滞，泛清水，大便呈黑色有数年之久。伴下肢乏力，疲倦，迭进附子理中汤、黄芪建中汤和西药，均无效。经省某医院胃镜检查，诊断为"胃癌"。只因患者身体虚弱，不宜手术，嘱其调养月余，再作安排。据家属代诉：患者以往有胃溃疡史。来诊时，面色㿠白，时有呕吐、呻吟，苔白厚，脉细小。近来汤水不进，呃声频频，吐白黏条痰，便坚色黑。此系中气不足，胃失和降。法以降逆和胃，佐以补气、解毒、化瘀。忌烟酒辛辣、油煎硬物。虎七粉每次 4g，日 2 次冲服。配服汤药。

党参 15g 旋覆花包煎, 10g 半夏 10g 炙甘草 10g 代赭石先煎，30g　黄芪 30g　煅瓦楞子 30g　丹参 30g　焦山楂 30g　白花蛇舌草 30g　山慈菇 30g　姜汁　韭菜汁各一匙

二诊：服上方 12 剂后，饮食已进，精神大振而呻吟声已除，面稍红，苔白厚已消退，脉起有力。患者不愿再行手术而要求续服中药。上方去半夏加仙鹤草 30g，50 剂。后按上方略加减出入服药 300 余剂，虎七粉 2000g 左右，去医院第 2 次行胃镜检查，病灶消失。

本组 50 例中，食管癌 32 例，胃癌 18 例，所有病例均单纯应用上法治疗，以在本院治疗日开始，按生存时间计算疗效。50 例中生存期超过 6 年者 2 例；生存期在 3~6 年者 4 例；2~3 年者 5 例；1~2 年者 25 例，共占 50%；6~12 个月者 10 例，占 20%；6 个月以下者 4 例，占 8%。大多数患者服药后症状减轻，食纳转佳。

中医治癌，贵乎辨证施治，不可妄用清热解毒，破坚攻伐之品，只因癌症求诊于中医者，多属不适宜其他治法，病多至后期。临证所见，可概括为正虚、血瘀、毒聚三类，多为正虚邪实之证，要紧紧抓住扶正调理为主、化瘀抗癌为辅的治疗大法。故立旋覆代赭汤进退，组成基本方以扶正祛邪、降逆化痰、化瘀散结解毒。因于食管癌者，偏于降逆润燥；因于胃癌者，偏于消食导滞，并可根据患者的体质、年龄等，结合临床不同证型，分别选加软坚散结、清热解毒、化瘀止痛、化痰除湿之品；同时服用虎七散，功在解毒抗癌。

（周宜强　整理）

陈慈煦

通降解毒法治疗食管癌、胃癌

陈慈煦（1913~1983），贵阳中医学院教授

食管癌、胃癌多属中医"噎膈""反胃""胃脘痛""癥瘕""积聚"等病范畴。其病多由饮食不节、情志不遂、正气内虚等多种因素综合作用而成。盖饮食不节则积热消阴，络伤气滞，津液变痰，痰郁化热；情志不遂则肝郁气滞，疏泄失职，脾胃纳运不健，津液不能输布，气血生化不足，反致酿湿生痰，痰滞经络。气滞血瘀，痰、气、瘀血交阻，蓄而化热，聚成癌毒，停积于胃脘食管。久之正气消蚀，精气日亏。加以脾胃受纳运化不健，化源日少，正气驱邪无力，邪毒日盛。邪毒日甚，气滞更深，痰瘀日益胶着，胃纳越来越少甚至几于断谷，生化之源日益匮乏，又致正气日益亏虚，终成"虚、痰、毒、瘀"互为因果、恶性发展的复杂病理过程。

已故贵阳中医学院教授陈慈煦先生指出，在食管癌、胃癌的发生、发展过程中，除虚、痰、毒、瘀之间互为因果的恶性过程外，胃之通降失常亦有着十分重要的意义。盖胃为太仓，主受纳水谷和传化糟粕，食管亦属于胃。胃为六腑之一，以降为顺，以通为用。由于气滞、痰阻、血瘀、毒热等阻滞食管胃脘，中焦痞塞不通，势必导致胃腑通降失司，六腑之虚实更替失常，上不能受纳水谷，下不能传化糟粕。因水谷受纳受阻，则化源无继，气血无以化生，从而加重了正气

之虚。传化之道不利，糟粕难以下行，邪毒难以假谷道排出体外，愈聚愈深愈甚。正气愈虚，祛邪无力；邪毒愈甚，精气愈亏，故而气虚则气更滞，血燥津枯瘀尤深；痰瘀交结气更滞，邪毒积聚正愈虚，从而促进胃癌、食管癌的恶性发展。

基于以上分析，先生认为，胃癌、食管癌的治疗，应针对气滞、痰凝、血瘀、邪毒胶结，阻滞食管、胃脘这一环节，施以"通降"之法，再结合"解毒"之法以抗癌解毒。先生指出：

（1）六腑以通为用，以通为补。恢复六腑的通降，胃能受纳，气血才有生化之源；糟粕始能下行，邪毒才能随糟粕而清除有道。

（2）行气、消痰、活血祛瘀、解毒抗癌，本身就是通法的具体措施。气郁得伸，疏泄有常，脾胃健运，气行则津行、血行，原有之痰浊、瘀血因之而消。痰瘀既行，则经气流行，脉道滑利，自无瘀滞之患。

（3）抗癌解毒，以削弱邪势。邪毒日减，即能安正，发现越早，抗癌解毒越及时，正气受到的损伤越小，因邪毒尚浅，抗癌解毒的效果也更好。倘延搁时日，邪愈甚而正愈亏，再议攻伐，则毒根盘结，难以为功，正气不支，反而致祸。但若畏其伤正而漫用滋补，则正气未必因补而强，邪气却可能借补而更甚，盖补能恋邪。故除见亏虚之象，在通降解毒法中兼以扶正和癌症进入中晚期，正气极亏，但以扶正为主、留人治病者外，先生对滋补药物的使用，是比较审慎的。

对正气尚强、体质尚可者，先生常以通降解毒方治之。共治30余例，其中完全治愈2例，至今已生存10余年，仍健在（见验案选录）显效5例，症状基本消失，存活3年有效15例，症状明显减轻，体重增加，能进普通饮食，存活1年以上。总有效率73.3%。

基本方药

旋覆花包,10g　代赭石15g　法半夏15g　云茯苓15g　陈皮10g
瓜蒌皮10g　薤白10g　丹参10g　桃仁10g　红花10g　火麻仁15g　蜈蚣

研，吞，3条　守宫研，吞，5g（或用守宫20条，蜈蚣20g，白酒500ml，浸泡7天后，加水稀释至2000ml，每服50ml，每日3次）　蚤休10g　白花蛇舌草20g　半枝莲20g

呕吐噎膈，进食受阻：加丁香3g，柿蒂9g，刀豆子10g。

大便燥结，腹胀不舒：加芒硝5g（含化），淡苁蓉15g。

神疲乏力，精神萎顿：加党参15g，太子参20g，黄芪15g。

潮热盗汗，口咽干燥：加沙参15g，麦冬15g，生地15g，玄参15g，银柴胡10g。

胃脘隐痛，喜温喜按，朝食暮吐，暮食朝吐，泛吐清水，面色萎黄，大便溏薄：加干姜6g，丁香3g，吴茱萸6g，附片6g，高良姜10g，党参15g。

还可视病人具体情况，酌情加以入药。

（1）软坚散结：海藻、昆布。

（2）抗癌解毒：八月札、蜣螂虫、三棱、莪术、三七、木馒头、猕猴桃根、嫩核桃枝。

（3）消导药：神曲、麦芽、山楂、鸡内金等。

本方以旋覆花、代赭石、法半夏以降逆；法半夏、陈皮、云茯苓、瓜蒌皮、薤白化痰利窍，消痞开塞；桃仁、红花、丹参活血行瘀；蚤休、蜈蚣、守宫、白花蛇舌草、半枝莲抗癌解毒，火麻仁润下通降，充分体现了先生"通、降、解毒"的基本原则。

田某　男，66岁。1981年3月4日初诊。

食入作梗，胸膈憋闷，嗳气，矢气，吐痰涎后稍快，不久复阻如前。素嗜烈酒，最多时可一次饮酒1000ml，并有长期吸烟史，日20~30支，诊舌红苔黄，脉细弦。先生怀疑为食管癌、胃癌，嘱病人做西医检查。拟方理气化痰、清热解毒、降逆和胃兼以活血通络。

瓜蒌皮仁各7g　薤白头9g　陈皮9g　法半夏10g　云苓10g　炙

甘草_{4g}　佛手片_{12g}　薏苡仁_{20g}　炒枳壳_{5g}　白术_{10g}　桃仁_{9g}　红花_{9g}　当归_{10g}　旋覆花_{包,10g}　代赭石_{包,10g}

7剂。

二诊（1981年3月11日）、三诊（3月18日）：嗳气减，纳食渐好，原方加丁香2g、柿蒂9g。

1981年4月28日，上海市肿瘤医院病理诊断：贲门癌，累及食管下段。病人拒绝手术及放、化疗。乃调整原法原方，拟通降解毒法治之。

旋覆花_{包,10g}　代赭石_{包,15g}　法半夏_{15g}　云苓_{15g}　陈皮_{12g}　薏苡仁_{20g}　丁香_{3g}　柿蒂_{9g}　昆布_{15g}　夏枯草_{15g}　蚤休_{10g}　丹参_{15g}　火麻仁_{15g}　郁李仁_{12g}　白术_{9g}　炒谷麦芽_{各10g}　芒硝_{另包,嚼服,12g}　白花蛇舌草_{30g}　半枝莲_{15g}

并加服蜈蚣守宫酒，每次50ml。

以后一直以此方加减治疗，每日1剂。至1982年4月13日，诸症消失，改制丸药，丸重9g，每次1丸，日服次。又服年余，服食一如常人，遂停药，至今健在。

烟酒酷烈，积热内盛，耗津灼液，痰从中生，痰热滞气，气滞血瘀。痰、气、瘀并阻，邪毒乃成，停聚胃腑，气逆不降，正气消蚀。先生在西医尚未确诊之前，紧扣病机，即疏以通（理气、化痰、行瘀、通腑）降（降逆）解毒之法；西医确诊后，辨病与辨证相结合，在原法原方基础上，选用历经临床和药理实验均证明确有卓效的抗癌解毒药物。因病人体质尚实，故少用补正恋邪之品，以免助邪为患，仅用枳术丸合于方中：取其补而不滞，能蠲饮化痰，补中行气，妙用芒硝嚼化，通涤六腑而伤正之弊少。可谓辨证精确，遣药如神，守法守方而告全功。

（孙继婷　翟信长　易玉斌　整理）

张梦侬

白鹅血治疗食管癌、胃癌

张梦侬（1896~1977），湖北中医药大学名中医

陈某 男，43岁。工人。1966年10月5日初诊。

自觉咽中终日有异物梗塞感，卧则更甚，但饮食尚能吞咽，住汉口铁路中心医院，住院号（52389）。经过3次钡餐透视拍片检查，诊为"食管癌"。病灶在食管下段1/3处，每次检查所见，均有发展，现在病灶已扩张到宽约0.8cm、长约9cm大小。于1966年月5日邀余诊视，见形容瘦削，大便干结。脉象弦数，两寸俱芤。

食管下连胃之上口贲门，胃为足阳明经之腑，喜润恶燥，本病乃燥化太过，津液被灼，所以上则咽中梗塞，下则粪如羊矢，肌肉瘦削，甚则饮食不能吞咽而吐出。故前人谓为胃槁，俗称噎膈。治宜于生津润燥，滋阴益胃，佐以软坚散结、消肿败毒之品。

南沙参 15g　明玉竹 15g　杭麦冬 9g　旋覆花布包, 9g　怀山药 24g 白茅根 60g　白花蛇舌草 120g　蜂蜜 120g

上药加水 2500ml，慢火熬至 750ml，去渣，后加蜂蜜于药汁中熬和，每日1剂，分4次服。

另单方：①白鹅血热服。用法：一人将白鹅两翅及两腿紧握，另一人将鹅颈宰断后即令患者口含鹅颈，饮其热血，5~7日1次。如无白鹅，白鸭亦可，功用相同。（临床经验证明，虽感饮食吞咽作吐的患

者，饮白鹅热血多不作吐。）②将白鹅尾部毛取下烧成炭，研极细末，分3次，调米汤或稀饭服完。鹅鸭肉均可煨汤食。禁忌：各种鸡、鹌鸽、猪头、猪蹄、牛、羊、狗肉、鲤鱼、黄颡鱼、鲇鱼、虾、蟹、辣椒、芫荽、葱、蒜、韭、薤、姜、花椒、胡椒及一切发疮动火之物，特别是酒类，更应禁绝房事。

二诊（11月10日）：服上方30剂，服白鹅血2次、白鸭血3次，咽中梗塞感已减大半，食欲增进，大便正常，精神色脉均好转。前日经铁路中心医院钡透复查，病灶完全消失，昨日又经"武医二院"钡餐透视检查证实，病灶消失，惟咽中尚有不适感，照原方加竹茹25g，嘱续服1月，继续观察。

三诊（12月28日）：又服上方30剂，于本月20日又经汉口铁路中心医院放射科检查（X线号：723978）报告："食管上中段正常，下段见扩张良好，但有时有一时性收缩窄，照片见下段黏膜仍清晰，胃呈瀑布状，本身无器质性病变，十二指肠未见异常，贲门部现无肿瘤存在，同意前次报告。"

今诊脉象弦缓，按之反涩，咽中仍感不适，但嗳气后则宽，睡眠欠佳，纳食不旺，多食则气胀不舒，此属气津回复，癌肿虽消，而中焦气滞。前方暂停，拟和胃降逆、利气消胀法。

醋炒柴胡 6g　代赭石末 15g　四制香附 6g　姜制竹茹 9g　旋覆花布包，9g　陈皮 9g　厚朴花 9g　白茯苓 9g　全紫苏 9g　炒谷芽 9g　炒麦芽 9g　半夏 6g　炙甘草 6g

3剂。

四诊（1967年1月18日）：纳食正常睡眠亦佳，大便时干，喉中作燥，但不咳嗽，舌色无异，脉弦缓和，胸腹不胀，法宜甘平苦辛轻剂，益胃润肺以善后。

南沙参 24g　当归 9g　甘草 9g　麦冬 9g　甜杏仁 9g　竹茹 9g　广

陈皮各 9g　明玉竹 15g　怀山药 24g　白茅根 24g

10 剂。

患者经治 3 月余，病已痊愈，随后走访，7 年以来，体质健康如昔，劳动能负重，患者曾传抄此药方和单方给其他待排除食管癌病人，照法服用，亦有疗效。

何某　女，51 岁。1970 年 2 月 20 日初诊。

患者从 1969 年 7 月份起，不能食干饭，只能食稀饭，逐渐加剧，食稀饭也感吞咽困难。于 1969 年 11 月 13 日在武医附二院做食管钡餐透视拍片检查，认为"从临床观察结合 X 光检查钡透，食管癌的诊断基本上可以成立，系早期，有手术适应证。"意见："食管中下段后壁不光滑，但饮钡通过顺利，扩张尚可，以上改变，早期癌肿不能排除。"

患者因不愿手术，访得病例 1，将食管癌的原方与单方抄去，服药 20 余剂，病情有所好转，由于有发热，咽干，大便结，吞咽欠利，特来就诊。当时认为肺胃伏热化燥，火灼阴伤，津液被劫。于滋阴增液方中，仍加软坚、散结、败毒、消癌之品。

南沙参 15g　生地 15g　明玉竹 15g　杭麦冬 15g　海藻 15g　玄参 15g　怀山药 24g　蒲公英 30g　地丁 30g　旋覆花布包，9g　白茅根 60g　白花蛇舌草 120g

以水 3500ml，熬至 750ml，去渣，再加蜂蜜 200g 熬和，分 2 日 5 次服，30 剂。白鹅血照法续服。

二诊（1970 年 5 月 3 日）：再次经武医附二院钡透拍片复查对照，意见："食管中下段后壁压迹边缘光滑，钡剂通过顺畅，扩张良好，上述改变，考虑为降主动脉压迹所致。"

现在症状，仍有烦热咽干，口味作苦，喜饮食冷之物，按口苦为胆热之征，乃木火内燔所致，仰原方改旋覆花为 15g，加黄芩 9g，10

剂。服法同前。

3 年来，间有从何某那个公社来的其他病人，说是看到何某的呃噎病治好了，特来就诊，因此询知何的身体已经恢复健康。

邵某 女，46 岁。1968 年 8 月 12 日初诊。

病情经过：原有胃病 10 多年，经常食欲不振，精神疲乏，食后脘中胀闷，嗳气翻饱，甚则呕逆，自觉胃中有块，逐渐增大。于 1968 年 7 月 19 日，先胃脘作痛呕血，后则剧痛难忍，经当地医院按急腹症治疗无效，当天转汉口某医院住院治疗，住院号（59312）。经内外科会诊，疑为胃穿孔或肠梗阻，进行剖腹探查，发现胃小弯窦部癌肿穿孔，已有小网膜粘连覆盖，大网膜（近横结肠侧）肿块质硬，为肿瘤转移病变。胃后部与胰腺粘连成硬块状一片，无法切除。只将充血水肿之阑尾切除，在小网膜孔处引流，关闭腹壁各层，缝合结扎。患者为胃癌晚期转移，病情危重（节录汉口铁路中心医院病程记录原文）。术后患者胃脘仍阵发性剧痛，日夜时常发作，用各种镇痛剂以图缓解，勉强住院 20 余日，认为无法治疗而出院。于同年 8 月 12 日特来就诊。

自述终日痛发难过，不求将病治愈，只求得能安静度过数日而已。视面色呈重病容，痛发则呻吟不绝，脉缓而濡，舌苔白润，神倦纳差，创口上起剑突，下至小腹，脘中肿块明显高突，约大如儿头，手不可近。拟定下方，以观后效。

赭石粉 15g　海藻 15g　旋覆花 布包, 9g　三棱 煨, 9g　昆布 15g　莪术 煨, 9g　夏枯草 60g　赤芍 9g　制鳖甲 15g　白茅根 30g　白花蛇舌草 120g

加水 3000ml，熬至 1000ml，滤去渣，再加蜂蜜 100g 入药汁中，熬和，分 2 日或 3 日 10 次服完。连续服 1 个月。

又单方：白鹅血，趁热服。5~7 日服 1 次（用法及禁忌同上）。

二诊（9月11日）：从开始服中药及饮白鹅血后至今近1个月，痛减大半，肿块亦平。饮食增加，精神转好，能扶杖行走，惟口味变酸，照原方加陈皮（盐水炒）9g。续服1月，白鹅血照法续服。

三诊（11月8日）：近2个月来，连初诊共服中药25剂，饮白鹅血9次，腹痛早除，饮食二便正常，精神体力渐复，今日步行2500m亦不觉累。脘中肿块全消，腹部平坦柔软，重按不觉有抵抗物，亦不作痛。再照原方加南沙参15g，按照前法，续服10剂，以巩固疗效，并嘱注意禁忌，继续观察百日后来复查。

四诊（1969年1月10日）：近来右侧季胁时作刺痛，疑为癌肿转移，病又复发，为之腹诊，脘腹柔软与三诊无异，痛处正当章门穴处，按之无包块。重按反不痛，不热，不肿，不红，诊脉弦缓，舌苔白厚，舌质正常，臆断为络脉空虚、气机不畅，不是癌肿转移复发。拟通络补虚法。

鹿角霜 15g　当归须 9g　柏子仁 9g　炒白芍 9g　桂枝尖 4.5g　炙甘草 9g　旋覆花布包，9g　制鳖甲 15g　桃仁泥 9g　紫降香 9g　九香虫焙焦，研细，分冲，9g　生姜 3 片　大枣 3 个　葱叶 9 支

5剂，水煎，每剂分3次服。1日1剂。

本病患者，经此次诊治后，于1969年8月3日经当地医院复查未发现任何包块及胃癌病灶，1970年4月15日，1972年8月21日，因食欲不佳，或小腹作痛，各来诊查一次，身体健康如常。于1973年10月份曾写信随访，患者复信，胃癌未再发。

谢远明

活血化瘀法在食管癌治疗上的应用

谢远明（1932~　），陕西省中医药研究院
附属医院主任医师

丛某　48岁，工人，1970年8月14日初诊。

患者以吞咽不利，进食有噎感2月余为主诉而求诊。日进食150~200g，且只能进流食，伴有进行性消瘦，胸背疼痛，固定不移，偶有锥刺痛感，反胃、恶心，时有呕吐（为胃内容物），胸脘痞闷。脉弦细涩，舌质红有瘀斑，苔薄。经某医学院第二附属医院X线钡剂拍片，诊断为食管癌。脉证合参，当属血瘀气滞，宗活血化瘀兼以疏肝理气之法。

丹参10g　白术10g　土贝母10g　白花蛇12g　广木香12g　蜈蚣4条
土鳖虫10g　全蝎10g

每日1剂，日服2次，连服45剂。

9月16日诊：服前方1月半，自觉噎感减轻，精神好转，饮食增加；每日进食300~350g。

10月23日拍片复查：见其原癌变局部管壁较前光滑，钡剂通过良好。继用前方加减治疗服药年余。

1972年2月1日诊：诸症消失，饮食增加，日进食500g左右，无噎塞及其他不适感。拍片复查：局部管壁光滑无缺损，黏膜纹完全

恢复正常，钡通过无阻。继守前法化裁，制成粉剂，以巩固疗效。

白花蛇 30g　蜈蚣 30g　广木香 30g　乌梢蛇 30g　土鳖虫 30g　三七 15g　鸡内金 60g

共为细末，日服 2 次，每次 3g，药完即配，嘱勿间断。

随访结果：1973 年随访复查，自觉无任何不适；X 线片示：原病灶局部管壁显示僵硬，但充盈及钡剂通过良好，未见狭窄及缺损征，上段亦不扩张。守前方粉剂，巩固疗效。1974 年 6 月 16 日及 11 月 20 日两次拍片复查，均未见异常。1981 年随访，已上班工作多年，无任何不适。

安某　56 岁，炊事员。1971 年 2 月 26 日初诊。

患者以进食噎感、吞咽困难月余，近日加剧为主诉求诊。形体消瘦，面色萎黄，精神欠佳，每日进食 100~150g，且只能进稀糊汤，时吐白色黏痰，胸骨后及背部锥刺样痛，进食时加剧，食入即吐，脉沉细涩，舌有瘀斑，苔黄腻。经某医学院第二附属医院 X 线拍片提示：食管钡剂通过受阻，上段扩张明显，诊断为食管上段癌。综观脉证，此为瘀血内阻，气机不利。法当活血化瘀为主，兼以疏肝和脾。拟活血消癌汤加减。

丹参 30g　白术 10g　白芍 10g　土贝母 10g　僵蚕 10g　白花蛇 12g　广木香 12g　蜈蚣 4 条　三七冲服，3g　麝香冲服，0.3g

1971 年 3 月 7 日诊：服前方 12 剂后，吞咽噎塞感锐减，饮食稍增，日进 200~250g，呕吐已止，余症同前。脉沉细，舌苔黄。守前方继续治疗。并配服下方散剂 1 料。

白花蛇 30g　土鳖虫 30g　广木香 30 个　蜈蚣 30 个　僵蚕 30 个　全蝎 30 个　三七 15g　麝香 0.5g　黄芪 60g　鸡内金 60g

日服 2 次，每服 3g。

1971 年 4 月 26 日诊：服前方半月，吞咽通畅，精神好转，体重增加，日进食 500g 左右，且可进干馍，胸背痛减轻，吐痰及呕吐完全消失。脉沉细，苔白。继用前方治疗。因麝香短缺，改用山豆根 15g、白花蛇舌草 30g，余药同前，连服 63 剂。

1971 年 8 月 4 日诊：诸症消失，精神好，已上班工作。续服下方散剂，巩固疗效。

白花蛇 30g　蜈蚣 30g　土鳖虫 30g　僵蚕 30g　全蝎 30g　广木香 30g　三七 15g　鸡内金 60g　麝香 0.8g

2 剂，共为细末，日服 2 次，每服 3g。

随访结果：1972 年 1 月 10 日复查，X 线拍片示：原癌变部位管壁僵硬，但钡剂通过良好，上段仍有扩张。继服前散剂 1 料以巩固疗效。1975 年 6 月 4 日 X 线拍片复查：未见明显异常，停药，嘱以饮食调理。1981 年 12 月随访，无任何不适，已上班工作 6 年。

刘某　67 岁，干部。1970 年 10 月 12 日初诊。

患者以吞咽困难 5 月余为主诉求诊。现症：饮食有噎塞感而疼痛，痛如锥刺，固定不移，胸痛彻背，痛苦难忍，伴恶心反胃呕吐（为胃内容物或咖啡样稀水），吐后疼痛稍减，伴吐白色黏痰，便溏时有脓血。脉弦细涩，稍带数象，舌红苔黄腻。曾在外院 X 线拍片诊断：食管中段癌，长约，黏膜破坏明显。收住本院治疗。辨证为瘀血内阻，瘀而化热所致，法当活血化瘀兼清利湿热。但处方用药时却给以健脾燥湿为主的二陈汤加味。

生薏苡仁 30g　白术 30g　忍冬藤 30g　制半夏 15g　陈皮 10g　全蝎 10g　露蜂房 10g　山豆根 10g　甘草 6g

水煎，早晚服，连服 1 个月。

1970 年 11 月 12 日诊：药后病情加重，胸背痛及噎塞感均加剧，咳嗽，痰中带血，呕吐有血块。X 线拍片复查：见其癌变局部管壁较前片光滑，钡剂通过受阻，黏膜破坏明显，脉弦涩，舌有瘀斑，苔黄。

脉症合参，仍为瘀血重证，活血化瘀实乃当务之急，急投血府逐瘀汤加血竭 12g，乌蛇 15g，瓜蒌 30g，胆南星 12g，早晚水煎服，连服 45 剂。

并配服 706 粉：生草乌、生川乌、生南星、生半夏、广三七、血竭等份为末，每服 1.5g，日服 2 次。

1971 年 1 月 21 日诊：服前方后，病情日渐好转，改为以下处方。

白花蛇冲，10g　广木香 12g　广三七 3g　炙马钱子 3g　瓜蒌 3g　山豆根 3g　板蓝根 3g

某院拍片复查见其原黏膜破坏完全消失，管壁光滑，钡剂通过良好。1971 年 2 月 5 日出院。嘱服下方。

蜈蚣 30g　全蝎 30g　土鳖虫 30g　白花蛇 30g　广木香 30g　鸡内金 30g　三七 15g

共为细末，每服 3g，日服 2 次。以巩固疗效。

随访结果：1971 年 6 月 19 日来院复查，X 线片示：见其原狭窄管壁完全恢复正常，舒张自如，钡剂通过良好，黏膜未见异常。续服 2 月 5 日方，巩固疗效。1972 年 8 月随访：无任何不适。1974 年 6 月来院复查，X 线未见异常。

中医称食管癌为噎膈。噎膈早期，以肝郁气滞、湿热内聚型为多见，当噎膈兼有格拒明显时，则以瘀血阻滞、脾胃虚寒型为多见。此 3 例噎膈患者，均经西医 X 线拍片确诊为食管癌，中医辨证为瘀血阻滞为主证。治则紧扣瘀血病机，选用活血化瘀药，及经研究证明有抗癌作用的一些中药，取得了较好疗效。如离开病机，离开辨证施治的规律，一味追求"抗癌"药的选用，而忽视整体，往往会造成不良后果。另外，虽属瘀血内阻型的噎膈患者，但辨证亦各有不同，因而在处方用药上应因人而异，如血瘀兼有气滞者宜在化瘀的同时兼以行气；若瘀血夹有湿热者，应以化瘀为主，配以清热解毒，利水渗湿的药物，才能更好地发挥其治疗作用。

顾丕荣

三辨三法求其本，三忌三要治肝癌

顾丕荣（1912~2009），上海市第四人民医院主任医师

三 辨 三 法

癌症的成因，是由正气先虚，而后邪气凑之，导致气滞血瘀，聚痰蕴毒，相互搏结而成。故在治疗中，早期宜攻中寓补；中期宜攻补兼施；晚期宜补中寓攻，但也不能强求分期。总之，因人、因病灵活应用，方可克敌制胜。所用药物，不论补泻消散，尽量选用具有抗癌作用之品，可取事半功倍之效。

一、辨虚扶正以抗癌

"养正则积自消"，可见扶正法在肿瘤治疗中的重大意义，而扶正首先应辨明气血阴阳亏损，以便"损者益之，虚者补之"，调和阴阳，生化气血，促进人体的免疫功能，增强自身的抗癌能力。每当发现肝脏癌变，大多已属中、晚期，所以更宜峻补，扶正以祛邪。

气虚证见神倦懒动，语声低怯，头晕自汗，面色㿠白，舌淡苔薄，脉虚。宜选用：人参、党参、太子参、黄芪、白术、山药、甘草等。黄芪宜生用，用量为 30~60g；党参或太子参，可用 20~30g。如防其壅

286

滞，则加莱菔子，清代傅青主已将人参与莱菔子同用，且莱菔子也有制癌作用。

血虚证见头晕乏力，心悸少寐，爪甲无华，舌淡失荣，脉细。常选用：当归、川草、白芍、地黄、丹参等。

阴虚证见午后发热，虚烦少寐，盗汗遗精，头晕目涩，口干咽燥，舌红少苔或剥苔，脉细数。可选用：天冬、麦冬、沙参、玉竹、女贞子、旱莲草、生鳖甲、龟甲等。

阳虚证见形寒肢冷，面色惨淡，大便溏泄或完谷不化，舌淡胖、苔白滑，脉沉迟。当选用：肉桂、仙灵脾、补骨脂、鹿角片、五加皮、韭菜子等。其他如百合、扁豆、寄生、续断、杜仲、大豆、核桃枝（夹）、胡麻仁、火麻仁、豌豆等，都具有扶正抗癌作用，可随证选用。

二、辨证祛邪以制癌

肝癌治疗中，祛邪的目的，在于化积，包括行气散结，活血消肿，化痰软坚，以及虫类搜逐，清热解毒等法。《内经》有"坚者削之""客者除之""结者散之""留者攻之"的论点，使邪去则正自安。

气滞证见脘腹胀满或气体攻痛，嗳气矢气则舒，舌苔薄白或微腻，脉弦。宜选用：木香、乌药、香附、小茴香、枳壳、八月札、郁金、莪术等。

血瘀证见痛有定处，按之有块，压之更痛，或痛如针刺，逢夜加重，舌质紫暗，或有瘀斑，脉涩。应选用：乳香、没药、桃仁、红花、延胡索、大黄、川芎、三七、石见穿、蜂房、蟾皮、壁虎、丹皮、铁树叶、虎杖、天葵子、鬼箭羽、姜黄等。

湿痰证见胸脘痞闷，恶心呕吐，大便溏泄，或肢肿腹大，苔腻或黄，脉濡或缓滑。可选用：厚朴、枳壳、猪苓、茯苓、土茯苓、车前草、薏苡仁、生半夏、石菖蒲、鲜南星、瓜蒌、薤白、羊芳、瞿麦、石韦叶、墓头回、荸荠、海藻、蛤壳、牡蛎、常山、防己、徐长卿、山慈菇、黄药子等。

尚有清热解毒之品，也是抗癌的重要组成部分，如七叶一枝花、半枝莲、蒲公英、白石英、龙葵、鱼腥草、紫草、牛黄、青黛、败酱草、半边莲、野葡萄根、地锦草等，可以酌情选用。因肿瘤是由邪毒致病，大凡邪毒每易化火，正如尤在泾所谓："凡痞结之处，必有阳火郁伏于中……宜以苦辛寒药清之开之，然非易事也。"

三、辨病选药以治癌

因肿瘤的发病部位和性质有所不同，根据肝癌的特殊情况，选用相应药物，如莪术、石见穿、虎杖、生鳖甲、龟甲、八月札、猫人参、凤尾草、夏枯草、龙胆草、郁金、生姜、铁树叶、熊胆、牛黄等，其中以生鳖甲、鹿角片、八月札、石见穿、白花蛇舌草、虎杖、猫人参等为主选药物，所谓"治病必求其本"。

肿瘤一证，实为难治之疾，除中西医采用各种治法之外，还应用辅助疗法与注意事项相辅而行，相得益彰。

三　忌

一、一忌破血

在祛邪化积法中，宜活血不宜破血。通过临床观察，施用破血之品，如三棱、水蛭、山甲、皂角刺等，对肿瘤虽有消坚止痛作用，但应用过久，每易导致肿瘤扩散或转移，盖因破血之药，能使瘀毒在脉络中随波逐流，到处乱窜，联系临床本病生存的病例来看，大多未投破血方剂，或虽用而未久；相反地，若持续用之，虽能取效一时，但预后不良。

二、二忌烟酒

烟之为害，前人早有"耗血损气"之训。近代发现若吸烟多者，不仅损折其寿，且因香烟产生的焦油（明显致癌因素），除对肺癌有直接关系外，还能导致喉癌、食管癌、膀胱癌、胰腺癌等多种癌症的发生。若肿瘤患者吸之，犹如抱薪救火，自取速亡。

酒之为害，比烟稍逊一筹，因酒辛热有毒，烈酒更甚，扁鹊谓："过饮腐肠烂胃，溃髓蒸筋，伤神夺寿。"东垣谓："酒大热有毒，饮酒入胃，先走肝胆二经。"肝癌者饮之，扇动内风相火，风得火势，火借风势，因而昏迷、抽搐、失血等险象叠生，祸不旋踵。

三、三忌讳医

古有成语，"讳疾忌医"。现代忌医者仍不乏其人，在农村中仍有"信巫不信医"之俗，也有信中医不信西医，或信西医而不信中医，从而贻误中西医两法治疗的优越性，不胜叹惜！

三　要

一、一要食疗

古人有言，"园蔬胜珍馐"。这对肿瘤患者更相适应，应多食用新鲜蔬菜、水果、萝卜、薏苡仁、扁豆、百合、海带、紫菜和菌类中的猴头、银耳、香菇、松蕈等，也可吃些蛤类（软体动物）、龟、鳖及硬壳果实等。

二、二要摄养

肿瘤患者，常因忧患惶恐，导致病情恶化，医者根据《灵枢》"告之以其败，语之以其善，导之以其所便，开之以其所苦"，务使患者心情旷达，乐观对待，树立战胜疾病的信心，并嘱家属精心护理，宽慰病人。

三、三要练功

《内经》谓："百病皆生于气。"气为血之帅，血为气之母，练气功，能使气血调和，阴阳平衡，促进新陈代谢，达到自我调节的目的。

夏某 男，40岁。

患肝炎已2年，初诊为慢性肝炎。于1980年春初检验，甲胎火箭电泳为530，甲胎定性对流阳性、扩散阳性，血凝法为1：1000，经某医院确诊为肝癌。住院用化疗2个月，火箭电泳上升至14000，因而停用化疗，未行手术，改用中草药治疗，未见改善。7月间注射白蛋白后，火箭电泳下降至9000，同年10月13日来本院肝病门诊，肝区微胀，精神不振，舌质淡红，苔黄腻，脉弦滑。肝功能：胆红素3.0mg，谷丙转氨酶（－）。此系早年肝受邪伤，初病在气，久延入络，络瘅血瘀，与邪毒湿热互凝成癥，结于右肋之下。治当补肝健脾，化湿解毒，以抗其癌。方用：

炒党参 焦白术 生黄芪 当归 炒白芍 茯苓 薏苡仁 枳壳 川朴 黄芩 八月札 郁金 鳖甲 牡蛎 土鳖虫 莱菔子 白花蛇舌草 猫人参 茵陈

随症加减，服药30剂。火箭电泳下降至182，对流为（±），精神渐振，但口干舌燥，此为瘀毒化火耗津，前方加麦冬、天花粉等。又服30剂，甲胎对流、扩散均转阴性，火箭电泳为250，症状明显改善。仍以前方出入，服至 1981 年 12 月，火箭电泳正常，血凝转阴，B 超检查未见明显块团。迄今 9 年来一切正常，患者自述 1980 年曾用化疗 3 个月，从未再用西药。

王某 女，58 岁。

患者于 1979 年 6 月自觉中上腹隐痛，进食后稍缓解，未医而安。1980 年 3 月旧病复发，并伴有嗳气吞酸，来本院就诊，做 CT 等检查，诊断为"胃小弯巨大溃疡 4.5cm×4.5cm"。11 月 30 日收入病房，行胃次全切除术，标本病理切片提示为未分化腺癌，手术时发现肝右叶顶部 2cm×2cm 结节，诊断为胃癌肝转移。1981 年 4 月 30 日出院，因用化疗后胃纳减少，白细胞下降而停药，改用中药治疗。患者神疲纳少，舌质红，苔根花剥。大凡剖腹之后，正气已虚，气阴两伤，瘀毒由胃累及于肝脏，前途未可乐观。书云："壮人无积，虚人则有之。"治当大剂扶正以固本，化瘀解毒以抗癌。方用：

党参　生黄芪　白术　麦冬　玉竹　八月札　石斛　生鳖甲　生牡蛎　石见穿　白花蛇舌草　地骷髅　生甘草

上方随症加减，连服至 7 月中旬，自觉症状消失，B 型超声波提示，肝内未见占位性病变，舌质淡红微暗，苔薄而润，气阴渐复，余毒未尽，再以前方出入，减石斛，加猫人参、败酱草等。服至 1984 年 3 月身体健壮，胃纳正常。

万文谟

肝 癌 验 案

万文谟（1923~ ），武汉市第九医院主任医师

胡某 男，61岁，工人。住院号 57500。1974 年 5 月 24 日初诊。

患者于 1974 年 3 月 30 日因肝区不适及形体消瘦收住我院。入院后经肝 B 超检查为上界第 6 肋间，右肋下 3cm，剑突下 5cm，肝厚 9.5cm，稀疏呆滞波。右侧见直径 4cm 包块平段，范围 3.5cm×6cm。肝功能未见明显异常。于 4 月 13 日、5 月 17 日、6 月 5 日 3 次扫描，均示右叶占位病变。甲胎蛋白初为阴性（4 月 16 日），继为阳性（5 月 24 日）。临床诊断为原发性肝癌。用氟尿嘧啶静脉注射 1 次，因反应较大而停药。于 5 月 4 日改用中药治疗。初诊时症见面容消瘦，精神欠佳，纳食不振，脘腹胀气，疲乏无力，右胁偶尔隐隐作痛，口苦干，小便黄，大便微溏不爽。苔黄腻，舌红紫，脉弦。触及肝质较硬，边缘不整，表面凸凹不平。中医诊断为癥积。辨证为湿热毒邪蕴遏，痰凝血瘀，脾运失常，癥积中焦。拟法清热利湿，解毒化癥，兼调脾胃。处方为：

白花蛇舌草 60g　垂盆草 60g　虎杖 30g　生牡蛎 30g　红枣 30g　夏枯草 15g　藤梨根 15g　丹参 15g　麝香 9g　郁金 9g　白术 9g　甘草 9g

连服 15 剂。至 6 月 8 日症见病情稳定，仍觉精神欠佳，脘腹略胀，腻苔稍退，脉弦细。拟法如前。处方为：

虎杖 30g　藤梨根 30g　白花蛇舌草 30g　半枝莲 30g　铁菱角 30g
生鳖甲 30g　女贞子 30g　太子参 30g　红枣 30g　郁金 9g　藿香 9g　干
蟾皮 6g

连服 20 剂。至 7 月 14 日症见纳食好转，精神欠佳，大便成形，小便微黄，苔薄黄根腻，脉弦细。按原方改干蟾皮为 9g，再服 15 剂。以后略有增损，服药至 9 月 11 日出院。

出院后继用原方调治，同时用蟾蜍油（活蟾蜍 1 只，去内脏洗净，用麻油 500g 煎枯去渣备用）炒菜佐餐为辅助治疗（据云已服此油 15kg，还将炸后蟾蜍食尽）。至 1975 年 3 月 30 日扫描未见肝内占位病变，原缺损区已好转（见湖北中医药大学附院报告单 1119 号），检查甲胎阴性。触诊肝于肋下可触及 1cm，质稍硬。精神食欲恢复如常，并参加生产劳动。观察至 1984 年 5 月，未见病情反复。其间因急性阑尾炎来我院做过 1 次手术，未有其他病变。

姚某　男，50 岁，干部。1983 年 11 月 27 日初诊。

患者有慢性肝炎、丹毒、高血压等病史。1983 年 11 月日突然大量齿衄，急往口腔医院就诊，用糊剂外敷齿龈以后，始见脑血减少。初步诊断为肝硬化继发血小板减少。于 11 月 26 日出院。翌日来我院就诊，症见齿衄未发（糊剂未除），口干微苦，小便黄赤，大便不爽，疲乏无力，胁肋偶觉刺痛，脘腹略胀。苔黄腻，舌紫红，口中闻血腥及臭味，脉弦滑，手心抚之较热，未见淋巴结肿大。腹部右肋下可及肝大 5cm，质硬，边缘尚齐，表面有结节状物；左肋下可及脾大 3cm，质硬，边缘较钝。血胆红素 1.6mg，谷丙转氨酶 200 单位。血小板 6.8×10^9/L。肝 B 超见丛状波型。湿热毒邪久羁，痰凝血瘀，脾失运化，癥积中焦是其本；阴虚火旺，血热妄行是其标。拟法清热利湿，育阴止血以治其标；解毒化癥，调理脾胃以治其本。处方为：

旱莲草 30g　女贞子 30g　白茅根 30g　小蓟 30g　生牡蛎 30g　虎

杖 15g　茵陈 15g　夏枯草 15g　生地 15g　鳖甲 15g　阿胶 10g　丹皮 10g
陈皮 10g　茯苓 10g　三七末冲药汁服，6g

连服 6 剂以后，齿衄未发（齿龈糊剂已除），口中干苦及腥臭已解，大便通畅，精神较佳。原方去生地，再服 6 剂。至 12 月 24 日做 B 超为右半肝形态失常，可见多个大小不等低回声区，最大范围为 3.5cm×5.6cm，提示为右肝实质占位性病变。继而扫描诊断仍为肝右叶占位病变。甲胎蛋白阴性，血沉 94mm/ 小时，血小板 $90×10^9$/L。苔薄黄根腻，脉弦滑。再诊断为肝硬化恶变。拟法以解毒化癥为主，兼调脾胃。处方为：

虎杖 30g　生鳖甲 30g　茵陈 30g　白花蛇舌草 30g　半枝莲 30g　龙葵 30g　女贞子 30g　太子参 30g　藤梨树 15g　天花粉 15g　丹参 15g
阿胶 10g　白术 10g　干蟾 6g　三七 6g

连服 45 剂。另用西黄丸 3g 服，每日 2 次。同时以蟾蜍油炒菜佐餐（见胡某）。至 1984 年 3 月 2 日复查肝功能正常，血沉 60mm/ 小时。血小板在正常范围。腻苔已退，呈薄黄苔，脉弦细。大便成形，小便或清或黄，纳食精神尚可，夜寐欠佳。仍宗原法。处方为：

太子参 30g　白花蛇舌草 30g　半枝莲 30g　白石英 30g　龙葵 30g
女贞子 30g　旱莲草 30g　龟甲 30g　生鳖甲 30g　生牡蛎 30g　陈皮 10g
甘草 10g　茯苓 10g　阿胶 10g

连服 36 剂，至 6 月初恢复工作，以后又在原方基础上略有增减，服药经年。

至 1986 年 8 月 12 日 B 超未见明显占位病变。肝功能、血小板、血沉等均在正常范围。触诊肝大 3cm，质地较前稍软，表面未触及结节状物，脾可及 2cm，质地仍偏硬。以后常服下方。

龙葵 30g　白花蛇舌草 30g　夏枯草 15g　陈皮 10g　甘草 10g
煎汁当茶饮。

观察 4 年有余，自觉一般情况尚好，能坚持全日工作，偶见胃脘小痛，用六君子汤合左金丸加减数剂则已。

肖某 男，57 岁，工人。1985 年 7 月 18 日初诊。

患者于 1985 年 6 月 22 日至 7 月 18 日在某医院住院，B 超及 CT 均提示为肝左叶占位病变，临床诊断为原发性肝癌。剖腹探查证实为肝左叶肿瘤，并不侵犯肝门。行左肝动脉结扎并行化疗后出院。出院即就诊于中医。症见右胁隐隐刺痛，腹部略有胀气，大便日行二三次，尚成形，小便色黄短少，夜寐尚可，苔薄黄边白，舌质淡紫，边有齿印，脉弦细。腹部肋下可触及癥块（肝大约 2cm），质地较硬，下腹叩诊有明显移动浊音，下肢指压有少许凹陷。湿热毒邪蕴遏，肝脾功能失调，痰凝血瘀，结聚成癥，水湿内停。拟法健脾行水，调畅肝血，解毒化癥。

太子参 15g　虎杖 15g　藤梨根 15g　夏枯草 15g　白石英 15g　龙葵 15g　龟甲 15g　生鳖甲 15g　生牡蛎 15g　白花蛇舌草 30g　半边莲 30g　陈葫芦 30g　赤芍 10g　白芍 10g　当归 10g　白术 10g　大腹皮 10g

连服 60 剂，同时用蟾蜍油作辅助治疗。

至 10 月 26 日复查已无腹水，下肢不肿，舌脉如前。按原方去葫芦、薏苡仁，加女贞子 30g、生黄芪 30g，再服 60 剂，以后略有增减，断断续续服药至今。观察 2 年零 10 个月，眠食行动如常。

以上列举肝癌 3 案，证候大致相同，均有湿热毒邪蕴遏，痰凝血瘀，脾运失常之象，故以清热利湿、解毒化癥、兼顾脾胃功能为治疗大法。肝脏肿瘤的病变虽然大致相同，但个体差异有别。如姚某最初表现为阴虚火旺，血热妄行之象，病后又有胃脘痛阵发的情况，说明中医治疗肿瘤，还是以辨证论治为主较好。选用近代研究证明的某些抗癌药物，也应避免大剂苦寒，注意顾护脾胃为宜。

以干蟾配方和蟾蜍炸油佐餐是可取的。近有报道蟾蜍提取物（华蟾素），对动物移植性肿瘤有抑制作用，尤其对小鼠肝癌有较明显的抑制作用，还具有镇痛、消炎、保护细胞免疫作用（《中西医结合杂志》1985年第2期）。

七情是诱发癌症的重要因素，也是影响病情转归的重要因素。上述3例中，胡某秉性浑厚，对病情毫无恐惧之心，连炸后的蟾蜍，也可啖食自若；姚某和肖某秉性均豁达开朗，对病情处之泰然，这些都会直接影响疗效。因此，运用中医学的整体观，关心病人情志变化，对肿瘤的转归，也是十分重要的。

关幼波

肝母细胞瘤治验

关幼波（1913~2005），北京中医医院主任医师

肝肿瘤属中医"积"和"癥"范畴之内。是气滞有形，血瘀有物，固定不移，痛有定处，虽得之于气，但受病于血，乃为脏病。正如《诸病源候论·癥瘕病诸候》指出的"癥者，皆由寒温不调，饮食不化，与脏气相搏结所生也"。肿瘤在生长过程中，病者的正气已经受到不同程度地损伤，尤其是肿瘤晚期的患者，正气已败，毒邪过盛。中医治病的目的是使气血调和，阴平阳秘。所以关教授不赞同采用大剂量的、经药理证明有抗癌作用的中药组成单一方剂给予苦寒清泄，而提出扶元阳，理脏气，散滞破瘀，祛浊生新以扶正为侧重的综合治疗观点。并认为小儿体质与成人明显不同，脏腑娇嫩，气血未充，经脉未盛，精气未足，是谓稚阴稚阳，不可攻下无度；小儿又是纯阳之体，生机蓬勃，发育迅速，因此又不可温补无节，而宜扶正固本为主，化瘀攻坚为辅，立法处方要充分体现中医的整体观念、辨证论治的特色。不赞同一法定乾坤、一方贯用始终，主张根据具体情况因人因证制宜，不囿于一法一方。兹列举验案一则，加以说明。

王某 男，2岁。病历号1567。1982年10月8日初诊。

初因其母发现患儿上腹部有一包块而来诊。患儿面色萎黄，精神

怠倦，食欲不振，二便正常。无黄疸、发热、呕吐等症状。查体：体温 36.7℃，脉搏 90 次 / 分，体重 9kg，发育营养尚可，轻度贫血征，皮肤及巩膜无黄染，浅部淋巴结未见肿大，无颈静脉怒张，心肺未闻异常杂音，剑突下肝体可触及一 5cm×6cm 包块，边界清，质硬，表面不光滑，稍可移动，触之不哭闹，右肋下可触及肝脏 1cm，质软，叩诊肝上界位于右锁骨中线第 5 肋间，脾脏可扪及边缘，余未见异常。

实验室检查：血红蛋白 108g/L，红细胞 2.9×10^{12}/L，白细胞 6.35×10^9/L，肝功能正常；甲胎蛋白（对流电泳法）呈阳性；B 型超声探查发现肝左叶占位性病变，疑肝左叶肿瘤。1981 年 9 月 9 日在全麻下行剖腹探查术。术中见肿瘤位于肝脏左外叶，约 7cm×5cm×5cm 大小，肝右叶正常，肝门及胃周围未见肿大淋巴结。行肝左叶切除术。病理报告：胚胎型肝母细胞瘤。

术后患者情况尚好，但于手术 5 个月后 B 型超声复查时，又发现肝右叶有新的占位性病变，回声特点与 1981 年 8 月 26 日肝左叶包块特点相同，经多次定期 B 型超声复诊，根据肝母细胞瘤发病特点，结合病史考虑，诊断肝母细胞瘤复发是有依据的。患儿不适宜进行第 2 次手术，故进行保守治疗。虽用中西药治疗半年余，病情不见好转，1982 年 9 月 27 日 B 型超声复查肝右叶锁骨中线附近可见及 1.6cm×1.6cm 占位性病变两处。于 1982 年 10 月 8 日请关教授会诊。

患儿发育正常，营养尚好，但精神欠佳，面色萎黄少光泽，精神倦怠，食欲不振，舌苔薄而微黄，脉沉弦。此证为肝郁血滞，毒邪未清，阳气受损。应标本兼治，清解毒热。故治宜先活血解毒，再以扶正祛邪。药用：

草河车 10g　山慈菇 6g　全瓜蒌 10g　野菊花 10g　焦白术 10g　酒

黄芩 10g　赤芍 10g　白芍 10g　全当归 10g　泽兰 10g　香附 10g　生牡蛎 10g　鸡内金 110g　鳖甲 10g

连服 14 剂，每日 1 剂，水煎分 2 次服。

二诊（1983 年 1 月 17 日）：患儿于 11 月初开始服药，服 5 剂后，食量增加，精神好转，服 20 剂后，饮食正常，精神饱满，苔薄黄腻，两脉弦。B 型超声复查：肝右叶较大，回声欠均匀（未拍片）。脉症合参，肝郁缓解，气滞渐舒。故而继服活血解毒之剂，佐以扶正之品。

生黄芪 10g　草河车 10g　山慈菇 6g　瓜蒌 15g　野菊花 10g　山楂 10g　白芍 10g　焦白术 10g　酒黄芩 10g　生牡蛎 10g　鸡内金 10g　丹参 10g　醋香附 10g　鳖甲 10g　藕节 10g

14 剂。每日 1 剂，水煎分 2 次服。

三诊（1983 年 3 月 1 日）：服药 25 剂，精神及食欲均已正常，但时有低热，苔薄黄，两脉弦滑。B 型超声复查肝右叶较大，右叶较强回声区性质待定。患儿毒热内蕴，气阴受损，但经祛邪扶正治疗，体内阴阳正处在消长之中，低热是客观反映。故治法不变，稍佐解肌退热之品，以促阴平阳秘，气血调和。

生黄芪 15g　草河车 10g　山慈菇 10g　瓜蒌 20g　野菊花 10g　泽兰 10g　丹参 10g　生牡蛎 10g　鸡内金 10g　赤芍 10g　白芍 10g　丹皮 10g　鳖甲 10g　香附 10g　银柴胡 3g

20 剂，每日 1 剂，水煎分 2 次服。

服药 2 剂后，患者始有轻度腹泻，清水样便，日 2~3 次。服药 5 剂后，腹泻次数明显增加，甚则日 10 次以上。这是加用银柴胡伤伐胃气所致，故减去，而加用炒苍术 10g、炒白术 10g，以增健脾止泻之力。然而服药后，腹泻却有增无减，故服 2 剂后嘱患儿停药观察。患儿精神及饮食均正常，毫无疲乏体倦之征象，较前却更加活泼，低热也有明显减退，服药则泻，停药则当日即止。关教授指出：患儿虽日泻 10 余次，但精神、饮食、活动均正常，低热也有减退，说明胃气未伐，正气未损。腹泻是否由于瘀血散，毒邪去所致。因此不减银柴胡，继服 10 剂，观察疗效患儿服药 5 剂后，腹泻次数逐日减少，服药 9 剂时，腹泻已止。

四诊（1983 年 3 月 27 日）：患儿虚热退，腹泻止，纳食佳，精神好，舌苔薄黄，两脉弦滑。结合脉证，患儿正气已复，瘀邪已散。治法应以益气扶正为主，软坚化瘀辅之。

生黄芪 15g　炒苍术 10g　炒白术 10g　青皮 10g　陈皮 10g　藿香 5g　茯苓 10g　瓜蒌 10g　赤芍 10g　白芍 10g　泽兰 10g　香附 10g　山慈菇 5g　鳖甲 10g　山药 10g　生姜 10g

20 剂。每日 1 剂，水煎分 2 次服。

五诊（1983 年 4 月 26 日）：服药 20 剂，精神及饮食甚佳，舌苔薄白，两脉沉滑。B 型超声复查：肝内未见占位性病变（未拍片）。仍宗前法化裁以巩固疗效。

生黄芪 10g　炒苍术 10g　炒白术 10g　藿香 5g　青皮 10g　陈皮 10g　草河车 10g　泽兰 10g　生牡蛎 10g　香附 10g　丹参 10g　山慈菇 10g　鸡内金 10g　赤芍 10g　白芍 10g

20 剂。每日 1 剂，水煎分 2 次服。

六诊（1983 年 6 月 15 日）：经过 8 个月治疗，患儿自觉症状消失，精神及饮食甚佳，体重明显增加，舌苔薄白两脉沉滑。B 型超声复查，肝内未见占位性病变，回声正常。治法依然同前。药用：

生黄芪 10g　炒苍术 10g　炒白术 10g　藿香 5g　茯苓 10g　草河车 10g　丹皮 10g　泽兰 10g　香附 10g　生牡蛎 10g　青皮 10g　陈皮 10g　山慈菇 5g　鳖甲 10g　鸡内金 10g　赤芍 10g　白芍 10g　土贝母 5g　瓜蒌 10g

30 剂。隔日 1 剂，水煎分 2 次服。

1983 年 10 月 10 日复查：患儿无所苦，发育良好，精神、体力甚佳，纳食正常。B 型超声复查：肝内仍未见占位性病变。

（贺思圣　整理）

薛 盟

消化道肿瘤治验

薛盟（1917~　），浙江省中医药研究所主任医师

朱某　男，38岁，工人。1980年3月10日初诊。

患者于1979年末在全厂职工健康普查时，发现肝区（右季胁下）深部有包块一处，质硬，按之则痛。血检：肝功能未见异常，乳酸脱氢酶（LDH）125单位，继由某肿瘤医院做进一步检查：AFP放射免疫测定256ng/ml（此后复查由488上升为800）；甲胎蛋白琼脂对流免疫电泳（+），同位素扫描：占位性病变。厂方医务室曾动员其手术治疗，本人未予同意，要求中医治疗，遂来我处门诊。视其面色黧黑，形容憔悴，舌胖质淡，苔白厚，中有剥脱，脉弦数，沉取细弱。自诉右胁胀痛不甚，偶有针刺感，中脘痞闷，胃纳一般。动则自汗，渴不思饮，眩晕疲乏，睡眠不佳。询其既往史：素体健康，无烟酒嗜好，谈话中情绪并不悲观。症见右胁有痞块，按之如石，体倦气怯，动辄絷潞汗出，口舌干燥，气阴虚耗，恙根深痼，难期速效，辨证为"癥积"（早期原发性肝癌）属阴虚型，拟以养阴软坚为主，先予疏肝散结降浊。药用：

半枝莲 30g　半边莲 30g　仙鹤草 30g　白花蛇舌草 30g　丹参 15g
三叶青 15g　海藻 15g　昆布 15g　斑叶兰 15g　炙鳖甲 18g　糯稻根 10g
庵闾子 10g

一年半期间未更方停药，自感精神好转，胁痛减轻，仅偶有拘急感。复查：中间一度出现甲胎蛋白琼脂对流免疫电泳（－），AFP 放射免疫测定 400ng/ml。守方续进，并从养阴扶正入手。药用：

生黄芪45g　党参30g　白花蛇舌草30g　三叶青另研粉，每日分3次吞服，30g　炙鳖甲先煎，18g　鲜石斛先煎，18g　北沙参15g　生白芍15g　虎杖15g　生鸡内金12g　郁金12g

当时，厂医务室因其服中药后，症状、体征已不明显，疑有误诊。嘱其赴沪中山医院住院检查，各项客观指标无出入，于是仍回杭就医，原方稍加变动。加大海马6g，炙龟甲（先煎）18g，猪头子30g，马鞭草15g，滴水珠15g，另用仙鹤草100g煎汤代水熬药。

本例用中草药施治，先后历时共7年余，未施行一次化疗，病情除消瘦乏力外，一般稳定，眠食尚佳。后因患者误信农村土单方，改服他药，停用前方，终致不起，以致失去继续观察机会，殊为可惜，但肝脏肿瘤，竟能延长存活时间若是之久，亦非易事。

应某　男，67岁，退休职工。1986年11月30日初诊。

患者素有冠心病、慢性气管炎、慢性肠胃炎史，近因心情抑郁，右季胁部时感隐痛，明显消瘦，大便溏泻。经检查，诊断系右肝占位性病变，原拟手术治疗，后因肿瘤病灶附于门静脉周围，住院化疗3月余，病情日趋恶化，返家后改服中药。来诊时，症见鼻腔出血、口干，肝区触诊有硬块，按之疼痛难忍，心悸，夜不成寐，颜面枯黑、精神萎靡，察脉弦大而数，苔黄腻，舌质绛。初用大剂黄芪、西洋参、沙参、石斛、白花蛇舌草、三叶青、石见穿等药效果不显，仅胁痛少缓，鼻衄止，大便溏而不畅。未久，小溲短涩不利，渐见面目肌肤黄染，黄疸指数24单位，自腰以下及足胫浮肿，出现中度腹水，已濒于危重状态，无法前来面诊，其家属代诉症状，要求转方。据症分析，厥阴络损瘀积，肝病及脾，今见黄疸水聚不行，乃浊邪壅阻于中，真元虚竭于下，险象已着，惟有因势利导，冀转困生机于十一。拟柔肝化浊，健脾益气之法。药用：

生黄芪60g　新开河参另炖，6g　白花蛇舌草30g　对坐草30g　楮实子30g　茵陈30g　炒白芍15g　生白术15g　蒲芦壳15g　石见穿15g　冬葵子15g　丹参15g　炙鳖甲先煎，18g　干蟾10g　柴胡9g

经半月治疗，黄疸、腹水逐渐消退，暂时转危为安。在此过程中，方药除扶正不变外，余者随症进退。如调护正气、滋阴，用黄芪、人参、西洋参、绞股蓝、北沙参、麦门冬、天门冬；如兼鼻衄不止，可用阿胶珠、苏叶、川连、紫珠草；如兼腹泻夹有黏液，用白头翁、马齿苋、广木香、银花、石榴皮、苍术、白术；如兼胸闷心悸，偶有脉结代，用丹参、龙齿、甘松、朱茯苓、参三七粉。

本例经过恶化阶段转折以来，按病程计算，又继续延长存活2年8个月时间，症状一直稳定，精神状态正常，能单独外出行动，甚至同病者视之为奇迹，不断上门访问。惜其本人后来放松警惕，不注意保养，饮食不注意宜忌，酷嗜肥甘发物，不加禁忌，终至黄疸、腹水、泄泻再次发生，药物及水谷不能进口而终至不治。

刘某　男，58岁，离休干部。1982年2月11日初诊。

患者因长期胃脘隐痛，不时泛恶，平时食物喜热拒冷，渐感形瘦纳减，经纤维胃镜检查提示，胃窦有肿瘤存在，病理切片诊断为鳞癌，乃采取手术治疗，并经化疗巩固。术后2月余，大便溏薄，泄泻日行2~3次，夜寐欠酣，于是改用中医调治。察脉弦数而涩，苔黄腻，乃为疏方，从心脾两虚论治。药用：

炙黄芪30g　香茶菜30g　仙鹤草30g　炒白芍15g　鲜石斛15g　猫人参15g　丹参12g　炒枣仁12g　莪术12g　枸橘李12g　边条参另炖，6g　炒苍术9g　煨诃子9g

前方服至1月余，泄泻次数减少，大便仍未成形，头部重胀，甚则泛恶，寐中盗汗淋漓，苔黄腻不化，舌干少津。再予顾护胃气，抑木扶土。药用：

炙黄芪 20g　党参 20g　马齿苋 20g　炒黄芩 9g　青蒿 9g　炒防风 9g　丹参 15g　白芍 15g　炒扁豆 15g　仙鹤草 15g　淡吴萸 6g　煅龙骨 18g　煅牡蛎 18g　葛根 10g

上列症状，经中药调治 1 年余，中脘胀满感完全消失舌麻、口干、心悸、腹泻各症均次第缓解。为防止复发，拟方常服。药用：

边条参另炖，4g　香茶菜 30g　仙鹤草 30g　生麦芽 30g　生黄芪 30g　炒白芍 15g　北沙参 15g　白花蛇舌草 15g　鲜石斛 15g　炒枳壳 9g　炒苍术 7g　炙甘草 7g

另配参苓白术丸，每日服 15g 辅助治疗。

此后，患者健康日趋恢复，即开始勤练气功，停服中药，生活一切如常，并曾于去年炎夏赴青岛旅游避暑，迄今无任何症状。

华良才

耳鼻喉科恶性肿瘤治疗四法

华良才（1938~　），海南省中医院主任医师

笔者自 1975 年以来，运用辨证论治，以散、软、解、补四法治疗耳鼻喉科恶性肿瘤，疗效较好，现介绍如下。

散　　　法

早期发现，肿物不大，无颅内及内脏重要器官转移（但可能有淋巴结早期转移），正气尚盛，可采用活血化瘀，祛痰散结之法，冀图肿物消散。可在辨证论治前提下，选用如下药物：生蒲黄、五灵脂、丹参、赤芍、三七、土鳖虫、全瓜蒌、半夏、胆南星、贝母、杏仁、莱菔子、皂角刺、穿山甲、莪术、龙葵、石菖蒲、乳香、没药、当归、制木鳖子、急性子、紫草、地龙、血竭、守宫。

李某　女，47 岁。1980 年 7 月 12 日初诊。

患者 3 个月前发现右侧颈部有一黄豆大的肿物，近来肿物增长较快，偶有早晨涕中带极少量血丝，别无特殊不适。检查：右侧乳突尖端前下方可触到 2cm×3cm 肿物，中等硬度，活动差。鼻咽镜见右咽鼓管乳头处黏膜较粗糙。于颈部肿物取活检，病理报告确诊为鼻咽癌颈部淋巴结转移。

证属血瘀痰凝，拟法祛血化瘀，化痰散结。

赤芍 20g　川贝 10g　杏仁 10g　生蒲黄 10g　五灵脂 10g　土鳖虫 4g
穿山甲 15g　丹参 15g　全瓜蒌 15g　全当归 15g　制乳香 8g　没药 8g

水煎服。并将药渣用纱布包裹热敷局部。10 剂后，症状无明显进退。加紫草 15g、山慈菇 15g。又 20 剂，肿物变软、变小，约 1cm×2cm 大小。又用前方 20 剂，颈部肿块已消，鼻咽检查正常。继用 10 剂以巩固疗效。1986 年 3 月 31 日随访未见复发。

软　　坚

肿物已明显增大，生长迅速，质坚硬，未溃，无颅内和内脏重要器官转移，但已有颈淋巴结转移。正气尚可，采用软坚散结之法。此时应慎用大量活血化瘀药，防止肿瘤的进一步扩散。可在辨证论治前提下，选用如下药物：昆布、海藻、海带、夏枯草、山慈菇、七叶一枝花、威灵仙、猫爪草、硼砂、射干、牡蛎、蛤粉、白矾、核桃枝、蜈蚣、鸡内金、全蝎、僵蚕、露蜂房。

徐某　女，51 岁。1978 年 2 月 8 日初诊。

患者 6 个月来自觉咽喉不适，有时疼，声音嘶哑，日渐严重，有时进食发呛。间接喉镜及直接喉镜检查，会厌喉面部有肿物，呈菜花状，质硬而脆，触之易出血。因肿物较大，未能暴露声带。触及颈上深部肿大淋巴结 3 枚，黄豆大小，活动，无粘连，无融合，中等硬度。病理检查报告为喉癌（混合型）、1 级鳞状上皮细胞癌。患者营养较差，消瘦，拟法软坚散结。

夏枯草 15g　山慈菇 15g　七叶一枝花 15g　鸡内金 15g　威灵仙 15g
太子参 15g　猫爪草 25g　生牡蛎 30g　焦神曲 10g　麦芽 10g　山楂 10g
米醋分 2 次入药中，20ml

药渣用纱布包裹温熨局部。另配散剂。

守宫 25 条　蛤粉 50g　粳米 3 药同炒至米焦黄，60g　僵蚕 15g　全蝎 15g　硼砂 15g　蜈蚣 10 条　露蜂房烧存性，30g

共研细末，装入胶囊，每服 4 粒，1 日 3 次。

治疗 3 个月后咽痛大减，进食已不发呛，声音嘶哑明显好转。治疗 120 天，症状全消。间接喉镜及直接喉镜检查喉部肿物已无，声带运动、闭合良好。颈上深部肿大之淋巴结已消。再服散剂半料。1985 年 4 月 29 日随访，未见复发。

解　毒

肿物已开始破溃，邪气实而正气尚未衰败，正邪相争，有发热、口干、纳差、便秘、脉数、舌红等热象；或经放疗、化疗后有全身或胃肠反应；或已有颅内及内脏重要器官之早期转移，但尚未出现恶病质者，可采用清热解毒之法。可在辨证论治前提下，选用如下药物：天花粉、无花果、白花蛇舌草、山豆根、猕猴桃根、半枝莲、半边莲、蒲公英、土大黄、鱼腥草、三七、大小蓟、黄药子、白药子、了哥王、孩儿茶。

康某　男，37 岁。1979 年 10 月 5 日初诊。

患者 2 年前发现口腔硬腭部有拇指盖大小的圆形肿物，疼痛不明显。以后肿物增长较快，伴有吞咽困难及口鼻出血。营养较差，消瘦。检查：口腔硬腭部有之肿物，表面高低不平，溃烂，有臭味，质脆，易出血。左侧鼻腔出血，左鼻腔狭小，鼻底部高突。由于局部肿物挤压，左侧鼻部向前隆起，鼻左右不对称，牙齿 3 松动Ⅱ°，牙齿 5、6、7 松动Ⅲ°，左侧颈部有肿大的淋巴结 2 枚，大者小者 2cm×1.5cm，硬而固定。肿物局部取活检，病理报告为上腭、鼻窦囊状基底细胞上皮癌。行深部 X 线及镭锭放射治疗。放疗后，患者反应甚重，要求中医会诊治疗。自感头晕难支，疲乏无力，口干咽燥，目赤红肿，食欲大减，大便干结如粪，数日一行，午后潮热，每日下午 4 时体温均在 38℃左右。血白细胞计数 2.1×10^9/L。脉弦细数，舌质红，苔黄。证属邪热内结，加之放疗，以致精血阴津耗竭，拟予清热解毒，兼以养血滋阴。

无花果 60g　当归 10g　天花粉 30g　白花蛇舌草 30g　蒲公英 30g　山豆根 15g　孩儿茶 15g　生地 15g　白药子 15g　大蓟 15g　小蓟 15g

水煎分 4 次服。服 35 剂，放疗结束，吞咽困难及鼻出血已止，肿物平复，肿大之淋巴结消失。饮食二便皆调。血白细胞计数 4×10^9/L。又以原方 3 剂研末，炼蜜为丸，每服 10g，1 日 3 次，猕猴桃根煎水送服。1986 年 4 月 27 日随访，未见复发。

补　法

恶性肿瘤晚期，原发肿瘤溃烂出血，有颅内或内脏器官转移，范围广泛，正气已虚，甚至气血衰败，阴精涸竭（相当于恶病质）。此时需采取扶正抑癌之补法，禁用活血化瘀之品，以防肿瘤进一步扩散转移，动血耗血。可在辨证论治前提下，选用如下药物：人参、太子参、西洋参、党参、黄芪、白芍、生薏苡仁、五加皮、女贞子、山萸肉、松蘑菇、茯苓、天花粉、三七、沙参。

张某　男，60 岁。1982 年 10 月 7 日初诊。

患者多年来左侧鼻塞，1 年来左侧鼻衄，嗅觉差。左侧头痛，视物发花，左颧部麻疼。半年来左上腭破溃，流脓血水，恶臭。检查：左侧鼻腔有息肉，前端达下鼻甲前缘，后端达后鼻孔。左上颌窦外形无膨隆，压痛明显，左硬腭有约 4cm×3cm 溃疡，表面不平。X 线片示：

左上颌窦模糊，内壁模糊，直至筛窦、蝶窦、左眼眶上缘、卵圆孔附近之颅底，均示模糊有破坏。经做 2 次活检，均报告为上颌窦黏液腺样上皮癌。经行深部 X 线与镭锭放射治疗，症状虽有轻度改善，但发现右肺转移。胸闷憋气，咳嗽无力，干咳无痰，或痰中带血，口干咽燥，饮食大减，大便干结，数日二行，面色晦暗，呼吸微弱，形羸色败，大肉已脱，脉沉微欲绝，舌面光滑如镜。此阴阳气血将欲竭绝之危候，急予扶正抑癌，阴阳双补之法。

西洋参 8g　无花果 60g　生黄芪 30g　茯苓 30g　山萸肉 20g　女贞子 15g　北沙参 15g　黄精 15g

文火炖浓频饮。3 剂后精神渐觉好转，呼吸渐趋平稳，继又便下燥屎 2 枚，色脉转和。续予原方 5 剂而出院。1983 年 1 月初因大量吐血而死亡。

以上四法灵活运用，早期患者有治愈的希望，晚期患者亦可收延长寿命、减轻痛苦之功。

沈炎南

夏花龙贝汤治疗颈部淋巴结恶性肿瘤

沈炎南（1920~1992），广州中医药大学教授

颈部淋巴结恶性肿瘤相当于中医所称的"失荣"，据《外科正宗》记载，失荣多生于颈部或耳前后，"初起微肿，皮色不变，日久渐大，坚硬如石，推之不移，按之不动"，最后可破溃，渗流血水，愈久愈大，越溃越坚，"犯此俱不活"。本病由情志郁结，痰火邪毒内结，必然耗伤阴液，从而形成"本虚标实"之证。因此，治疗上应养阴救液以治其本，攻毒散结以治其标。在消瘰丸与增液汤的基础上，加减化裁，自拟夏花龙贝汤为主治疗本病，取得较好疗效。夏花龙贝汤组成。

夏枯草 15g　天花粉 15g　生地 15g　生牡蛎 15g　玄参 9g　麦冬 9g　贝母 9g　天龙去除内脏，用瓦焙干研末，吞服，2 条

上药用水 3 碗煎成 1 碗，内服。1 日 1 剂。

加减法：热毒较盛者，加青天葵 9g，半枝莲、白花蛇舌草、七叶一枝花各 30g。伤阴较甚，可加北沙参 15g，白芍 12g，生甘草 6g。兼气虚，而呈气阴两虚者，可再加生黄芪、党参各 15g。肿块较大、较坚硬者，可加三棱、莪术、炮山甲各 9g。

方中，夏枯草甘辛微寒，功能清肝散结，主治瘰疬、淋巴结或甲状腺的肿瘤，有明显的消除肿块作用；天花粉甘苦微寒，功能清热消

肿排脓，现代研究报告本品含多量的皂甙、天花粉蛋白等，对绒癌有效，并对淋巴结肿瘤有较好的消肿作用。天龙（即壁虎），又名守宫，咸寒有小毒，功能解毒散结、祛风定惊，主治中风瘫痪、破伤风、瘰疬等，现代研究有较好的抗癌作用，可用于多种恶性肿瘤，有较好的散结消肿作用。据记载，虽有小毒，但临床上久服亦未见有不良作用。贝母清润化痰散结，《本草备要》称本品"功专散结，除热敷恶疮，敛疮口"。《本草纲目》谓本品"与连翘同服，主项下瘤瘿疾"。临床上可根据证情需要选用川贝或浙贝，如以润燥为主可用川贝，如以散结为主可用浙贝；再加上咸寒软坚之牡蛎，而共奏攻毒、清热、散结、化痰、软坚之功。

由于本病为本虚标实之证，本虚以阴虚为主，而且，本病目前多采用放射疗法，放疗可严重劫伤阴液，使阴亏更甚，而表现口咽干燥、声嘶、舌苔灰黑焦干等一派阴液大亏之候，因此，必须伍用增液汤（生地、玄参、麦冬）养阴救液以治本。本病以阴虚为本，亦有气阴两虚者，而极少表现为单纯的气虚或阳虚。根据具体证情灵活加减，可收良效。本方应结合西医学疗法，则收效更佳。若放疗后使用本方，一方面可攻散残余之瘤块，以继续治疗，巩固疗效；一方面可迅速消除因放疗造成阴液大伤的证候，以恢复体力。

黄某 男，50 岁，工人。1984 年 3 月 8 日初诊。

患者于 1983 年 6 月偶然发现颈部右侧有一肿物，在当地医院拟诊为炎性肿块而用庆大霉素、卡那霉素治疗半月无效，遂于 1983 年 10 月 15 日到某医院附属肿瘤医院诊治。查右颈部有肿大淋巴结共 4 粒，其中最大的为 3.5cm×4cm，最小的为 1cm×1cm，质中等，尚可活动，并见鼻咽顶后稍增厚，为黏膜下肿瘤，表面光滑，右隐窝变浅 1cm×1cm。放射科 X 线胸、颅底、鼻咽侧位片报告：心肺未见异常；中颅以上未见破坏；鼻咽顶后壁稍变厚，呈双边影。病理检查报告：

肿物活检为淋巴结转移性低分化癌。诊断：右颈淋巴结转移癌、鼻咽癌。即行放射疗法，到 12 月中旬放疗结束，分段休息。复查见鼻咽肿物已控制，右颈部尚存有 0.5cm 大小淋巴结 1 个。并出现咽痛、胃纳差、恶心。于年 3 月经人介绍请沈老先生诊治。

患者被扶入诊室，自诉疲倦乏力、咽干口燥、胃纳差、进食后有恶心感、大便色黄、颈部病变部位有发热感。查咽红，声嘶，颈右侧稍肿胀，局部皮肤发红。右侧胸锁乳突肌上方可扪及一球形肿块，约 1cm×1.5cm，质中稍硬，边缘尚清楚，可活动，无明显压痛，舌质淡红，苔灰黑焦干，脉弦细。中医诊断：失荣。治以软坚散结，养阴救液。

夏枯草 15g　生牡蛎 15g　天花粉 12g　生地 12g　川贝 9g　麦冬 9g　玄参 9g　天龙焙干，研末，吞服，2 条

每日 1 剂，水煎服。

上方服 13 剂，右侧肿物缩小，局部皮肤发热减轻，精神好转，口干减轻，大便转为黄色，舌苔焦黑减退，转为黄黑相兼苔，脉弦细，原方天花粉、生地改为 15g，加北沙参 15g，1 日 1 剂。上方进 7 剂，肿块继续缩小变软，局部皮肤渐转为常色，舌质淡红，苔黄腻，间有黑苔，脉弦细，按前方继续内服，并用双料喉风散水调外敷患处。

四诊（1984 年 5 月 8 日）：进上方 42 剂，自述曾于 4 月 27 日去肿瘤医院复查，言已大为好转，右颈部肿物消失，原拟放疗计划取消，患者要求继续用中药治疗，该院医生亦表示同意。查右颈部肿物已完全消失，局部皮肤转为常色，精神好，声音较前清亮，仍咽干、痰多、舌淡红、苔黄腻，间有黑苔，脉弦细。按原方加白芍 12g，每日 1 剂。

五诊（1984 年 5 月 29 日）：患者于 5 月 22 日到肿瘤医院复查，鼻咽与颈部均未发现异常，颈部未见肿大淋巴结，精神、胃纳均佳，

二便调，微觉口干，除右肩关节肩周炎外，其余如常人。舌淡红，苔黄白相兼，略有少许黑苔，脉细。

夏枯草 15g　天花粉 15g　生地 15g　北沙参 15g　生牡蛎 15g　玄参 9g　麦冬 9g　川贝 9g　白芍 12g　甘草 6g

水煎服，隔日 1 剂。

天龙 2 条，研末吞服，每日 1 次。

1986 年 1 月 26 日来诊，自诉精神旺盛，生活如常，每月服上方 3 剂，以资巩固。

（杜同仿　整理）

范中林

麻黄附子细辛汤加味治瘿瘤

范中林（1895~1979），四川省名中医

宋某 女，36 岁，成都市某厂工人。

患者体质素弱，常患感冒，1977 年 5 月，患外感咳嗽，服清热止咳中药数剂后，表证解。但越数日，忽发现颈部左侧有一包块，约 2cm×3cm，触之稍硬，随吞咽活动，无痛感。自觉心累，无其他明显症状。曾注射青霉素，服消炎药，后加服中药。同年 6 月，经某医学院附院诊断为"甲状腺左叶囊肿"，建议手术治疗。患者未接受，同年 7 月来诊。症见，患者左侧颈部有一包块，神疲乏力，食欲不振，入夜难寐，手足清冷，恶寒，头昏。舌暗淡，苔淡黄而腻。诊为"瘿病"，主证在少阴，兼太阳伤寒之表。治宜扶正祛邪，温经解表，以麻黄附子细辛汤加味主之。

麻黄 10g　制附片久煎，60g　辽细辛 6g　桂枝 10g　干姜 30g　甘草 30g

二诊：上方服 3 剂后，包块开始变软，心累、乏力略有好转。药证相符，重剂方能速效。上方姜、附、草 3 味加倍，再服 3 剂。包块明显变小，舌质稍转淡红，苔黄腻减。又以初诊方连服 10 剂，包块逐渐消失。

1979 年 7 月 13 日患者来信说：服药 10 余剂颈下包块消失，食欲

睡眠大为好转。两年来未再复发。

本例患者颈侧长包块，触之结硬，不与皮肤粘连，皮色如常，随吞咽而动，系为瘿病。从六经辨证分析为太阳与少阴表里同病，乃由风寒湿邪，自久深入少阴，阳气渐衰，营卫不固，寒凝气滞，日益聚于颈侧而成结。此案未泥于一般瘿瘤多属痰气郁结，或火郁伤阴之常规。以太阳少阴证论治，温经解表，以畅气血；通阳散寒，以开凝聚，同样可收软坚散结之效。

杜雨茂

石瘿、肉瘿辨治举隅

杜雨茂（1934～　），陕西中医药大学教授

石　瘿

蒋某　男，35岁。1978年9月14日初诊。

患者在同年8月发现颈部左侧有一椭圆形肿块，逐渐增大。经当地某医院同位素扫描：甲状腺位置正常，左叶增大，左叶结节部位显影不清晰，呈放射性缺损。右叶放射性分布均匀。印象：甲状腺左叶结节为冷结节。疑为甲状腺恶性肿瘤。建议取活检，并动员手术切除，患者惧怕而来我院诊治。检查患者左前颈部，有一3.5cm×2.5cm×2cm肿块，触之坚硬，高低不平，压痛不着，皮色无异，移动度小。自感食欲不振，精神稍差，脉缓，舌红，苔薄白，面黄体瘦。辨证为肝脾气机失调，气滞血瘀，加之痰湿内生，痰瘀凝于颈部，结而成瘿。治宜解郁化痰，活血消坚。

海藻 12g　茯苓 12g　昆布 9g　牡蛎 9g　贝母 9g　莪术 9g　赤芍 9g
当归尾 9g　青皮 9g　陈皮 9g　柴胡 9g　川芎 9g　黄药子 6g　桂枝 6g

上药服第16剂时，黄药子增至12g，另加玄参15g；服第26剂后，颈前肿块开始缩小（2.0cm×1.5cm×1.5cm）、质稍软，食欲增进，体

重增加 2kg。脉沉缓细，舌淡红，苔薄白。再宗前法加重活血消坚之品。上方加丹参 15g、三棱 9g、炒鳖甲 18g，茯苓改为 18g，去陈皮。

上方连服 48 剂，颈部肿块更为缩小，活动度增大，精神明显好转，脉缓，舌淡红，苔薄白。再宗上方，另加夏枯草 12g、白花蛇舌草 24g，去牡蛎、茯苓。上方共服 63 剂，颈前肿块已缩小至蚕豆大，精神、食欲如常，脉沉缓较前有力，舌红，苔薄白。以上方增损又服 80 剂，颈部肿块全部消退。停药观察近 1 年，一切正常。

肉　　瘿

马某　女，27 岁。1981 年 4 月 16 日初诊。

患者 1 周前发现右侧颈前生一肿块，近 3 天来肿块局部时觉微痛，做甲状腺同位素扫描，提示甲状腺体积增大，为温结节。诊断为甲状腺腺瘤，建议手术治疗。患者不愿手术，来求中医治疗。查颈前右侧有一肿块（2.5cm×2.5cm×1.5cm）局部皮色无异，触之略硬，表面光滑，轻度压痛，可随呼吸上下移动。自感心烦，食欲不振。舌尖红，苔薄白，脉弦滑。辨证为肝脾不和，水湿不化，聚而为痰，气血壅滞而成肉瘿。治以解郁化痰，散结消瘿为主。

柴胡 12g　昆布 12g　海藻 12g　贝母 9g　青皮 9g　香附 9g　赤芍 9g　川芎 9g　当归 9g　延胡索 9g　黄药子 9g　三棱 8g　莪术 8g　制乳香 6g　制没药 6g

上方服至第 5 剂时，肿块明显缩小，服至第 16 剂，肿块仅有黄豆粒大，推之可动，精神、食欲亦好转。脉细缓，舌淡红，少苔。再以前法增损，上方去延胡索，加丹参 12g、三棱 10g、莪术 20g。又服 10 剂，肿块全消，嘱停药观察。

1981 年 9 月 26 日随访，一切正常。

王季儒

瘿瘤效方一首

王季儒（1910~1991），天津市长征医院主任医师

甲状腺腺瘤属于中医"瘿瘤"之范围，多由情志不畅，肝气郁结，气滞痰凝而成。治疗法则，以疏肝理气，软坚化瘀为主，多年来曾治疗10余例，皆获痊愈。因此，拟一固定方剂，名为软坚化瘤汤。如肿瘤病人服过数剂，皆明显见效，大多数可消一半，继续再服即不似初服效力之速。及消至粟米大时，见效越慢，但只要坚持服之，或配成丸药常服，可获痊愈。

软坚化瘤汤（自拟方）

生牡蛎 30g　夏枯草 30g　昆布 12g　海藻 12g　三棱 6g　莪术 6g　青皮 5g　香附 9g　玄参 12g　浙贝母 10g　山慈菇 10g　黄药子 10g　瓜蒌 30g　蜈蚣 1~4 条

丁某　女，28 岁。1970 年 12 月 29 日初诊。

患者颈正中偏右有一肿物，如核桃大，发现数月，随吞咽动作上下活动，表面光滑，质中等硬，自觉气短。经某医院诊断为甲状腺癌，建议手术，患者不同意，而来我院用中医治疗。诊为肝郁气滞，湿痰凝结，营卫失调，逆于腠理，结为肿瘤。拟以疏肝理气、软坚化瘀之法，药用软坚化瘤汤加减。

夏枯草 30g　海藻 12g　昆布 12g　黄药子 9g　瓜蒌 30g　生牡蛎 30g

玄参 12g　浙贝母 9g　三棱 6g　莪术 6g　青皮 5g　山慈菇 9g

本方服 7 剂，肿瘤消去大半。服至 20 剂，消如枣核大。服 40 剂消如小米粒大，随配丸药常服。丸药方：

生牡蛎 50g　三棱 15g　夏枯草 50g　昆布 30g　海藻 30g　黄药子 15g　半枝莲 30g　瓜蒌 30g　清半夏 15g　赤芍 30g　桃仁 30g　香附 15g　莪术 15g

共研细，为蜜丸，每丸 9g 重，每服 1 丸，每日 2 次。

服完 1 剂复查，已愈。

某　女，40 岁。1975 年秋初诊。

患者因颈左侧甲状腺内肿物，如枣大，质较硬，当地医院怀疑为恶性癌变，特由海拉尔来津进一步检查，来津后先到某医院检查，建议切除化验，方能肯定性质，患者不同意手术而来我院门诊。随以软坚化瘤加半枝莲 30g，嘱其回原籍服药。3 个月后来信，称其肿瘤完全消失。

本例肿瘤较硬，似石瘿之类，《先醒斋医学广笔记》曾载一例类似证，缪氏所用内服外敷方药，亦皆为软坚散结之品，故疗效甚速。

王季儒

乳癖效方

王季儒（1910~1991），天津市长征医院主任医师

乳房纤维腺癌属中医乳癖、乳核之类，多因思虑伤脾，恼怒伤肝，郁久而成。治以疏肝解郁，软坚散结，余曾用自拟乳癖化坚汤，治疗多人均获痊愈。

乳癖化坚汤（自拟方）

草河车 30g　夏枯草 30g　半枝莲 30g　海藻 12g　昆布 12g　瓜蒌 30g
乳香 6g　没药 6g　橘叶 6g　青皮 6g　浙贝母 10g　三棱 6g　莪术 6g
蜈蚣 4 条　山慈菇 10g　茜草 12g

王某　女，在内蒙古边境工作。

患者于 1969 年患乳房纤维瘤，经医院手术，至 1970 年复发，回津治疗，随以乳瘤化坚汤加减，以疏肝解郁，软坚散结。

草河车 30g　夏枯草 30g　醋柴胡 9g　丝瓜络 9g　当归尾 9g　红花 9g
橘叶 6g　白芷 9g　山慈姑 15g　浙贝母 12g　瓜蒌 30g　乳香 6g　蒲公英 30g　海藻 12g　昆布 12g　蜈蚣 4 条

中间曾加入半枝莲 30g，青皮 5g，三棱 6g，莪术 6g，两头尖 12g，漏芦 9g，王不留行 30g，出入为方，计服 50~60 剂，肿瘤日渐消散，最后以丸药常服清除根蒂。丸药方：

半枝莲 150g　夏枯草 60g　草河车 90g　王不留行 50g　茜草根 30g

漏芦 30g　两头尖 30g　紫花地丁 50g　黄花地丁 50g　连翘 50g　浙贝母 50g　橘叶 50g　白芷 30g　瓜蒌 60g　乳香 30g　没药 30g　当归 30g　杭芍 30g　赤芍 30g　三棱 30g　莪术 30g　白术 30g　云苓 30g　柴胡 30g　青皮 50g　鸡血藤 50g　制山甲 30g　海藻 30g　昆布 30g　蜈蚣 40 条　生牡蛎 60g

共研细末，以夏枯草 500g，煎浓汁将药泛为小丸，每服 6g 重，每日 2 次。服 1 料，以后未再复发。

宋某　女，38 岁。1970 年 6 月 16 日初诊。

患者患左乳房纤维瘤已半年之久，其状如大苹果，质较硬，表面光滑，皮色正常，不同意手术，来我院中药治疗。药用：

半枝莲 30g　瓜蒌 30g　乳香 5g　没药 5g　草河车 30g　夏枯草 30g　山慈菇 15g　青皮 5g　海藻 12g　昆布 12g　白芷 9g　橘叶 5g　赤芍 9g　归尾 9g　桃仁 9g　红花 9g　蜈蚣 4 条

复诊：前方服 14 剂，肿瘤消去大半，要求以丸药常服。丸药方：

半枝莲 90g　草河车 60g　夏枯草 60g　生牡蛎 60g　海藻 30g　昆布 30g　三棱 30g　莪术 30g　紫花地丁 50g　黄花地丁 50g　王不留行 30g　桃仁 30g　红花 30g　归尾 30g　赤芍 30g　蜈蚣 30 条　露蜂房 30g　橘叶 30g　白芷 30g　两头尖 30g　丝瓜络 30g　连翘 30g　瓜蒌 60g　乳香 30g　没药 30g　漏芦 30g

共研细末，以夏枯草 500g 煎汁，泛为小丸，每服 6g，每日 2 次。

王乐善

行气化痰以散结，利湿解毒以祛痰

王乐善（1912~2002），辽宁中医药大学教授

陈某 男，54岁，1988年11月3日初诊。

患者自诉颈腮及颔下肿胀，头颈活动受限，吞咽及呼吸困难，胸闷，心慌，气短，夜间不能平卧，自汗，口干涩，全身无力，已7个月。1988年4月初自觉颈部增粗，有勒缢感，呼吸费力，后去西安某医院住院检查。甲状腺扫描：右侧甲状腺及峡部实性肿块，右侧声隔轻度麻痹。同时拍胸部正侧位片，纵隔断层及病理组织活检确诊：甲状腺癌纵隔淋巴转移。1988年5月25日经某医院放射科作胸部CT检查诊断同前，不适宜手术治疗，建议放疗。经放射线治疗2个疗程后病情无改善。

1988年11月3日来诊。检查：患者颈粗超出两腮及下颔以外，颈部两侧有多个大小不等硬结。右颈部有4cm×5cm大包块，边界不清，表面欠光滑。面色灰黑，舌质紫暗，苔白厚，声暗嘶哑，指甲干瘪无华，脉弦数。辨证为肝气不舒，疏泄失常，气滞血壅，湿聚痰凝，热盛津亏所致。治以行气散结，化痰利咽，清热解毒为主。药用：

柴胡 白芍 当归 郁金 茯苓 橘红 葶苈子 薏苡仁 贝母 青皮 夏枯草 山慈菇 射干 山豆根 桔梗 瓜蒌 人参 沙

参　天冬　麦冬　金银花　连翘　蒲公英　地丁　甘草

酌情加减组方，煎汤内服。

复诊 14 次，服药 45 剂，共治疗 63 天，颈部两腮肿胀完全消失，吞咽及呼吸正常，夜间已能平卧入睡，声音已不嘶哑，口渴自汗已止，面色红润，体力已完全恢复，饮食、二便正常，全身无不适感，脉平，自觉病已痊愈，回天水本单位上班。

中医治愈癌症的关键在于对症下药。如因肝气不舒，气滞血壅，用柴胡、白芍、当归、郁金以疏肝理气，行血化瘀；颈部肿胀，用茯苓、橘红、葶苈子、薏苡仁以利湿化痰；肿块突出，结节累累，用贝母、青皮、夏枯草、山慈菇以消坚散结；咽喉不利，声音嘶哑，胸闷气短，用射干、山豆根、桔梗、瓜蒌以清咽利膈，开胸散结；口渴咽干，用人参、沙参、天冬、麦冬以生津止渴；脉数身热，面色灰黑，用金银花、连翘、蒲公英、地丁、甘草以清热解毒。

本病例疗效显著，随访 1 年一切正常，每日照常上班，无不适感。至于更远期疗效，正在观察中。

（王铁铎　整理）

周仲瑛

肝肾亏虚，风痰瘀毒阻脑
标本兼顾，攻补通消并举

周仲瑛（1928~　），南京中医药大学教授，国医大师

周仲瑛教授业医 50 余载，精通医理，勤于临床，诊治脑肿瘤，时起沉疴，疗效卓著。慕名求诊者络绎不绝。兹将周老治疗脑肿瘤的经验概要介绍如下。

一、突出肝肾亏虚，风痰瘀毒阻脑

周老认为脑肿瘤之成，多由素体禀赋不足，肝肾亏虚，痰浊瘀毒内生，痹阻脑络所致。若肝肾精血不足，不能上承养脑，经络不畅，气血津液输布失常，则湿聚为痰，血滞为瘀。肝为风木之脏，肝肾阴虚，肝阳上亢，阳亢化风，风痰瘀阻。清阳失用，发为脑瘤。且痰湿、风阳、瘀阻日久，皆可耗气伤阴，进一步导致肝肾亏虚。故肝肾亏虚，气阴不足为其本，风痰瘀毒为其标，因果交错，变生有形瘤疾。

二、倡导标本兼顾，攻补通消并举

脑肿瘤属"髓海"病变，临床多以剧烈头痛、眩晕、目疾为主症。周老针对其肝肾亏虚、气阴不足为本，风痰瘀毒、痹阻脑窍为标的病

理关键，提出滋补肝肾、益气养阴治其本，化痰息风、祛瘀解毒治其标的治疗法则。补养肝肾，提高病体自身免疫力，有助于攻毒抗癌祛邪；化痰祛瘀通络，有利于抑制、消散有形之癌肿。在临证时，还当注意分期论治。大凡脑肿瘤初期，患者体质尚好，正虚不着，当攻邪为主，稍加补虚，以扶助正气，防止邪毒伤正；在中、晚期，患者正气已虚，癌毒滞留，当补虚与攻邪并重，或补虚为主，兼以攻邪；肿瘤术后，或化疗、放疗之后，余毒未尽，当扶正调理为主，兼顾祛邪。总之，权衡邪正盛衰，标本兼顾，攻补并用，应贯穿于脑肿瘤治疗之始终。

三、重视祛风化痰活血通瘀，习用僵蚕、水蛭之品

周老认为脑肿瘤的病理因素为痰瘀毒，尤以痰瘀为主，故重视化痰祛瘀之法。他指出：本病之痰多为肝肾亏虚所生。肝肾同源，肝为气化之脏，肝主疏泄条达，肾虚木郁，津凝液聚为痰，痰毒留滞，则积于脑窍；另一方面，肝为风木之脏，高巅之上，唯风可到，故脑瘤又多表现风痰上扰的特点，而见头痛头晕，肢麻舌强，目糊呕吐等症。治当祛风化痰、软坚散结，习用炙僵蚕、海藻、制南星等。僵蚕辛咸性平，主入肝经，化痰散结力强，尤擅治上窍头部之风痰，且能息风止痉；海藻入肝肾经，苦能泻结，咸能软坚消痰；制南星辛开走窜之力甚强，入肝经，祛风化痰，攻坚消结，尤擅"去上焦痰及眩晕"（《珍珠囊》）。

《明医指掌》曾云："若人之气循环周流，脉络清顺流通，焉有癌瘤之患也。"周老指出：脑为元神之府，血管分布密集，组织结构娇嫩。若情志抑郁，痰浊阻滞，血行不畅，则气塞不通，血壅不疏，瘀阻脑窍，清阳不用，故见头痛剧烈，部位固定，口唇青紫，舌质暗红，脉涩等症。治当活血祛瘀，通络消肿，习用水蛭、泽兰之品。水

蛭辛散，苦泄，入肝经血分。破血消癥之力较强，虽有小毒，但其性迟缓，不伤正气，正如徐洄溪云："水蛭最喜食人之血，性又迟缓，迟缓则生血不伤，善入则坚积易破；借其力以攻积久之滞，自有利而无害也。"张锡纯亦谓："凡破血药多伤正气，惟水蛭味咸，专入血分，于气分丝毫无损，且服后不觉痛，并不觉开破，而瘀血默消无形，真良药也。"泽兰苦辛气香，性温能达，善疏肝脾之郁，而又有活血通络之功，具有祛瘀而不伤正之特点，故周老称之为破宿血之佳药。

据药理实验证实，周老所用化痰祛瘀之品均有一定的抑制肿瘤细胞生长作用，并能调节机体自身的免疫功能。

四、主张以毒攻毒，常伍马钱子散

周老认为癌毒结于脑部，是脑肿瘤的根本原因之一。癌毒深藏，非攻不可，当以有毒之品，克有毒之疾。故在运用汤药之时，常配马钱子散，取其性峻力猛、通络止痛、散结消肿之功，冀达以毒攻毒之目的。值得注意的是马钱子毒性强烈，应遵"大毒治病，十去其六"，"无使过之，伤其正也"之旨，不可过量。一般用量为每日 0.5~1g，装胶囊服。药后注意观察疗效和药后反应。若有嚼肌、颈肌抽动，吞咽困难，舌麻等不良反应，则停止服用。吾随周老临诊，亲见周老运用马钱子散治疗脑肿瘤患者 10 余例，病灶迅速缩小，止痛抗癌效果甚佳。因用法用量得当，故未见毒副反应。

陈某 男，14 岁，学生，1995 年 10 月 27 日初诊。

患者 1994 年 11 月因头晕头痛，经核磁共振（MRI）检查诊断为四叠体肿瘤，接受 γ 刀治疗半年，病情未能控制，头痛加剧，双眼睑下垂，复视，眼球转动受限，复查 MRI 显示肿瘤体积增大，于 1995 年 5 月在上海某医院手术治疗。1 个月后复查 MRI 提示有 80% 肿瘤被切除。但临床症状始终未见改善，故慕名前来求治。刻诊：头晕头痛，两眼睑下垂，上抬无力，视物复视，耳鸣，听力明显下降，时有恶心，口干，饥饿多食，形体肥胖，大便欠实，日行 2 次。舌质暗红，苔薄腻，脉细滑数。又因输血感染丙型肝炎，谷丙转氨酶增高（125 IU/L）。辨证属肝肾亏虚，气阴不足，痰瘀上蒙，清阳不展。治宜滋补肝肾，益气养阴，化痰祛瘀。药用：

生黄芪 15g　葛根 15g　天门冬 12g　枸杞子 10g　川石斛 12g　天花粉 12g　炙僵蚕 10g　陈胆星 10g　生牡蛎先煎, 25g　炙蜈蚣 2 条　炮山甲先煎, 10g　山慈菇 10g　海藻 10g　露蜂房 10g　漏芦 12g　白花蛇舌草 25g

另用炙马钱子粉每次 0.25g，每日 2 次，吞服。

服药 1 个月，头晕头痛显减，听力已有改善，恶心、口干消失，惟时有右侧头角疼痛，左耳闭气，左目复视，胸部分流手术切口胀痛，右腰背疼痛，腹胀而隐痛，大便欠实，日行 2 次。质暗红，苔薄黄腻，脉细滑。复查谷丙转氨酶已降至 70 IU/L。治宗原意，参入运脾利湿之法，以增强化瘀通络之功。原方去石斛，加茯苓 10g、泽兰 10g、泽泻 15g、炙水蛭 5g，另用三七参粉每次 1.5g，每日 2 次吞服。继服 1 个月，头痛、手术切口痛、腰背痛及腹痛悉除，左耳闭气消失，左目复视减轻，复查肝功能正常。

1995 年 12 月 12 日做 MRI 检查提示：松果体区（四叠体）肿瘤术后改变，术区病灶与 1995 年 7 月 24 日 MRI 片比较有明显缩小。坚持调治至今，病情始终稳定，整体情况良好，精神状态基本正常，听力恢复，眼睑下垂、左目复视明显改善，能完成主要课程学习，并能参加适当的体育活动。1996 年 7 月 11 日、1998 年 3 月 15 日两次 MRI 复查结果均提示：脑实质形态、大小正常，未见异常强化影，四叠体术后改变，无肿瘤复发征象。

（王旭　整理）

潘国贤

痰瘀凝滞损髓海，清化通补治脑瘤

潘国贤（1905~1987），浙江中医药大学教授

自 1967 年 8 月以来，余以中医中药治疗颅内肿瘤 7 例。其中男 4 例，女 3 例，最大 55 岁，最小 9 岁。其中垂体肿瘤 3 例，脑室肿瘤 2 例，颅窝肿瘤 1 例，枕叶肿瘤 1 例。7 例病人都经过多种检查而确诊，大多为术后放疗以及术后复发而求治者。均有不同程度的头痛、眩晕、步态不稳、视觉障碍和恶心呕吐。也有个别出现失语、失明、肢体肥大、抽搐、肢瘫、神志不清、眼球突出、口唇外翻和小便失禁等。X 线检查，有不同程度的脑回压迹增多增深、蝶鞍像扩大、颅内骨质改变等。7 例病人最近随访，存活时间最长者为 16 年，仍在参加工作，最短者 5 年零 3 个月，仍在读书。

颅内肿瘤，中医学一般认为是髓海受损，痰瘀凝聚，闭阻脉络，瘀火化热，热灼津液，引动肝风，伤阴损阳所致。故治疗以息风清热、化痰散结、祛瘀通络为主，佐以滋补肝肾。主要用药为全蝎、蜈蚣、丹参、川芎、僵蚕、地龙、半夏、钩藤、白术、天麻、天葵子、夏枯草、贝母、女贞子、枸杞子、云雾草、分心木等。

头痛甚者选加藁本、蔓荆子、白芷、菊花；呕吐者加姜竹茹、姜半夏；视力障碍者选加蕤仁、青葙子、密蒙花、石决明、石斛夜光丸等；颅内压增高，选加石楠叶、葶苈子、通草、葛根、桑白皮、车前

草、川牛膝；便秘者，加大黄䗪虫丸或番泻叶；多饥多尿者，选加生地、天花粉、石斛、桑螵蛸、龟甲、远志等；多汗者选加糯稻根、浮小麦、碧桃干、稽豆衣等。对于手术、放疗后或术后复发者，基本上仍用息风清热、化痰散结、祛瘀通络法。对于手术、放疗引起气血津液亏损（白细胞、血小板减少），酌加太子参、炙黄芪、生熟地、黄精、玉竹、枸杞子、虎杖根、薏苡仁、赤小豆等药物，以益气增液。

用药以全蝎、蜈蚣、丹参、川芎、僵蚕、地龙为首选药，因其具有活血祛瘀、化痰散结、息风止痉、通络止痛等作用，对消散瘤块，解除抽掣样的头痛、肢麻抽搐、癫痫等症有奇功。《脾胃论》曰："足太阴痰厥头痛，非半夏不能治。""眼黑头眩，虚风内作，非天麻不能除。"此二药加白术可绝生痰之源。贝母、天葵子清火化痰散结，夏枯草可增强软坚散结作用，女贞子、枸杞子滋肝肾，生精填髓以明目。云雾草、分心木为民间治疗肿瘤有效单验方，常选用。

头痛首选藁本，效不显者，可加大用量或配入蔓荆子、白芷。颅内压增高时可选用葛根、葶苈子、桑白皮，川牛膝、怀牛膝，既能降低颅内压，又能舒筋，用量均可加大一倍。对性功能低下和女子月经不调者，可用补肾阳方法治疗，但在应用壮阳药的同时，根据阴阳互根的原则，适当增加滋阴药，如熟地、女贞子之类。对视力障碍者（尤其是手术或放疗后），投以蕤仁、山羊角、木贼草、枸杞子、石斛夜光丸等，对恢复视力有一定效果。未经手术、化疗及放疗者，则配伍石决明、夏枯草、青葙子、密蒙花等清肝明目药。

脑垂体嗜酸性细胞腺瘤

田某 男，52 岁，干部。1979 年 2 月 3 日初诊。

主诉头部手足进行性增粗（大）已1年多。近3个月来，头痛脑涨，伴紧箍感，乏力、嗜睡日趋加重，走路不稳，需人搀扶。1979年3月10日经上海某医院检查，诊断为脑垂体嗜酸性细胞腺瘤伴肢端肥大症。住入该院（入院号101352）。记录：神志清，视力减退，右眼0.4，左眼0.6，无颞向偏盲。生化检查：嗜酸性细胞直接计数0.35×10⁹/L。糖耐量试验：半小时后10.78mmol/L。X线摄片（报告片号4953）：头颅侧位片显示蝶鞍扩大，鞍背变薄，颅骨内外板及板障均增厚，以额内板为着，两手及两足粗大，指趾骨远端增大，呈丛状改变，两端均增粗，骨干亦见增粗，骨皮质见有小棘状突起。脑电图报告轻度异常。建议手术并加放射治疗。患者因畏手术及放疗，返回而来求治。就诊时，情绪紧张，口唇外翻，舌体胖，苔厚腻，舌边紫暗，脉弦滑偏大。考虑平素风痰较甚，日久痰气郁结，清阳不升，浊阴不降。治拟活血通络，化痰散结。

丹参20g　桃仁12g　红花9g　白术9g　半夏9g　天麻9g　僵蚕9g
白芷9g　当归15g　钩藤15g　云茯苓15g　云雾草15g

服14剂后，改拟下方。

蜈蚣6条　僵蚕9g　钩藤9g　姜半夏9g　藁本9g　地龙9g　薄荷9g
青葙子9g　枸杞子15g　云雾草15g　川芎4.5g　全蝎4.5g

服药25剂后，头痛减轻，肢端肥大消退，流泪减少，仍有盗汗烦躁，仍以上方合滁菊花、糯稻根、石决明、天麻、蔓荆子、黄精、玉竹、石斛夜光丸等加减。服药13个月，精神佳，行走轻松，头眩目胀等症状消失。1983年4月12日复查：视力恢复至左1.2，右1.5；摄片报告（片号4953）：蝶鞍像稳定。于同年10月11日骑自行车来我院欣告病愈情况。

脑垂体嫌色性细胞腺瘤

余某 女，31 岁，未婚。病历号 112。1978 年 3 月 26 日初诊。

患者视物不清及月经不调 8 年多。1977 年 6 月起头痛脑涨，失明，嗜睡。经浙江某医院摄片及眼底检查（片号：浙一 28796，浙二 48521）均诊为脑垂体嫌色性细胞腺瘤。于 1977 年 9 月 29 日在浙江某医院行手术治疗，术后加放疗，症状缓解。出院 1 个月后，头晕又作，时有刺痛，咽干，手足心潮热。约 2 个月后，出现少量呕吐。3 个多月后，头痛加剧，视力重新减退。半年后又丧失视觉，月经 2 个多月来潮一次，量少色紫伴有块状物。经浙江某医院复诊，诊为瘤体复发，需再进行手术。患者不愿接受而来诊治。舌红少苔，脉细弦偏数。此为肝肾阴虚、肝风内动。治当息肝风通络，滋养肝肾明目，佐以化痰散结，活血调经。

羚羊角粉吞，2g　白僵蚕 9g　杭菊花 9g　当归 9g　益母草 9g　石斛夜光丸分 2 次吞，9g　钩藤 9g　全蝎研，吞，4g　蜈蚣 4 条　枸杞子 20g　女贞子 15g

服药 7 剂后，自觉头部轻松，双目微现亮光，继以藁本、川芎、蕤仁、青葙子、地龙、夏枯草、云雾草、石楠叶、黄精、玉竹等药加减。服 30 剂后，头晕脑涨、刺痛等症消失，视觉清楚，但劳累后尚欠稳定。于 1978 年 5 月中旬开始上班，继以滋养肝肾明目，佐健脾化痰，服药 1 年左右。于 1983 年 8 月 18 日随访，视觉清晰稳定，月经正常，全身情况良好。曾于 5 月份在浙江某医院摄片（片号：48521）检查，未见复发病灶。

第四脑室脉络丛乳头状瘤

傅某 男，9岁，杭州人。

患者因头痛呕吐，视力障碍，逐渐加剧，于1978年6月11日住入浙江某医院（住院号：128787）。经检查，诊为第四脑室肿瘤（X线片号：56217），于6月15日做手术部分切除。术后病理切片，确诊第四脑室脉络丛胶质乳头状瘤。出院时头痛减轻，呕吐已止，视力左0.6，右0.8，纳佳，二便正常。3个月后，患者颈部出汗，头部刺痛复发。于1978年9月24日来治。家属代诉：口涎多，恶心，纳呆，近周来头目胀痛，时有昏迷，视物模糊不清，左眼0.2，右眼0.6，昨晚呕吐5次。证属痰凝瘀阻，清窍闭塞，治拟化痰祛瘀散结。

丹参15g　白芷9g　云雾草9g　葶苈子9g　钩藤9g　姜半夏9g　竹茹9g　天虫9g　蝉蜕6g　胆南星6g　甘草6g　藁本6g

连服14剂。三诊后拟全蝎、蜈蚣、蔓荆子、地龙、薏仁、枸杞子、黄精、玉竹、当归、茯苓、潼白蒺藜、天葵子、密蒙花、石决明、分心木等加减。服药15个月，头眩目胀等症日渐消失，于1979年9月复学。1983年10月7日随访：家属诉说3年多来每隔半年去浙江某医院检查一次，其情况良好，发育正常，四肢肌对称，肌力好。两视盘界清，视力稳定。现年14岁，身高1.63m，读初中1年级，上学期英语期终考试为97分。

第三脑室肿瘤

陆某 女，18岁，住本市。1977年5月5日初诊。

头痛已四五个月，痛时呕吐。今年1月起，症状加剧，视力下降。4月7日在浙江某医院神经外科行颅窝探查术，并行脑室脑池造瘘术，诊断为第三脑室肿瘤（X 线片号：45445）。术后左侧偏瘫，头目不清，缝合口经常鼓出，常需抽出脑脊液。来诊时头痛耳鸣失聪，口涎多，视物不清，右眼 0.1，左眼 0.5，月经上一年初潮后至今未行，舌淡苔薄腻，脉弦细。诊为痰瘀内阻，风痰上扰。治拟化痰散结，平肝息风，活血通窍，佐以滋肝肾明目。

全蝎 4.5g　藁本 9g　地龙 9g　钩藤 9g　代赭石 9g　姜半夏 9g　老君须 9g　薏仁 6g　酸枣仁 6g　石菖蒲 5g　远志 5g　红花 3g

10 剂。

五诊（7 月 14 日）：近日头痛、呕吐止，纳食增加，二便正常，耳鸣仍作，视力差，左上肢时有抽搐，经水未调，舌红苔薄，脉细数。

全蝎 3g　蜈蚣 4 条　枸杞子 20g　薏仁 6g　苦丁茶 6g　旋覆花 6g　潼蒺藜 6g　白蒺藜 6g　络石藤 6g　葛根 6g　伸筋草 9g　益母草 9g　石楠叶 9g

10 剂。

十三诊（9 月 22 日）：头痛呕吐消失，纳食、睡眠佳，视力好转，耳鸣减轻，偏瘫渐复正常，月经已调，量较少。

全蝎 3g　蜈蚣 3 条　地龙 9g　栀子 9g　当归 9g　太子参 9g　姜半夏 9g　沙冬术 9g　薏仁 9g　钩藤 9g　仙灵脾 6g　苦丁茶 6g

10 剂后，再以原法合消瘰丸、石斛夜光丸等加减继服。于 1978 年 10 月 3 日前来欣告：诸症消失，行路轻松，视物清晰。于今年 9 月 18 日进厂工作。至今未见复发。

根据长期经验体会如下。

（1）内有坚癖，非一方一剂所能消除，在初见疗效的基础上应守方续进。

（2）病人应调摄情志，勿恼怒，忌烟酒及辛辣等刺激品。多吃蔬菜及豆制品为好。

（3）颅内压增高时，助气补阳药物应慎用。

（4）病愈后，应坚持适当地体育锻炼，避免高空作业及碰撞。

（陈炳旗　整理）

刘嘉湘

软坚化痰，益肾填精治疗脑瘤

刘嘉湘（1934~ ），上海中医药大学附属龙华医院主任医师

恶性脑瘤的产生，多因正虚邪实。虚多属气虚或肝肾阴亏，邪实多为瘀血或痰凝胶结。从临床上看，肢体偏瘫者以气虚血瘀为主，眩晕头痛者以肝肾阴虚居多。对于气虚，运用益气行瘀，软坚化痰的方法，以补阳还五汤为基础方；对肝肾阴虚者，应用滋阴平肝，软坚化痰药治疗。通过治疗，大多数病人症状改善明显，一些病人肿块缩小，已存活多年。

一、益气化瘀，软坚消肿

舒某 男，73 岁。门诊号：03958，X 摄片号：78178，CT 号：5108。

患者自 1981 年 10 月起常有左侧肢体抽搐伴短暂意识消失，小便失禁，口眼歪斜。当年 11 月去某医院诊治。检查：左侧鼻唇沟变浅，舌向左侧歪，肌力 V 级，左肌张力>右，膝反射左>右，右侧巴氏征阳性，霍夫曼征阳性。1982 年 2 月某医院脑 CT 扫描报告，在 5、7cm 层面上顶见颞区有范围较大的低密度区，压迫脑室系统向左移位，增强后见顶区有一个高密度阴影，内有囊腔。结论：右顶区占位性病变，恶性肿瘤可能（转移？）。患者于 1982 年 2 月 18 日来我院初诊，

见左下肢跛行，左手有时抽搐，抬举受限，脉细软，苔薄滑腻，舌质淡红，舌体胖。证属中气虚弱，痰瘀互结，清阳受扰，络脉痹阻。治拟益气化瘀，软坚消肿。

生黄芪 30g　当归 9g　赤芍 12g　白芍 12g　瓜蒌皮 15g　王不留行 15g　夏枯草 15g　海藻 15g　生牡蛎 30g　生南星 30g　蛇六谷先煎，30g　蜂房 12g　香白芷 12g　补骨脂 12g　薜荔果 15g

9 剂。另 7011 药水口服。

二诊：服药诸恙减轻，但夜尿较频，予原方加菟丝子。摄胸片发现左肺门旁有一较大阴影，密度较深，边缘清楚，但不光滑。诊断：左肺癌颅内转移。

服上药年余后，抽搐明显减少，可自行千米之多，纳食渐馨。1982 年 12 月 16 日在某医院做脑电图检查（脑电图号：31639），示两半球明显不对称，右侧慢于左侧，有大量 δ 波，以右中央区后颞部明显。1983 年 12 月 3 日来诊时，诉行走如常人，左手能抬举到头上。脉细，苔薄，舌质淡红伴有齿印。再拟补阳还五汤加味。

生黄芪 60g　当归 9g　白芍 12g　王不留行 15g　川芎 9g　地龙 30g　蜂房 12g　七叶一枝花 15g　鬼箭羽 15g　菟丝子 30g　锁阳 15g　薜荔果 30g　炮山甲 12g　白蒺藜 15g　白芷 12g

1984 年 10 月 9 日家属代诉：服药后病人面色红润，可打 25 分钟太极拳，迄今为止，服中药已达 3 年 10 个月之久。

丹溪论中风偏枯多属气虚血虚。王清任在《医林改错》中明确提出了偏枯的病机为"气虚血瘀"。刘氏汲取了王清任治疗偏枯症的经验，重用生黄芪益气托毒。由于恶性脑瘤有毒邪胶结，故黄芪不用"炙"而多用生，取其扶正托毒之功。

二、滋阴养肝，软坚消肿

钟某 女，42岁。门诊号：0001922。

患者于1981年3月24日因脑内占位性病变行开颅手术，病理报告为左额脑膜瘤部分肉瘤变。1981年6月11日来我院诊治。1981年11月29日某医院脑CT扫描报告为"左中颅窝脑膜瘤残留"。

初诊：主诉头痛阵作，有时难以忍受，或间有头目昏眩，腰酸腿软，口干目糊，咽中常觉有痰，脉细带数，苔薄，舌质偏红。肝肾阴虚，水不涵木，肝阳上亢，木火上扰。治拟滋阴养肝，软坚化痰消肿。

生地30g 熟地24g 女贞子15g 枸杞子9g 生南星15g 蛇六谷30g 天葵子30g 夏枯草12g 海藻12g 生牡蛎30g 赤芍12g 丹皮6g 白蒺藜15g 象贝母12g

经用上方连续治疗，病情好转明显。1983年9月29日、1984年6月6日两次CT检查示残留灶明显缩小。1984年10月6日、11月3日在某医院两次CT复查，均未见肿瘤复发。病人活动如常人，面色红润，食欲、睡眠均好，生存已达4年6个月。目前依上法服药，以巩固疗效。

《内经》曰："诸风掉眩，皆属于肝。""髓海不足则脑转耳鸣。"上述病案，刘氏运用补肾填精、滋水涵木的法则而取效。在补益肝肾之阴的同时，每酌加仙灵脾、肉苁蓉等温壮肾阳之品，旨在"阳中求阴"，使阴得阳升而泉源不竭。

痰凝胶结，也是形成脑瘤的一个重要因素，所以治疗脑瘤必用软坚化痰药，如蛇六谷、生南星、天葵子等。《本草求真》指出："南星专走经络，故中风麻痹亦得以之为向导。"《珍珠囊》亦有南星"去上焦痰及眩晕"之说。蛇六谷消肿解毒、化痰散结作用较强，近年来用于脑肿瘤，常常取得良好疗效。

陈茂梧

脑瘤合剂治疗脑肿瘤

陈茂梧（1926~1994），江西省名中医

脑肿瘤合剂药物组成如下。

牛尾菜 40g　鹿茸草 30g　天葵子 20g　阴地蕨 30g　葛根 30g　僵蚕 15g　藏红花（缺用川红花 10g 代）2g　珍珠粉 2 分装吞服，1 瓶　铁扫帚 30g

鹿茸草：为玄参科植物的绵毛鹿茸草，苦、平，治疗血管瘤（见《杭州药植志》）。

牛尾菜：为百合科植物牛尾菜的根及根茎，甘、苦、平，治高血压所致偏瘫见（《陕西中草药》）。

阴地蕨：为阴地蕨科植物阴地蕨的带根全草，苦、凉，治羊痫风（见《福建中草药》）。江西民间用于治疗血管瘤。

铁扫帚（又名铁扫竹）：为豆科植物铁扫帚的全草，苦、涩、凉，无毒，治多种肿瘤有效（民间经验）。

天葵子：为毛茛科天葵块根，甘、苦、寒。治癫痫、小儿惊风（见《中药大辞典》）。

红花：为菊科植物红花的花冠，辛、温，治经闭、癥瘕（见《中药大辞典》）。

其余药物略。

加减法：脑动脉瘤加川芎、白芍；脑静脉瘤加升麻、金银花；头痛昏加炒玳瑁（研末服）、蜈蚣、全蝎（均研末冲服）；癫痫状发作加枳实、半夏、赤石脂；呕吐加大黄、生姜；半身不遂加黄芪、川芎；视力障碍加枸杞子、菊花；听力障碍加磁石、石菖蒲；吞咽困难加威灵仙、僵蚕，脑垂体瘤加花椒；尿崩症加威灵仙；脑胶质瘤加薏苡仁、制附片；脑膜瘤加玳瑁粉、煅石决明；脑外伤加王不留行、田七粉（冲服）。

周某　女，52 岁。

患者于 1976 年突然头痛，左眼睑下垂，眼珠不能转动，瞳孔散大，复视，于当地治疗无效，转省某军区医院，经脑血管造影，诊断为脑虹吸段动脉瘤，约米粒大，需要手术治疗，因患者血压偏高不敢手术，来请中医诊治。症如上述，舌苔薄白，质淡，脉弦细。辨为寒邪客于脑脉，以致气滞血瘀，肝风上扰清阳。法当温阳化瘀，消风通络，投脑瘤合剂加减。服药 3 月余，至今健康。其方为：

鹿茸草 30g　牛尾菜 40g　天葵子 20g　川红花 6g　川芎 12g　细辛 3g 葛根 30g　僵蚕 15g　珍珠粉分装吞服，1 瓶

胡某　女，24 岁。

患者 1972 年产后吃烧酒炖公鸡 2 只后发生剧烈头痛昏厥，左眼睑下垂，失明，瞳孔散大，急诊入某院就医，经脑血管造影诊断为脑动脉瘤，需要手术治疗，患者及家属不同意，自动出院来我处就医。症见形体壮实，面色微红，表情痛苦，舌苔薄黄，舌质红，脉象弦数。（自诉头痛剧烈注射盐酸哌替啶止痛），口干思冷饮，大便 3 天未解，小便黄短。诊为肝风胃热，上扰清阳，法当调胃泻火，平肝息风，投以脑瘤合剂和调胃承气汤加减。

牛尾菜 30g　鹿茸草 30g　天葵子 20g　阴地蕨 30g　大黄 10g　芒硝冲服，12g　葛根 30g　石决明煅，30g　鸡矢藤 30g　珍珠粉 2 分装冲服，1 瓶

上方出入服药 3 月余，症状消失。随访 17 年未发。

吴某 男，20 岁。

患者 1986 年开始，左额疼痛目胀，左眼逐渐突出，至某医院 CT 扫描，诊断为左额颅内病变。困不能定性，又在左眼下方切开穿刺，确诊为脑静脉瘤，浸润及左眼球后。因手术难度大，有一定危险性，家属不同意手术治疗，后来我处就诊。症见左眼明显突出，眼周围微暗，下方有一手术瘢痕，低头试验眼胀更甚，伴青筋暴露，舌苔薄黄，质红，脉弦细数。目为肝窍，额为阳明。诊为肝风胃热上扰清阳，以致瘀阻脉络。投以脑瘤合剂加减。

牛尾菜 40g 鹿茸草 30g 天葵子 20g 金银花 20g 葛根 30g 升麻 15g 知母 15g 僵蚕 15g 珍珠粉 2 分装吞服，1 瓶

30 剂服后，症状显著减轻，左眼明显回缩，守方再服 60 剂，症状消失，再服 30 剂巩固疗效。

毛某 女，24 岁，农家妇女。

患者头痛年余，经闭半年，在当地就医无效，至某部队医院经头颅平片检查示蝶鞍增宽，诊断为脑垂体瘤。因家贫无法交费，不能手术治疗，找中医就诊。症见痛苦呻吟，面色暗黑，表情苦闷，剧烈头痛伴有呕吐，婚后 2 年未孕，月经闭止半年，毛发脱落，性欲减退，舌苔薄白，质淡，脉象弦细。患者生长庐山寒湿之地。拟诊寒邪郁结胞宫，湿邪侵及脾胃，肝风夹痰上扰清阳，瘀血下阻胞宫。法以平肝化瘀为主，佐以温阳化湿，拟脑瘤合剂加减。

玳瑁粉冲服，10g 炒花椒 10g 鹿茸草 30g 天葵子 20g 川红花 10g 桃仁 10g 川芎 10g 附片 10g 薏苡仁 30g 僵蚕 15g

另用铁扫帚 60g，煎水熬药。

上方出入服至 60 剂，症状消失，参加劳动，月经来潮，但鼻衄 2 次，守方加怀牛膝 15g，服至月经恢复正常为度。随访数年未复发。

陆某 女，40岁，干部。

患者1982年始感失眠，继之头昏头痛，左眼睑下垂，瞳孔散大，视物模糊，即去老家上海某医院就诊。经头颅平片及CT扫描等项检查，诊断为嫌色性垂体瘤，并发脑血管瘤。回江西请中医治疗。症见面色萎黄，左眼睑下垂，瞳孔散大。自诉视物不清，有时复视，失眠，心烦神倦，左侧头痛，食欲减退，月经量少，毛发较前稀疏。舌苔薄白，质淡，脉弦细数。辨为肝血不足，肝风夹瘀上扰清阳。法当养肝安神，祛风化瘀，投脑瘤合剂加减。

鹿茸草 30g　牛尾菜 30g　天葵子 20g　炒僵蚕　珍珠粉（2分装冲服）1瓶　川芎 12g　枣仁 20g　白芍 15g　桂枝 10g

上方出入，服药4个月左右，症状消失。至今7年余，未见复发。

龚某 女，40岁，教师。

患者于1986年春，开始头昏头痛，继之症状加重，伴呕吐痰涎，卧床不起。在本单位医务室治疗无效，转省某医院就诊，经CT扫描等项检查，诊断为脑胶质瘤，建议手术治疗，家属不同意，前来我处就诊。症见面色淡黄，疲倦欲睡，表情痛苦，时时恶心呕吐涎沫，畏寒身重，四肢无力，舌苔薄白质淡胖，脉象沉细。拟诊肾阳不足，脾湿生痰，升降失利。治以温阳消饮，祛风活血，投脑瘤合剂加减。

牛尾菜 30g　鹿茸草 30g　天葵子 20g　僵蚕炒, 15g　川芎 10g　附片 12g　生姜 15g　白术 10g　茯苓 20g　川红花 6g

上方出入，服药5个月，临床治愈。至今3年未复发。

陈某 男，26岁，粮站干部。

患者1987年开始头痛头昏，反复发作，至1988年左手右脚麻木活动不便，在当地治疗无效。1989年春发生昏倒抽搐1次，约5分钟左右苏醒，转某军队医院就诊，经扫描诊断为脑膜瘤。患者年青未婚，不愿手术治疗，于同年7月初来我处就诊。主诉同上，面色正常，舌苔薄白，脉弦细。拟诊肝风夹痰，上扰清阳，外阻经络。治以祛风消痰，化瘀通络，投脑瘤合剂加减。

鹿茸草 30g　牛尾菜 30g　天葵子 20g　藏红花另吞，2g　珍珠粉 2 分装冲服，2 瓶　玳瑁粉冲服，10g　赤石脂 30g　枳实 30g　半夏 20g　胆南星 12g

上方出入服药 3 月余，症状显著减轻，未发昏迷抽搐。再去某军队医院做 CT 扫描复查，瘤体已消大半。守方继续治疗，未见复发。

附

多发性脂肪瘤方（指迷茯苓丸加减）

白茯苓 300g　法半夏 300g　白芥子 300g　芒硝 300g　炒枳壳 300g　炒僵蚕 300g　炒薏苡仁 300g

共研细末，姜汁面糊为丸，每服 6g，每日 3 次，开水送服。

乳房纤维瘤方（桂枝茯苓丸加减）亦治早期卵巢囊肿。

桂枝 300g　茯苓 300g　丹皮 300g　桃仁 300g　赤芍 300g　乳香 300g　枳实 300g　青皮 300g

共研细末，炼蜜为丸，每服 6g，每日 3 次，开水送服。

消瘤散方（经验方）此方外用，能消各种肿瘤及未化脓的无名肿毒，治深部静脉炎、关节肿痛等。

白降丹 20g　轻粉 20g　朱砂 2g

共研极细末，每用 5g，调鸡蛋白 1 枚，刷患处，每日 2~3 次，皮肤发痒，肿痛自消。若皮肤灼热疼痛疱破皮，即是过敏，暂时停刷，待皮肤痊愈后再刷。此方全是汞制剂，只能外用，不能内服，小儿慎用，切实要注意。

焦树德

颅内占位性病变治验

焦树德（1922~2008），中日友好医院主任医师

李某 男，38岁，农民，朝鲜族。病历号：166309。初诊日期：1987年8月下旬。

1987年7月23日在劳动后感头晕，即赴医院，但在就诊途中突然昏倒，神志不清（无抽搐及二便失禁），经当地医院诊治约4小时后神志恢复。自此每逢用力或情绪不佳时即发生右侧头痛，呈阵发性胀痛，口苦，大便日一行，质干，睡眠尚可，纳谷尚馨，无复视、恶心及耳鸣。曾在延边神经精神病防治院做CT等检查，诊断为颅内占位性病变，考虑为胶质瘤或结核瘤。因患者不同意手术治疗，虽然经多种药物及方法治疗，病情始终未见好转。1987年8月下旬，焦氏赴延边地区讲学支边期间接诊患者。患者主诉同前。望其舌尖红，苔根部略黄，脉弦，两寸较明显。辨为肝郁生风，痰血凝滞之证。治以调肝散郁、化痰消瘀之法。处方如下。

白蒺藜 12g　当归 12g　赤芍 12g　红花 9g　地龙 6g　化橘红 12g　半夏 9g　白僵蚕 6g　茯苓 18g　黄芪 18g　川芎 12g

11月11日诊：服用上方70余剂后，专程来中日友好医院复诊。诉右侧头痛减轻，但劳累时仍有发作。面色红，舌尖红，苔根部黄厚，脉弦。诊为肝阳上亢，气血上逆，经络失畅，血脉不通。治以平

肝潜阳，活络降逆。处方如下。

生石决明先煎，30g　生赭石先煎，30g　白蒺藜 12g　夏枯草 15g　生芥穗 9g　蔓荆子 10g　赤芍 15g　红花 10g　莪术 3g　半夏 10g　化橘红 12g　茯苓 20g　白僵蚕 10g　川芎 5g

嘱患者服 20 剂后，去川芎，再服用 60 剂。1988 年 3 月 28 日来京复诊，偏头痛基本痊愈，仅在过度劳累或感冒时偶有发作，但精神佳，气色润泽。CT 复查提示：右颞叶后部皮层区结节状占位已消失。舌苔薄白，脉象沉略滑。为了巩固疗效，预防复发，原方加生地 18g、黄芩 10g、白芷 9g、生牡蛎（先煎）30g，改生赭石为（先煎）35g，嘱服剂后改为隔日服 1 剂，再服 15 剂即可停药。

本例经 CT 检查确诊为颅内占位性病变，中医虽无此病名，但其发病突然头晕昏倒，右侧头痛（情绪变化时加剧），脉弦，其病在肝经可知。由于肝郁化风，风邪夹痰上扰，故眩晕昏倒。又据其痛处固定不移，可知其病又与血分有关。因肝风上僭，痰血互结，脉络不通，发为头痛。上述二端为本例辨证关键。据此，其治疗始终以调肝散郁，化痰消瘀为法，初以桃红四物汤合二陈汤化裁进治，后以平肝潜阳、活络降逆收功。

本例治疗用处方二则，服药 180 余剂。其一以白蒺藜苦温辛散，宣肺之滞，疏肝之郁，破癥结，散痛疽，配当归活血养肝，祛瘀血，生新血，共为主药；赤芍、红花、地龙、海藻破积消瘤，软坚化痰，为辅药；化橘红、半夏、茯苓化痰，疗惊痫，配以黄芪温分肉、散痈疽，助赤芍、红花消散结聚，共为佐药；取川芎辛窜入肝，行气开郁为使药。其二以生石决明、生赭石镇肝潜阳，白蒺藜、夏枯草、蔓荆子、芥穗泻肝经风热，半夏、茯苓、橘红、僵蚕化痰祛风，赤芍、红花、川芎、莪术活血消坚。但嫌川芎过于辛窜，不宜久服，故服 20 剂后去之。如此大病，非学验俱丰，辨证精确，有胆有识者，守方实为不易。"颅内占位性病变"从肝论治非此一例。焦氏又曾治一男性患者，投以平肝息风，化痰安神而愈，追访 15 年仍健在。

哈荔田

行滞消癥攻补化瘤

哈荔田（1912~1989），天津中医药大学教授

散瘀结，行气滞，慢病缓图

卵巢囊肿、输卵管积水，均属于中医"带下""癥瘕"范畴，乃因湿热下注，痰郁络阻，冲任失调所致，其病理变化与中医"肠覃"的形成极为相近。多由寒湿客于肠外，积久化热，湿热下注而为带，郁滞脉络，气血受阻，则痰湿瘀血搏结成块。以散瘀结，行气滞，慢病缓图之法多能见效。

许某 女，32 岁，已婚。1977 年 6 月 2 日初诊。

患者半年来少腹胀痛，触有硬块，两乳作胀，腰酸楚，经期超前，色紫有块。月经前后，带下量多，绵绵不已，色如茶汁，气味腥秽，伴见头晕目眩，口苦咽干，小溲赤热，偶或阴痒。婚后 4 载嗣续维艰。妇科检查：子宫后倾，大小正常，左右两侧各有 5cm×4cm×6cm 及 4cm×3cm×3cm 之肿块，活动受限，诊为左侧卵巢囊肿，右侧输卵管积水。因拒绝手术，遂就诊于中医。苔色略黄，厚腻少津，舌质暗紫，脉沉弦略数。证系肝经湿热下注，痰瘀阻滞胞脉。治拟先泻厥阴湿热，兼以燥湿化痰。

胆草泻肝片、二陈丸各 1 剂，上、下午分服，连服 7 天。另用：

蛇床子 12g　石榴皮 9g　桑螵蛸 9g　黄柏 6g　吴茱萸 3g　枯矾 3g

布包，泡水，坐浴熏洗，1 日 2 次，7 剂。

二诊（6 月 10 日）：带下略减，色转淡黄，头晕目眩，口苦均较前为轻，惟小腹胀痛，坚块仍在。思之先以丸剂缓图以测之，再拟汤剂软坚散结，清热利湿，破瘀通经。

山慈菇 9g　昆布 12g　海藻 12g　冬葵子 12g　车前子布包，12g 夏枯草 15g　牡蛎粉布包，24g　王不留行 9g　炒青皮 4.5g　醋柴胡 4.5g 穿山甲 4.5g　粉丹皮 4.5g　蒲公英 12g　瞿麦 15g　天仙藤 15g

6 剂，水煎服。另用：

蛇床子 12g　石榴皮 9g　黄柏 9g　桑螵蛸 9g　吴茱萸 3g

布包，泡水，坐浴熏洗，日 3 次，6 剂。

三诊（6 月 17 日）：药后带减七八，胁痛已除，少腹胀痛已较前减轻，惟触之坚块仍在，又加头晕泛恶。再予清肝胆，软坚结。

夏枯草 24g　海藻 9g　昆布 9g　山慈菇 9g　牡蛎粉 12g　车前子 12g 淡竹茹 6g　淡黄芩 6g　盐黄柏 6g　决明子 9g　香附米 9g　川茜草 9g

3 剂，水煎服。

外用药同前。

四诊（6 月 20 日）：带下已止，头晕泛恶已除。惟仍少腹胀痛，坚块不移，腰背酸楚。再拟理气活血，化瘀软坚之剂。

醋柴胡 6g　炒青皮 4.5g　香附米 9g　赤芍药 9g　当归尾 9g　桃仁泥 9g　海藻 9g　昆布 9g　山慈菇 12g　牡蛎粉布包，21g　广寄生 9g

7 剂，水煎服。

嘱药后每日上午服化坚丸 1 剂，下午服消核丸 1 剂，均白水送下，连服 10 天。

此后即以上法，或服汤剂，或服丸剂，行经期间则养血调经。治疗间月，诸症悉平，月事如常，惟经期小腹尚感胀痛。妇科检查：左侧卵巢囊肿已缩小，右侧输卵管呈索状增粗。再以三诊方药加茯苓、海金沙各 9g，与上述丸剂交替服用，约 40 天停药。

1977 年 12 月 6 日妇科复查：子宫略有后倾，两侧附件（－），小腹偶或微痛，余无不适。

此例初以疏肝理气，清热燥湿之法，以使肝气条达，气机通利，使湿热无所依存，虽然药力平平，意在为荡涤之剂奠定基础；中以清热利湿，疏肝理气，溃坚破积之法治疗。虑其病久瘀重，故后以破瘀结，行气滞，汤丸并进，缓缓图治，终获痊愈。

调气血，益肝肾丸药缓调

子宫肌瘤属中医"癥积"范畴，多因气血瘀阻，冲任失调，积久而成，临证若能恰当辨证，随证选药，每能见效。

齐某 女，30 岁，已婚。1975 年 11 月 23 日初诊。

患者经产两胎均健在，于去秋怀孕 3 个月时，因跌仆而致堕胎，从此月汛失调，经期延长，行经腹痛，量中色紫，夹有血块。伴有腰背酸楚，带下黏浊，胸胁胀闷不舒，纳谷不健，经行不畅等症。妇科检查：子宫水平位，宫体增大如孕 50 天大小，质硬，表面不光滑，活动良好，附件阴性，诊为子宫肌瘤。诊脉细弦，舌苔白，舌边瘀紫。此系气滞血瘀，冲任失调，现值经期。治予理气活血，化瘀消瘤之品。

醋柴胡 6g　香附米 9g　紫厚朴 9g　刘寄奴 12g　紫丹参 15g　瓦楞子 15g　川茜草 9g　三棱 9g　苏木 9g　赤芍 9g　白芍 9g　女贞子 9g　粉甘草 4.5g

5 剂，水煎服。隔日 1 剂。

二诊（12 月 3 日）：上方服后，块下量多，腹痛大减，行经 7 天而止。仍腰酸膝软，脘腹隐痛，胸胁痞满，拟从前法治之。

醋柴胡 6g　香附米 9g　炒枳壳 9g　广木香 4.5g　秦当归 9g　杭白芍 9g　金狗脊 去毛，12g　女贞子 9g　旱莲草 9g　三棱 9g　川楝子 9g　粉甘草 4.5g

6 剂，水煎服，连服 2 剂停 1 天。

三诊（12 月 17 日）：药后诸症已减，今日又感腰酸腹坠，有少量白带，脘痞不舒。此乃月事欲潮之征，拟予益肝肾，行气血，化瘀积之法。

女贞子 12g　旱莲草 9g　秦当归 9g　杭白芍 15g　醋鳖甲 15g　云茯苓 9g　醋柴胡 6g　台乌药 6g　炒枳壳 12g　粉甘草 6g

6 剂，水煎服。连服 2 剂停 1 天。

四诊（1976 年 1 月 3 日）：上方服未尽剂，月事来潮，量中色可，偶有血块，腹痛未作，经行 6 天而止。又自服上方 10 数剂后，经妇科检查：宫体有所缩小。仍予一诊方减厚朴，加昆布 15g、生牡蛎 21g、秦当归 12g，共服 40 余剂，诸症悉平。妇科检查：子宫略后倾，宫体较正常稍大，稍硬，表面光滑。嘱每日上午服得生丹 1 剂，下午服二至丸 20 粒，经服药 2 月后复查，子宫已恢复正常大小。

本证以其经期延后，色紫有块，行经腹痛，舌有瘀紫，胸胁痞闷，诊为气滞血瘀，初诊虽在经期仍须因势利导，不宜姑息，故采用理气开郁、活血化瘀、滋阴养血之法，寓破瘀之中而不伤血之意；后因瘀块多，腰膝酸软，拟用滋补肝肾为主，渗以理气活血之品，俾补中有破。终以破瘀消瘤，祛邪扶正，消补兼施，以丸药缓调，治疗数月，遂使肿瘤消除而达到治愈之目的。

庞泮池

子宫颈癌患者放疗后直肠后期反应的治疗

庞泮池（1918~1999），上海中医药大学曙光医院主任医师

临床遇到的病人，往往由于放疗反应而灼伤津液以致阴血亏损，或因长期便血而气虚下陷，损及脾肾。因此，直肠后期反应的病人，大多系虚证，有气虚、阴虚、气阴两虚三种类型，并以后者为多见，患者又常夹有湿毒。在治疗时，除采用补气、养阴等扶正法外，还根据患者的不同体质和不同症状，随症加减。如便血者加槐角、侧柏叶、阿胶等；便溏阳虚者加炮姜、补骨脂、山药等；溲赤者加碧玉散、赤茯苓；夹湿热者加黄芪、薏苡仁、白头翁、脏连丸等；纳食不香者加谷芽、麦芽、砂仁；有湿毒者加土茯苓、白花蛇舌草、蜀羊泉等。

陈某　女，51 岁。门诊号：78/112868。1978 年 12 月 14 日初诊。

患者在 4 个月前因子宫颈癌Ⅲ期而行放疗，放疗结束后就感到头晕腰酸，神疲乏力，纳食不香，近日大便下血，色鲜量多，每日二三次，肛门疼痛。经放疗到医院复诊，诊为直肠后期反应。患者的脉细数，苔薄黄，舌质红。证属放疗后热毒灼津，迫血妄行，血去气弱，气阴两伤。当予益气养阴以扶正，并清热解毒，凉血止血。

党参 9g　生地 9g　川石斛 9g　天花粉 15g　丹皮 15g　砂仁 3g　土茯苓 30g　蜀羊泉 30g　白花蛇舌草 30g　薏苡仁 12g　黄柏 9g　谷芽 9g

麦芽 9g

二诊（1978 年 12 月 21 日）：服药 7 剂后便血减为 1 日 2 次，胃纳渐馨，但头晕口渴，自汗乏力，腰酸带下，色黄有腥味，便时腹痛，湿热下注带脉。前方出入加脏连丸（吞）3g，14 剂。

三诊（1979 年 1 月 4 日）：服药后便血已止，但腹痛肠鸣，头晕，口渴唇裂，脉细带数，苔薄，舌质红。病久气弱阴伤。气弱则脾运失健，气滞湿阻；阴伤则津枯内热。当益气养阴，化湿健脾。

党参 9g　生地 9g　川石斛 9g　天花粉 15g　丹皮 15g　土茯苓 30g 生薏苡仁 30g　黄柏 9g　蜀羊泉 30g　白花蛇舌草 30g　谷芽 9g　麦芽 9g 砂仁 3g

香连丸 3g，吞服。14 剂。

上药见效，续服 77 剂，便血告愈。

崔某　女，18 岁。门诊号：78/122829。1979 年 1 月 23 日初诊。

患者去秋患子宫颈癌 II 期，经放疗而愈。近月来，便血颇多，色鲜红，每日 2~3 次，肛门坠滞，腰酸乏力，脉细小，苔中剥，舌质淡。证属血失过多，气弱营虚，日久脾肾受损，统摄无权。治应补脾培肾，益气养血。予黄土汤加减。

党参 9g　炒白术 9g　炒白芍 9g　茯苓 9g　炮姜 3g　炙甘草 3g　山药 9g　补骨脂 9g　槐花 9g　熟地 9g　阿胶烊冲，9g　灶心土包，30g

二诊（1979 年 2 月 12 日）：服药 7 剂后，患者便血未止，血色鲜红，大便不实，头晕，腰酸乏力，脉舌如前。辨证析脉，属气血两伤，脾病及肾，统摄无权，血难归经。当以温肾阳、扶脾土，阳回则血自归经。守上方加熟附块 9g、黄芪 12g、仙鹤草 15g。7 剂。

三诊（1979 年 2 月 20 日）：加温阳药后，便血显著减少，大便成条，每日 2 次，脉细，舌苔薄，质暗淡，守方再进。7 剂。

四诊（1979 年 3 月 2 日）：便血已止，血已循经，但体虚未复，慎防再下血，当再巩固，原方 14 剂。

五诊（1979 年 3 月 22 日）：便血愈，纳食馨，乏力未复，脉细，苔薄。治以补气养血，以善其后。

党参 9g　黄芪 9g　白术 9g　白芍 9g　茯苓 9g　山药 9g　陈皮 6g 升麻 3g　炙甘草 3g　阿胶烊冲，9g

陆某　女，46 岁。门诊号 78/9968。1978 年 10 月 7 日初诊。

患者今年 4 月因患子宫颈癌放疗，反应较大，曾出现泛恶厌食、腰酸如折、下肢酸软、青带不断等症状。曾用中药调治三四个月而逐步改善。自本月份起，又见大便下血，色鲜红，量多，口干咽痛，四肢发麻，倦怠无力，脉细数，苔薄白。此系放疗后热毒灼津，迫血妄行，血耗过多，气阴两虚。治以益气养阴，清热解毒。

党参 9g　黄芪 9g　生地 9g　玄参 9g　天冬 9g　麦冬 9g　天花粉 12g 当归 9g　鸡血藤 30g　秦艽 9g　白花蛇舌草 30g　蜀羊泉 30g　槐花炭 9g

二诊（1978 年 11 月 6 日）：服药 14 剂，药后便血减少，色鲜红。近日来感受外邪。先治其表，姑以清热解毒。

荆芥 5g　防风 5g　银花 9g　菊花 6g　黄芩 9g　天花粉 9g　杏仁 9g 川贝片吞，10 片　牛蒡子 9g　地榆 12g　槐花炭 12g

三诊（1978 年 11 月 27 日）：服药 4 剂，表解便血不已，色转暗红，肛口疼痛，关节酸楚，四肢发麻，脉细数，苔薄。气血两亏，气虚不能摄血，血亏无以养筋，仍予益气养血，凉血止血。

党参 9g　黄芪 9g　天花粉 15g　天冬 9g　麦冬 9g　生地 9g　玄参 9g 当归 9g　鸡血藤 15g　桑枝 15g　白芍 9g　白花蛇舌草 30g　蜀羊泉 30g 地榆炭 12g　槐花炭 12g

四诊（1978 年 12 月 1 日）：服药 4 剂，便血减而未止，四肢麻木酸楚，脉细数，苔薄质红。仍以前法，佐以清热解毒。

党参 9g　生地 9g　丹皮 9g　当归 9g　白芍 9g　黄芩 9g　牛膝 9g

川断 9g　鸡血藤 30g　地榆 9g　槐花 9g　脏连丸吞，3g

五诊（1978 年 12 月 8 日）：服药 7 剂。前方有效，便血减少，续服 14 剂。

六诊（1979 年 1 月 12 日）：停药半月，便血又作，且量多色鲜，大便不实，肛口作痛，纳少乏力，脉细，苔白腻。屡用阴药，脾阳受抑，统血无权，湿阻中焦，当改弦易辙，着重扶土。

党参 9g　白术 9g　白芍 9g　炮姜 3g　山药 9g　炙甘草 3g　槐花 9g
决荼 9g　熟地 9g　砂仁后下，3g　焦大曲 9g　脏连丸吞，3g

七诊（1979 年 1 月 19 日）：7 剂药后，便血减少，肛痛亦罢，纳食转馨，但大便不实，脉细，脾虚稍复，阴损又见，当守法加清热养阴，予前方加生地 9g、黄芩 9g。

八诊（1979 年 2 月 9 日）：服上药 7 剂后，便血已止，但停药 2 周，大便次数增多，日 2~3 次，且有黏冻血液，肛口又作痛，脉细，苔薄黄。脾虚夹湿热中阻，予以健脾化湿，清热止血。

党参 9g　炒白术 9g　白芍 9g　当归 9g　炙甘草 3g　炮姜 3g　黄芩 9g
白头翁 9g　茯苓 9g　地榆 9g　槐花 9g　脏连丸吞，3g

九诊（1979 年 2 月 21 日）：服药 7 剂便血反而增多，大便不实，日行 3~4 次，便时里急后重，肛口坠痛，上肢及唇口发麻，脉细，苔薄。脾阳不振，中气下陷，改用补气升提，培土摄血。

党参 9g　黄芪 9g　白术 9g　白芍 9g　升麻 3g　柴胡 5g　炮姜 3g
炙甘草 3g　山药 9g　桔梗 6g　当归 9g　槐花 9g　侧柏叶 9g

十诊（1979 年 3 月 6 日）：服药 7 剂后便血大减，肛坠亦减轻，大便初干后溏，苔薄，舌质转淡，脾损及肾，当脾肾双补，以竟全功。守方加补骨脂 9g、五味子 5g、灶心土（包煎）30g。

1979 年 4 月 3 日随访，脾肾双补方服用至今，便血减少而停止，大便逐渐正常，体力渐复。服药数月，曾数易其法，但未抓要领，血不得止，后因患者大便不实，肛口坠滞，为脾虚气陷之象，但腰腿酸楚不已，肾虚显而易见，治疗之初，未尝考虑及此，故虽有小效，未能持久，后续服脾肾双补之药，巩固疗效。

沈仲理

子宫肌瘤治疗心得

沈仲理（1912~2008），上海中医药大学附属曙光医院主任医师

施某 27岁，已婚。1975年3月21日初诊。

患者于1974年妇科普查，发现子宫颈上唇肌瘤。月经周期落后，约下旬来潮，经量不多，每次经前腹痛，经行后一天腹痛即止，头晕腰酸，苔薄腻，脉弦细，气滞血瘀，冲任不利。治宜养血活血，理气消瘤法。药用：

泽兰叶 12g　川芎 9g　赤芍 9g　白芍 9g　大生地 12g　制香附 9g 路路通 9g　小茴香 6g　石打穿 15g　半枝莲 30g　茺蔚子 9g　橘叶 9g 橘核 9g

二诊（4月8日）：服药7剂，据述生育过1胎已3岁，其后发现子宫颈上唇肌瘤，开始约1.2cm大小，近经妇检已发展为2cm。经前1周即见腹痛，于3月30日来潮，腹部剧痛，经量不多，苔黄腻中剥，脉弦细带数。冲任不利，气滞血阻，结为癥块。治宜养血活血，软坚消瘤法。

生地 12g　赤芍 9g　白芍 9g　丹皮 9g　炙鳖甲 12g　三棱 12g　海藻 9g　石打穿 15g　半枝莲 30g　制香附 9g　茺蔚子 9g　生山楂 9g　橘叶 9g　橘核 9g

三诊（5月6日）：服药10剂，本次月经4月30日来潮，第1天

腹痛甚剧，血块落下，而腹痛即止，经来 6 天干净，舌质淡红，脉弦细。素体阴虚肝旺之质，由于经量不多，可用攻补兼施法。再拟养血活血，理气消瘤法。

大生地 15g　赤芍 9g　白芍 9g　川芎 6g　石打穿 30g　半枝莲 30g　炙鳖甲 12g　白蒺藜 9g　生楂肉 9g　青皮 3g　陈皮 3g

四诊（6 月 3 日）：服 7 剂。月经 5 月 31 日来潮，头天觉左腹角疼痛，经水将净，口内干燥，苔薄腻微黄，舌质淡红，脉沉小。病久气阴两亏，夹有瘀阻。治以养血生津，化瘀消瘤法。

大生地 12g　白芍 9g　川芎 6g　天花粉 12g　炙鳖甲 12g　石打穿 30g　半枝莲 30g　生楂肉 12g　川断 9g　狗脊 12g

五诊（7 月 15 日）：服 10 剂。月经推迟至本月 5 日来潮，经量尚正常，苔淡白，脉沉小。12 日妇科检查子宫上唇肌瘤已消除。防其瘀阻化而未尽，续进养血调经，温宫化瘀，以免后患。

大生地 15g　赤芍 9g　白芍 9g　生白术 6g　紫石英 30g　半枝莲 30g　石打穿 15g　三棱 9g　路路通 9g　炙鳖甲 12g　生楂肉 12g　橘叶 9g

本例患者经过五诊治疗后，采用软坚散结，养血活血之法，坚持服药，使子宫肌瘤逐渐消除，病获痊愈。

（董瑶　邢建华　整理）

施今墨

固摄冲任，祛瘀生新

施今墨（1881~1969），著名中医学家

赵某 女，46岁。

患者于1954年4月发现阴道少量出血，无任何感觉，即往某医院妇科（病历号10277），做活体组织检查，诊断为子宫颈癌2~3期，骨盆组织亦受浸润，已不宜做子宫摘除术。于当年5月深部X线治疗1个半月，后又住院作镭放射治疗，住院10天，全身症状逐渐出现，无力、衰弱、消瘦、阴道分泌物增加，大便时肛门剧烈疼痛，以致大汗、痛苦异常。自此每日注射吗啡2次，以求缓解。患者因惧痛而不敢进食，每日只吃流质，配合葡萄糖、维生素等注射，如此维持1年，病情愈益加重，身体更加衰弱。

现症：危重病容，形瘦骨立，气息微弱，面色苍白而浮肿，呻吟床笫，呼号无力，每于痛剧难忍时，辄注射吗啡针，饮食大为减少，仅以流质维持。舌苔光嫩而有齿印，脉象沉细无力，乃气血俱虚，心力将竭，血液损耗之象。脉症综合，险象环生，图治非易，先拟调气血，冀减轻痛楚。

青皮炭 10g　盐橘核 10g　广皮炭 10g　晚蚕沙皂角子 10g 炒焦，用布包，10g　盐荔枝 10g　川楝子醋炒，10g　炒枳实 5g　杭白芍柴胡 6g 同炒，12g　绿升麻炒枳壳 5g　台党参 10g　油当归 12g　炙绵芪 20g　淡苁蓉 15g

台乌药 6g　紫油朴 5g　仙鹤草 25g　炙甘草 5g

另用槐花 30g、苏木 30g 煮汤代水煎药。

二诊：服药 3 剂痛楚有所缓解，余症同前，而吗啡注射仍不能停，脉象舌苔无改变，再以前方加力。第一诊原方继续服用，加服丸药方。

瓦楞子 30g　晚蚕沙 15g　牡蛎 30g　台乌药 15g　酒杭芍 30g　柴胡 8g　朝鲜参 15g　广木香 5g　绵芪 45g　鹿角胶 30g　紫油朴 12g　莪术 12g　京三棱 12g　小青皮 10g　白术 25g　醋延胡索 15g　淡吴萸 8g　沉香 3g　炙甘草 27g　酒当归 15g

共研细末，炼蜜为丸，早晚各服 6g。

三诊：服汤药 2 剂，疼痛继续减轻，2 天来只在大便后注射吗啡 1 次，葡萄糖及维生素等未停，脉象虽仍沉细，较前有力，精神已显和缓，虚赢太极，不任攻补。拟以调和气血，固本求元，祛瘀生新。

盐橘核 10g　青皮炭 6g　晚蚕沙皂角子 10g 炒焦，用布包，10g　盐荔核 10g　皮炭 6g　炒枳实 5g　川楝子醋炒，10g　制乳香 6g　制没药 6g　炒枳壳 5g　台乌药 6g　炒远志 10g　云茯苓 6g　炒地榆 10g　醋延胡索 10g　云茯神 6g　木蝴蝶 15g　野於术 10g　瓦楞子海浮石 10g 用布包，25g　杭白芍醋柴胡 5g 同炒

四诊：服药 3 剂（二诊所配丸药已开始服用）疼痛大减，自觉较前轻松舒适，已停止用吗啡，当服完第 3 剂药后，觉阴道堵塞感，旋即挑出核桃大球形糜烂肉样组织一块，状如蜂房，质硬，饮食略增，可进半流食物，脉象已有起色，光嫩之舌质已转红润，元气已有来复之象。调气血，扶正气，尚觉合度，再从原意治疗，调摄冲任，祛瘀生新。

盐橘核 10g　炒枳实 5g　川楝子醋炒，10g　盐荔核 10g　炒枳壳

5g　醋延胡索 10g　青皮炭 6g　炒地榆 10g　炒吴萸 5g　炒黄连 5g　陈皮炭 6g　炒远志 10g　漂白术 6g　云茯苓 10g　云茯神 10g　油当归 12g　威灵仙 12g　杭白芍柴胡 5g同炒，10g　台乌药 6g　五味子 6g　炒山楂 10g　炙甘草 5g

五诊：汤药已服 3 剂，症状继续好转，排便时痛苦大为减轻，惟大便中仍有时带血及黏液，阴道分泌物显著减少，饮食仍以半流质为主，食量增加，葡萄糖等仍继续注射，脉象由沉细转而有力，枯荣肤色已见活润，除继续服用丸剂之外，另备汤剂方随症服用，以冀徐徐图治，并嘱慎自调摄。

青皮炭 6g　云茯苓 10g　车前草 12g　广皮炭 6g　云茯神 10g　旱莲草 12g　盐橘核 10g　金铃子醋炒，10g　蕲艾炭 6g　盐荔核 10g　醋延胡索 10g　紫油朴 5g　炒枳壳 6g　米党参 10g　漂白术 10g　沉香曲炒，6g　台乌药 6g　杭白芍醋柴胡 5g同炒，10g　半夏曲 6g　蓬莪术 6g　炙甘草 6g

六诊：汤药只服 6 剂，服丸药半年，葡萄糖注射全停，诸症大为好转，大便已基本正常，便时尚觉坠胀，并无血及黏液，食欲增加，已可吃普通饭，脉象不似以前沉细，略带弦意，舌质基本正常，齿印亦消。脉症参合，病情稳定，或有获愈可能。改处丸药方，适当投入培元之品，继续巩固。

（1）每日早服逍遥丸 6g，下午服当归龙荟丸 5 丸，晚服参茸卫生丸 1 丸。先服 10 天，白开水送服。

（2）每日早服柏子养心丸 9g，午服逍遥丸 6g，晚服人参归脾丸 6g。继续服 10 天，白开水送服。

七诊：先后服丸药 1 年，在此期间，偶有大便带血及黏液现象，除感觉坠胀之外，已无任何症状，体重增加，颜面浮肿完全消失，干瘦皮肤已大见润泽。至 1957 年 5 月 1 日能自己下床活动，脉象平和，再更丸方及汤药备用方，在化瘀生新之时，注意恢复体力。

汤剂

白石脂赤石脂同打，用布包，10g　血余炭禹余粮用布包，26g　陈阿胶另炖，分2次服，6g　黑升麻5g　二仙胶另炖，分2次兑服，6g　怀山药打碎炒，30g　芥穗5g　白薏苡仁10g　台乌药6g　西党参12g　广皮炭6g　云茯苓10g　杭白芍醋柴胡3g同炒，10g　青皮炭6g　云茯神10g　炙黄芪24g　苍术炭10g　白术炭10g　炙甘草2g

丸剂

延胡索30g　晚蚕沙30g　台乌药30g　蓬莪术30g　威灵仙30g　酒杭芍60g　广木香18g　真沉香12g　木蝴蝶30g　酒当归30g　小青皮15g　京三棱15g　绵黄芪90g　二仙胶60g　陈阿胶30g　软柴胡30g　小枳实30g　皂角子炒焦，30g　桃仁30g　杏仁去皮尖，炒，30g　何首乌30g　炙甘草30g

共为细末，炼蜜为丸，重10g，早晚各1丸，白开水送服。

在此期间，再去肿瘤医院妇瘤组检查，据述子宫颈癌已完全治愈。自此每年检查1次，迄今未发现转移病灶及复发现象，现已照常操持家务。从1957年到1964年5月，7年以来定期随访，仍健康如常。

（祝谌予　翟济生·施如瑜　施如雪　整理）

马龙伯

清热利湿为主治疗妇科肿瘤

马龙伯（1904~1983），北京中医药大学附属东直门医院主任医师

杨某 女，58岁，已婚。病历号39705。1960年11月1日初诊。

患者1年前开始出现左腿疼痛，之前曾有阴道排液，量多色黄，由某医院确诊为"子宫体癌"，于1960年1月在武汉手术治疗，术后进行放疗。三四个月后腿痛加重，经北京某医院检查为"子宫体癌术后再发"。现觉腿痛，胫骨下端明显，左腿为重，行走不便。形体羸瘦，面色枯白，声息怯弱，阴道少量排液色黄。舌苔垢腻，脉沉弦而数。综观脉证，此属湿热内盛，蕴积成毒，搏结肝胆，下注冲任，伤及带脉，侵淫胞宫、胞脉所致。放疗后正气受损，肝胆湿毒搏结更甚，筋络血脉受困加深，故腿痛加重。治宜清除湿毒，宣通经络。主要方药如下。

忍冬藤 20g　金银花 20g　连翘 10g　蒲公英 30g　败酱草 20g　薏苡仁 15g　萹蓄 12g　五加皮 10g　桑寄生 30g　生白芍 15g　全蝎 3g　海藻 10g　昆布 10g

小金丹 6粒，随药吞服。

上方随症加减：入晚即感上身发热加青蒿；手足发麻加车前草；左腿夜间抽筋加伸筋草；鼻衄加藕节；头晕加夏枯草。

共诊18次，服药53剂，治疗约9个月（当中曾停药4个月），病

基本痊愈，腿痛消失，阴道黄水已无。后经肿瘤医院检查，结果为"涂片镜检未见癌细胞"。步履如常，身体健壮，数年未发。

本例子宫体癌又称子宫内膜腺癌，属于中医学"带下"及"癥瘕"之范畴。50岁以上之妇女，任脉已虚，太冲脉亦衰少。肝肾阴虚，或脾虚湿盛，郁热与湿热毒邪乘虚侵害胞宫。运用清热利湿，软坚消癥之法，使湿邪得祛，瘀滞得散，疾病告愈。

曲某 女，48岁，已婚。病历号130045。1964年6月22日初诊。

患者于1960年9月经哈尔滨某医院诊断为"子宫颈癌3期"，放疗后半年内情况尚好，惟月经即无。1个月前患肠梗阻，经保守治疗，至今大便难解而有便血，小便不畅，色黄赤。又经哈尔滨市某医院检查，诊为"癌变肠转移"，不能再放疗，亦不便手术。目前白带时流，量多质粘，恶臭异常，屡有便意，下腹坠胀且痛，面容憔悴，气弱语微，由人背来就诊。脉沉细而数，舌苔稍黄。脉症合参，证属热毒炽盛，气滞于中；津血亏损，形气耗伤，损害冲任而致。病在下治宜先清湿热毒邪，从二便而出，佐以行气开郁，补益营血。主要方药如下。

忍冬藤 20g　金银花 20g　紫花地丁 12g　蒲公英 20g　白花蛇舌草 15g　槐花 15g　冬瓜子 20g　制乳香 10g　制没药 10g　香附炭 10g　焦楂 10g　焦曲 10g　当归 12g　生地 12g　生黄芪 20g　人参面 2g　血竭面 1g　沉香面分冲，1g

共诊8次，服药31剂，约1个半月。同年7月30日在北京某医院检查，结果为："直肠前壁只有僵硬、未触及肿块"。活体检查未见癌细胞。腹痛下坠轻微，大便正常，每天2~3次，爽快舒适，小便亦通畅，自己行走，不需搀扶，10年后依然健在。能料理家务，照看小孩，并不觉累。

此例子宫颈癌肠转移，实因未能恰当控制，使湿毒蕴于体内，致使癌变发展迅速，便血日久，营阴必亏，一致正气亏耗，形气已衰；二致热从内生，热毒更甚。采用攻补兼施之法，在应用清热解毒、釜底抽薪治法的同时，兼以益气补血，使邪气得祛，正气渐复，病得以获愈。

（肖承悰　整理）

秦秀兰

消癥汤治疗子宫肌瘤、卵巢囊肿

秦秀兰（1934~　），内蒙古医科大学中医系妇科教研室教授

消癥汤

丹参 15~25g　桃仁 10~15g　赤芍 10~20g　三棱 8~10g　橘核 10~20g
香附 6~12g　荔枝核 15~20g　桂枝 6~12g　山慈菇 6~12g　山豆根 10~20g

子宫肌瘤加吴茱萸 10~15g，莪术 8~15g；卵巢囊肿加枳壳 8~12g，川楝子 6~12g，乌药 6~15g；若体弱气虚药量宜小，或加党参、白术、白芍、茯苓；若血虚药量宜小，或加白芍、熟地、黄精；若带下量多黏稠色黄，加萆薢、车前子；若带下量多清稀色白，加炒山药、椿根皮、桑螵蛸；若大便稀，去桃仁，加炒山药、扁豆、党参、炒白术；若心烦失眠，加夜交藤、柏子仁。

每日 1 剂，月经期停服。经后第 5 天开始服药，药量由小逐渐加量。不宜服药者改用灌肠法。治疗期若患外感者停药，外感愈后再继续服药。每个月经周期为 1 个疗程，每个疗程服药 10~14 剂，一般治疗 2~3 个疗程，最多 4 个疗程。

温某　女，34 岁。1985 年 11 月 23 日初诊。

患者腰酸、腹胀 1 年余，8 月 30 日做人工流产后阴道出血 20 天。10 月 15 日行经，持续 20 天用止血药后血止，带下量多，色黄黏稠。10 月 6 日 B 型超声波检查提示：子宫 8cm×4.8cm×5.9cm，子宫内

未见异常回声，右侧附件可见 4.9cm×4.4cm×3.0cm 无声区，被膜光滑完整，无回声区，后壁回声增强，在子宫直肠陷窝可见大小无回声区，内有强回声，示卵巢囊肿、子宫直肠陷窝囊实包块。察脉弦缓，舌淡苔薄白。拟以理气活血，消癥散结。

丹参 15g　赤芍 10g　三棱 6g　香附 10g　橘核 15g　荔枝核 15g　山豆根 15g　山慈菇 10g　川续断 15g　熟地 12g　乌药 10g　夜交藤 20g

服药 12 剂。

复诊（12月7日）：服药半小时后，自觉小腹有气窜动，矢气排出，腹部胀减，腰酸已减，带下减少，有时感觉口渴，脉弦细，舌苔薄。

丹参 20g　赤芍 15g　香附 12g　莪术 8g　三棱 10g　橘核 15g　荔枝核 15g　山慈菇 12g　山豆根 20g　鸡血藤 15g　乌药 10g　海藻 15g

三诊（12月21日）：服药6剂，月经于13日来潮，经量正常，行经3天，无腰腹痛，内诊检查，未触及囊肿。

1986年1月3日复查B型超声：子宫 8.2cm×4.3cm×5.9cm，子宫内未见异常回声，在子宫直肠陷窝可见 2.7cm×1.8cm 大小的无回声区，示子宫直肠陷窝积液，卵巢囊肿已消失，陷囊积液减少。

黄某　女，39岁，工人。1982年8月19日初诊。

患者月经过多，超前已3年之久，月经周期20~25天，量多，色深红，多血块，持续6~8天，经期小腹坠痛，白带多，色白黏稠。曾顺产3胎，于6年前已做绝育。末次月经8月6日。妇科检查：子宫颈光滑，子宫前位，9周大，质硬，活动差，附件增厚，有压痛。诊断：子宫肌瘤。脉象沉细，舌淡苔白，面色苍白。治以活血理气，消癥散结。

丹参 20g　赤芍 12g　桃仁 10g　川芎 10g　桂枝 30g　云苓 10g　橘核 15g　三棱 12g　荔枝核 15g　香附 10g　山慈菇 12g　山豆根 15g　吴

茱萸 10g

服药 12 剂后，9 月 3 日月经来潮，周期 28 天，量正常，行经 6 天，无腰酸痛，共服药 3 个疗程，总计服药 56 剂。于 11 月 22 日复查，子宫前位略大，附件增厚，停药。每 6 个月复查 1 次，3 年未见复发。

子宫肌瘤、卵巢囊肿均属中医学"癥瘕"的范畴，多为实证、瘀证。故治疗的关键在于攻瘀消癥，应坚持连续服药治疗，且不可攻攻补补或攻补兼施。若患者体虚，只可药量从轻，以活血祛瘀，勿施补药，以防血行迟滞而助瘀。可在月经后第 5 天肾气渐复时开始服药，可逐渐加量，使其攻而不伤正。其次则应向患者说明发病机制及治疗计划，增强患者治疗信心，在治疗期间忌忧怒劳伤，力争与医生配合，坚持服药。从实践中观察，凡治愈者，多能听从医嘱，坚持用药。有效者多为自觉症状消除，肿瘤渐小，则自动停药，治治停停，虽肿瘤有所缩小，但未根除。无效者，多为情绪易波动，生活不规律或其他原因不能坚持服药者，其中 2 例卵巢囊肿无效者，经手术治疗确诊均为畸胎瘤。

刘绍武

调神攻坚汤治乳癌

刘绍武（1907~2004），太原市中医研究所主任医师

调神攻坚汤

柴胡 15g　黄芩 15g　苏子 30g　党参 30g　夏枯草 30g　王不留行 90g
牡蛎 30g　瓜蒌 30g　石膏 30g　陈皮 30g　白芍 30g　川椒 5g　甘草 6g
大枣 10 枚

水煎服，每日 1 剂。

郭某　女，34 岁，教师。1973 年 9 月初诊。

患者于 1973 年春发现左侧乳房有一鸡卵大肿物，在北京某医院做
病理检查，报告为"乳腺腺癌"。后行根治术，并行 45 天放疗。4 个
月后右侧乳房又出现核桃大肿物，双侧腋下、颈部也有大小不等的硬
性肿物。因此又去北京求治，诊断为癌肿广泛转移，无法医治，转回
原址。患者于 9 月来此治疗。见其极度消瘦，面色无华，四肢乏力，
食欲不振，各处肿物如上所述，脉细无力，舌苔黄腻。投以"调神攻
坚汤"，嘱其精神保持愉快，避免生气。

服药后食量即见增加，服药至 30 剂时，各处肿物开始变小，精神
渐好。

服药至 120 剂，肿物已完全消除，体重已增加 10kg 余。

服药至 180 剂，体重增 20kg 余，精神佳，脉舌象正常。再去北

京检查，亦未见有异常。后半年去某肿瘤医院复查一次，亦无异常发现，治疗已近6年，患者仍健在。

本例应用调神攻坚汤，治愈乳癌1例，本方治疗其他肿瘤，也有较好效果，但必须坚持服药，以120剂为1个疗程。久服、坚持，是取效的关键。

（卢祥之　整理）

乳岩效方两首

李济舫（1918~　），上海市嘉定区老中医

　　肖汉江老医师，擅治疡科，远近驰名，对初期乳岩、乳中结核、乳癖等证，习用"乳疡无忧丹"颇具疗效，该丸药为何种药物组成，从不轻易传人，特将秘方献出。笔者应用于临床上曾治愈多人，确实功效卓著，现将原方公开，以广试用。

　　乳疡无忧丹（内服）

　　陈蚝全瓜蒌越大越好，3个　生地黄150g　土贝母120g　生香附120g　生牡蛎120g　漏芦90g　白芥子90g　野茯苓90g　炒麦芽90g　王不留行60g　制半夏60g　全当归60g　福橘叶60g　炒白芍60g　小青皮60g　广陈皮60g　炮山甲30g　潼木通30g　川抚芎30g　西粉草30g

　　共研细末，用蒲公英60g、连翘60g，煎汤代水泛丸，晒干，置石灰甏内收贮，勿使受潮。

　　服法：1日3次，每次6g，饭后服，需连续服，勿间断，至愈为度，并宜忌口，凡椒、姜、海味辛热等物皆为禁忌之品，切戒恼怒、房劳。

　　消岩膏（外治）

　　我家世习疡科，祖孙相传，已历三世。对慢性诸外症，像瘰疬、乳岩、瘿瘤等阴证，沿用消岩膏，效验居多。先祖继云公云，此方当

年曾以百金易得，故一向私自配制，秘不告人，虽及门诸弟子，无有知者。笔者积累了 20 年的经验，效果指不胜数，兹将原方介绍如下。

山慈菇 30g　土贝母 30g　五倍子瓦上炙透, 30g　川独活 30g　生香附 30g　生南星 15g　生半夏 15g

共研细末，用醋膏调和如厚糊状，摊贴核块上。

使用时注意贴膏部位，不可过小，当视核块的状况，略为加宽，必须贴着四周，使稳固而不致移动脱落。一日一易，至全消为止（近时用法，将膏涂脱脂纱布上，用橡皮硬膏粘上较妥）。切忌时时揭开，时时更换。

制醋膏法：用上好米醋，陈久者更好，不拘多少，文火熬老至 1/4 为度，冬季可凝结不散，夏天可略加白醋少许（夏宜稍老，冬宜稍嫩）。膏成，趁热倾入冷水中，以去火毒为要。

禁忌：急性发生的化脓性炎症忌用此膏。

俞慎初

猪胆汁为主治疗乳腺癌

俞慎初（1915~2002），福建中医药大学教授，著名中医学家

　　俞慎初教授以猪胆汁为主药治疗乳腺癌，是俞老的独特治法，多年来应用于临床，取得了较好的效果。俞老认为，猪胆汁性味苦寒，具有清肝利胆、泻热解毒、润燥的良好功效。将猪胆汁应用于临床，首见于东汉名医张仲景的《伤寒论》，仲景以猪胆汁和醋少许，"灌谷道内"，作为外导通便法；又有白通加猪胆汁汤治少阴病，下利脉微者。其后《千金方》中用猪胆汁合鸡子黄、苦酒，治伤寒发斑；《外台秘要》以猪胆汁调黄柏末外涂治烫火伤疮；《本草拾遗》用之外敷治小儿头疮；《普济方》用其治疗疔疮恶肿等。明以前的医书中对猪胆汁的记载颇多，古代医家喜用猪胆汁，"取其寒能胜热，滑能润燥，苦能入心，又能去肝胆之火"（《本草纲目·卷九》），已广泛应用于热病里热燥渴、便秘、黄疸、目赤、痢疾、痈肿疔疮等症的治疗。

　　俞慎初教授在吸取古人经验的基础上，根据猪胆汁既善清热解毒，又能清肝利胆的双重作用，扩充了前贤用方之意，将猪胆汁应用于乳腺癌的治疗，在临床中取得显著的疗效。俞老指出，乳腺癌（古之乳岩）发病与情志不畅，脾失健运的关系密切，古人有"乳房属足阳明胃经，乳头属足厥阴肝经"之说。如平素情志不畅，肝郁气滞，郁久易于化火；又因忧思伤脾，脾虚生痰，痰浊与热毒互结，阻塞乳

络而发生本病。俞老根据多年的临证经验，认为乳岩常以肝郁化火和热毒蕴结为主要病理变化，而猪胆汁不仅善于解毒，且能清肝，故用于乳岩的治疗，能奏桴鼓之效。其方法是用鲜猪胆1个，经消毒后取汁，泡适量白糖饮服，每天1个。同时以半枝莲30g、白花蛇舌草30g、七叶一枝花30g、黄药子15g、干瓜蒌30g，煎汤代茶饮，每日1剂。如肝郁气滞症状明显者，方中常加柴胡、郁金、香附；脾胃虚弱者加太子参、怀山药、白术。上方服3个月为1个疗程，一般服2~3个疗程后见效。几年来，俞老曾用此法治疗过5例经医院检查为乳腺癌的患者，均获得满意疗效。治疗后不但病情得以控制，未见恶化，而且肿块都有不同程度地缩少，症状明显改善，全身情况好转，体重增加，患者均已存活3年以上。俞老临床上还应用猪胆汁调大黄末，敷治疗疮疖肿，亦取得显著的疗效。

以猪胆汁为主治疗乳腺癌是俞慎初教授宝贵的治疗经验，从俞老近几年来治疗乳腺癌的验案中看出，以猪胆汁为主药配合中草药的治法，对乳腺癌确实有近期缓解和抑制癌细胞、改善症状、延长生命的作用。猪胆汁资源丰富，胆汁易取价廉，亦未发现有毒副反应，其治疗作用值得重视。又如猪胆汁制剂"有益于妇产科各种手术及炎症感染……代替抗生素"等，猪胆汁的镇咳、消炎、抑菌作用已被医界所肯定，然而医学文献中尚未发现以猪胆汁用于乳腺癌治疗的报道。为了发掘中医学遗产，开辟中医药治癌的新途径，对猪胆汁配合中草药治乳癌的作用原理值得进一步研究和探索。

（刘德荣　整理）

谷铭三

骨瘤重在补肾，寒凝首当祛寒

谷铭三（1904~？），大连市中医医院主任医师

骨软骨瘤当属中医"骨疽""骨瘤"范畴。15年前，我以治疗肾虚腰痛的"青娥丸"为基础方，固守以温补肾气为主的原则，治愈了骨软骨瘤病数例。实践表明，骨软骨瘤病的发病与"肾主骨"功能的失调及肾气虚有密切的关系。即肾气亏虚，风寒客入，寒凝血瘀痰结而成，其本在肾气亏损，其标在寒凝痰结，故我选用"青娥丸"为基础方，治疗本病取得满意的疗效。

宋某 女，辽宁省大连市人。

患者半年前右肩部开始疼痛，以后逐渐加重，发病2个月后肩部运动完全受限，在大连某医院摄X线片（片号875）提示："右肩关节囊内可见大小不等3处软骨钙化影"，诊断为"右肩关节骨软骨瘤病"。X线片复经北京某医院、上海某医院会诊，均同意上述诊断，建议手术治疗。但患者拒绝手术而求治于中医。予以温肾祛寒，活络止痛的青娥丸化裁。

补骨脂 15g　杜仲 15g　核桃仁 25g　威灵仙 50g　秦艽 15g　细辛 5g　川乌 5g　桂枝 10g　当归 15g　青木香 7.5g

先后出入百余剂，患者右肩顽痛之疾竟愈。追访8年，曾2次摄

片复查，右肩关节骨软骨瘤钙化影消失，未见异常改变。

以后又陆续用此法此方，临床验证数例病人，坚持服药者，有的瘤体完全消失，有的部分消失，疗效可观。值得深入探讨。

张镜人

多发性骨髓瘤案

张镜人（1923~2009），上海第一人民医院主任医师，国医大师

刘某 女，64岁。1980年6月9日初诊。

主诉：腰背两胁及骶髋疼痛6月余。

病史：1979年11月下旬起常感腰痛，引及背骶部及两胁，疼痛难忍，影响行动，转侧不利，面色日渐苍白，低热，精神疲乏，胃纳不馨，经X线摄片示头颅骨、肋骨、髂骨均呈多发性骨髓瘤改变，并伴肋骨骨折，胸腰椎骨质稀疏脱钙，诊断为"多发性骨髓瘤"，而收入中西医结合病房，在西药化疗（CCOP方案）的同时，给予中药治疗。

舌脉：舌苔薄，少润，脉象弦大而数。

检查：血红蛋白65g/L，血沉：40mm/h，血清白蛋白30.5g/L，球蛋白76.7g/L，锌浊度＞40U，血清蛋白电泳：γ球蛋白62.9%，本周蛋白阴性，骨髓检查：浆细胞明显增生21.5%，并且形态异常。诊断：多发性骨髓瘤（骨痹）。

辨证：年逾花甲，肝肾阴虚，外邪夹瘀热互阻，经络之气失和。

治法：清瘀热，通络脉而益肝肾。

丹参15g　赤白芍各15g　陈胆星5g　鸡矢藤30g　炒桑枝12g　制狗脊15g　炒续断15g　补骨脂9g　川石斛9g　白石英15g　桃仁9g　徐长卿15g　香谷芽12g　白花蛇舌草30g

二诊（11月3日）：低热已退，腰胁及背骶部疼痛明显好转，脉虚弦，舌苔黄腻，仍拟养肝益阴，补肾强骨，清热通络。

孩儿参9g　炒当归9g　生白术9g　赤白芍各9g　炙甘草3g　蛇六谷先煎，15g　刘寄奴9g　薏苡仁9g　炒牛膝9g　炒续断15g　制狗脊15g　补骨脂9g　炒陈皮6g　佛手片6g　香谷芽12g　白花蛇舌草30g

随访：患者经中药治疗1个半月后，血红蛋白升至104g/L，血清蛋白电泳：γ球蛋白54.1%，血清球蛋白50.5g/L，低热退尽，骨痛减轻，于是逐渐加强益肝补肾之品，至11月初出院，继续门诊治疗，并定期化疗巩固，1年后X线摄片复查：见头颅、骨盆、肋骨等骨质结构已基本正常。

多发性骨髓瘤与中医所谓的"骨痹""骨蚀"颇相似。本病内因肝肾气阴亏损，外因邪热夹痰瘀阻络。病情虚实错杂，故治应扶正与祛邪并重，西医化疗对异常浆细胞取得抑制或部分杀灭作用。但患者本身免疫功能已紊乱，化疗则免疫功能更趋低下，易并发感染、出血等，配合中药治疗，给予养肝肾益气阴，清热毒化瘀痰，通络脉蠲痹痛之剂，取得较好疗效，尤其被破坏之骨质竟获好转，骨折较好愈合，这是纯用西药化疗难以获得的。

江育仁

神经母细胞瘤治验

江育仁（1916~2003），南京中医药大学教授

王某 女，60 天。1978 年 5 月 25 日初诊。

患儿生于当年 3 月。生后 6 天，腹部即见膨隆，继则日渐胀大，面容消瘦，便溏夹有乳瓣，哭闹不宁。本月初住进某医院，查血：红细胞 2.3×10^{12}/L，血红蛋白 50g/L。肝功能正常。超声波探查：肝上界第 6 肋间隙，下界入盆腔，上下界距 14cm，剑下 5cm，脾肋下 3cm，右上腹包块与肝脏分界不清，有束状波，提示肝脏占位性病变。于 5 月 18 日行剖腹探查术，术中发现：①肝左右叶弥漫性肿大，质硬 Ⅲ 度，表面高低不平，有灶性紫黑色坏死区；②脾肿大，质硬 Ⅱ 度。③左肾上极扪及 4cm×6cm 大小不规整形肿块，表面不平，质硬；④打开腹腔时有少量腹水。于肝右叶边缘作一楔形切除，送病理切片，报告为肝脏恶性肿瘤，考虑为神经母细胞瘤转移。因无法切除，遂关闭腹腔。术后诊断：左腹膜后神经母细胞瘤，肝脏转移。建议试用放疗、化疗，家长不愿接受，自动出院。今日来我院门诊。

就诊时患儿面色㿠白无华，形瘦骨立，腹部膨隆板硬，腹壁青筋毕露，腹内癥块坚硬如石，推之不移。"癥"为有形之积，良由内脏经脉气滞瘀阻，日久凝聚所致。因肝为藏血之所，脾为统血之脏，故肝脾两脏，最易酿成此疾。其病位在内脏，病机为瘀积。今患儿虽现虚

象，但非因虚致病，而是因病致虚，且全身状况虽差，而哺乳如常，说明胃气尚存。故毅然采用攻坚破积之法，以消其癥。

炮甲片 10g　丹参 10g　莪术 10g　三棱 10g　白花蛇舌草 10g

每日 1 剂。

此方连服 1 月余，腹部癥块虽仍坚硬，但腹壁已略感松弛，夜寐安宁，大便正常，食欲增进。至 7 月 12 日，发现患儿巩膜、皮肤黄染，小溲短赤，食欲减退，伴不规则发热。肝功能检查：黄疸指数 20 单位，麝浊 14 单位，锌浊 13 单位，谷丙转氨酶正常。改予清利肝胆湿热之剂。

茵陈 15g　黄柏 10g　郁金 10g　金钱草 15g

每日 1 剂。

服上方 10 天，黄疸消退。精神食欲好转。复查肝功能正常。超声波探查：肝肋下 4.2cm，剑下 4cm，肝区见束状波。病情趋向好转，仍投软坚化瘀剂。处方：甲片粉、丹参粉、郁金粉等量，混匀。每服 1g，日 2 次。

上方连服 1 年余，患儿腹部渐宽松，癥块缩小，体重增长，面色红润。1980 年 1 月 9 日复查超声波：肝肋下，剑下 4cm，上下径 9cm，肝区仍见束状波。原方继服，改为每日 1 次。

1981 年 3 月 12 日超声波探查：肝上界第 6 肋间，剑下 4cm，肋下 1cm，上下径 5cm，稀疏微波，未见肝区束状波，脾侧位（－）。患儿精神活泼，身体、智力发育正常，停用药物。随访至今，患儿已成年，一切均同常人。

神经母细胞瘤系起源于肾上腺髓质和交感神经链的肿瘤，恶性度极高，多见于婴幼儿，常发生肝和骨骼转移。本例在就诊时，已转移至肝，按 Evans 分类，属Ⅳ-S 期患者。

本病属于中医学"癥积"范畴。《景岳全书·积聚》说："凡汁沫凝聚，旋成癥块者，皆积之类，其病多在血分，血有形而静也。"本例癥块位于两胁之下，乃肝脾失和，气机阻滞，瘀血内停，日久渐积而成。就诊时癥块坚硬如石，固定不移，下达盆腔，已属顽疾，非攻不克，虽现虚象，然邪实为本，正虚为标，且正气虽伤而胃气尚存，故以攻坚破积、活血消癥为法。连续治疗 3 年，除中途湿热蕴发黄疸，短期使用清利湿热剂外，始终未易法更方，缓加消克，终至癥积消退，气机舒展，脾运复健而痊愈。

本例所用主药穿山甲片，张锡纯极为推崇，谓："味淡性平，气腥而窜，其走窜之性无微不至，故能宣通脏腑，贯彻经络，透达关窍，凡血凝、血聚为病皆能开之。"验之临床，行气窜达，活血消癥之功确着，且久用无伤损正气之虞。

朱仁康

健脾利湿法治疗淋巴管瘤

朱仁康（1908~2000），中国中医科学院研究员

淋巴管瘤为一种良性肿瘤，可分为深部和浅部 2 种。深部淋巴管瘤因为它很柔软如海绵状可被压缩，局部柔软高起，但皮色不变；浅部淋巴瘤，往往于皮肤上可见排列成群之水疱，针头至豌豆大小，有些表面肥厚而成疣状，常只局限于身体某一部分。临床治疗多以脾经湿盛，水湿外溢辨治，应用健脾理湿之法而生效。

姚某　男，17 岁。病历号 217285。1967 年 8 月 22 日初诊。

患者于 6 年前左大腿根部出现肿物，如手掌大小，色透明，经某医院手术切除，病理诊断为淋巴管瘤，曾一度伤口渗水后自行愈合。约 1 年后在阴囊、大腿根部又起群集黄豆大透明水疱，擦破后流水，涓涓不止。大便正常，尿少而黄。检查：阴囊和大腿根部可见大片群集透明之水疱，如黄豆和豌豆大小。舌质淡，苔薄白，脉滑。诊断为淋巴管瘤（浅部）。证属脾经湿盛，水湿外溢。治宜健脾理湿。

苍术 9g　白术 9g　赤茯苓 9g　萆薢 9g　猪苓 9g　泽泻 9g　陈皮 9g　山药 9g　扁豆衣 9g　炒薏苡仁 9g　萹蓄 9g　萆薢 9g　六一散包，9g

二诊（8 月 25 日）：5 剂药后流水减少，曾有 2 天不见流水，继服前方 5 剂。

三诊（9月2日）：局部水疱部分已平，且不流水，他处仍见渗水，但较过去明显减少。在前方的基础上加五味子9g。

四诊（9月7日）：局部流水较稠，小便增多。继从前法，服药14剂，逐渐好转，回河南老家继续服前方30余剂。

于1968年4月接到患者来信，谓已很久不流水，病已趋愈。

夏少农

血管瘤辨治经验

夏少农（1918~1998），上海中医药大学附属龙华医院主任医师

在临床中曾治疗多例血管瘤，究其病因多为气不帅血，阴虚血热，致血热妄行，瘀阻血脉所致。治宜益气养阴，凉血行瘀，每能取效。

时某 女，25 岁。

患者右腮起一肿块，约 3cm×3cm，质软如绵，按之肿势可转平坦，有轻微压痛。诊为海绵状血管瘤。乃因气虚不能帅血，阴虚血热，而致血热妄行，瘀阻血脉所致。脉细，舌红。治当益气养阴，凉血行瘀，佐以攻毒之品。

黄芪 15g　党参 12g　赤芍 12g　白芍 12g　麦冬 12g　北沙参 12g
紫草 12g　丹皮 9g　蜀羊泉 30g　夏枯草 15g

二诊：7 剂药后肿块即得缩小。因气虚得充，血热得凉，瘀血行散，血行通畅，肿块自然消小，前法既合，可遵原意进之。原方加桑叶 6g，14 剂。

三诊：腮面部肿块明显缩小，压痛轻微，精神较振，毋庸改弦易辙，继以上方连进。

陶某 女，40 岁。

患者背部红丝密布，自幼迄今，近年来逐渐扩大延及整个背部，

虽经中西治疗均无效。诊见整个背部皮肤呈紫红色斑片，按之无痛感，诊为毛细血管瘤，乃由气虚失帅血之权，血得热则妄行，瘀阻脉络、肌表而致。法宜益气养阴凉血，和荣行瘀。

黄芪 15g　党参 15g　白芍 12g　当归 9g　红花 6g　丹皮 9g　丹参 12g　生地 12g　蒲公英 15g　赤芍 9g　紫草 12g

二诊服 14 剂，背部紫红色斑片转淡，血瘀得行之兆，治以原法出入，上方加土茯苓 15g。按上方连服 2 个月，背部红斑全部消失。

肖梓荣

体表癌应外治为主，五虎菊藻以毒攻毒

肖梓荣（1908~1988），湖南中医药大学外科教授

肖氏对体表恶性肿瘤颇有研究，曾以五虎丹为主，治疗体表恶性肿瘤 115 例，总有效率为 79.1%，其中收治恶性黑色素瘤 6 例，均获满意疗效。治疗恶性黑色素瘤，具有以下特点：一是外治为主，以毒攻毒，拔除病灶。所用的五虎丹制剂，善于去腐拔毒，涂上或插入肿瘤组织后 1~3 周，癌瘤病灶即坏死脱落，继用去腐提脓的红升丹以促使疮面愈合。据临床观察，五虎丹制剂除作用于病灶局部外，还可清除潜伏或残留在周围组织甚至已向淋巴转移的毒素。曾治疗 55 例鳞癌，治疗前附近淋巴肿大的有 18 例，治疗后有 14 例消失。二是外治与内治相结合，菊藻丸是自拟经验方，能活血化瘀、软坚散结、清热解毒、祛风止痛，治疗癌肿有一定疗效。只有内外夹攻，才能彻底清除潜伏在机体内的余毒，以绝后患。

五虎丹糊剂

五虎丹结晶 1.2g　蟾酥 0.5g　红娘 0.5g　斑蝥去头足, 0.5g　洋金花 1g
以浆糊 2g 调成糊状，涂于溃疡面，以普通膏药覆盖之。

五虎丹

水银 180g　白矾 180g　青矾 180g　牙硝 180g　食盐 90g
按降丹法炼制，炼成白色结晶者为佳，以上配料可炼五虎丹

150~180g。

五虎丹钉剂（又名拔毒钉）

药物组成及份量同糊剂，用米饭赋形，搓成两头尖的菱形钉剂，阴干备用，每支长 4cm，中间直径 0.3cm，重约 0.72g，多用于突出皮肤的癌肿，在癌肿的基底部平插入癌肿的中央，视癌肿的大小可 1 次插入 2~5 个半支，癌肿大的分期插药，待第 1 次插药处肿块组织坏死脱落后再上第 2 次，然后用外科膏药覆盖之。

红升丹（又名三仙丹）

水银 30g　白矾 24g　火硝 21g

按升丹法炼制，研末待用。癌瘤组织上五虎丹坏死脱落后，改用此丹，每次以少许撒于疮面，外贴普通膏药保护，每 2 天换药 1 次，直至疮面愈合。

菊藻丸

菊花 100g　海藻 100g　三棱 100g　莪术 100g　党参 100g　黄芪 100g　银花 100g　山豆根 100g　山慈菇 100g　漏芦 100g　黄连 100g　蚤休 75g　马蔺子 75g　制马钱子 50g　制蜈蚣 50g　紫草 25g　熟大黄 15g

共研细末，用紫石英 1000g，煅红置于 2000g 黄醋水中，冷却后将其过滤，以此醋为丸，如梧桐子大，每日 2~3 次，每次 25~30 粒，饭后 1 小时温开水送服，禁食刺激性食物。

严某　女，64 岁，干部。1972 年 6 月 19 日入院。

患者 3 年前，发现左足底生一黑色结节，如绿豆大，增长较快，后溃破，有奇臭。经某医院病理切片诊断为恶性黑色素瘤，转来我院医治。入院检查：左足底第 2 趾基底部肿块约 3.5cm×3cm×1cm 大小，疮面有少量黑色分泌物，奇臭，左侧腹股沟淋巴结肿如蚕豆大小。治疗经过：上五虎丹糊剂 2 次。2 周后，肿瘤组织坏死脱落，继上红升丹，每 2 天换药 1 次，内服菊藻丸，3 个月后疮面完全愈合。

切片复查报告为：大量炎性细胞，未见恶性黑色素瘤细胞。出院时检查，原左腹股沟肿大的淋巴结已消失，共住院 118 天，临床治愈出院。多次追访，患者全身情况好，局部组织柔软、光滑、平整，未发现转移现象。

欧阳某 男，58 岁。1973 年 5 月 14 日入院。

患者 1 年前于右足跟长一新生物，小而色黑，继而溃烂，久不愈合。经某医院病理切片检查，报告为右足跟恶性黑色素瘤。入院检查：右足跟黑色溃疡约 3cm×2.5cm 大小，有少量黑色分泌物，右侧腹股沟淋巴结稍肿大。共上五虎丹糊剂 6 次，3 周后肿瘤组织全部坏死脱落，继上红升丹，内服菊藻丸，半年后疮面逐渐愈合，切片 2 次，均未见黑色素瘤细胞。共住院 230 天，临床治愈出院。

孙某 男，47 岁，工人。1973 年 6 月 2 日入院。

患者 3 年前于左背部长一新生物，如绿豆大，增长迅速。以后在周围出现几个卫星病灶，最大的约 3cm×4cm×0.5cm 大小，色紫红，不疼痛。经某医院病理切片检查，报告为恶性黑色素瘤。局部上五虎丹钉剂 2 次，每次上 2.5 支，含丹量约 3g，肿瘤坏死组织脱落，继上红升丹以促使疮面愈合，每 2 天换药 1 次，内服菊藻丸及破瘀软坚，抗癌解毒的中药。

生地 2g　银花 12g　紫草 9g　漏芦 9g　三棱 9g　莪术 9g　归尾 9g　菊花 9g　土茯 15g

共 50 多剂，疮面愈合。住院 70 天，临床治愈出院。

李某 男，35 岁，工人。1974 年 6 月 11 日入院。

患者 10 年前，发现右大腿生一黑色肿块，经某医院病理切片报告为恶性黑色素瘤，分别于 1964 年和 1972 年两次行局部切除；第 2 次术后仅 1 月又复发，右侧腹股沟淋巴结肿大，曾赴杭州某医院作局部广泛切除，并给予博莱霉素治疗。3 月后，左臀部又生一黑色肿块。

入院时该肿瘤约 2.5cm×1.5cm 大小，质中等硬，边缘清楚，与皮肤不粘连。上五虎丹糊剂 2 次，约含丹药 15g，2 周后肿块组织坏死脱落。继上红升丹，内服菊藻丸，于 2 月后，疮口完全愈合，瘢痕平整。切片复查，未见癌变。住院 81 天，临床治愈出院。

王某　男，70 岁，农民。1976 年 3 月 2 日入院。

患者半年前，发现左脚掌接近小趾处长一新生物，初为黄豆大，增长颇快，局部疼痛，溃破后流黄水样分泌物，经某医院病理切片报告为恶性黑色素瘤。入院检查，左脚掌近小趾处肿块约为 2.5cm×2.5cm 大小，溃破流黄黑水，量少而臭，体表淋巴结不肿大，局部上拔毒钉 3 次，每次上 2.5 支，约 3 周后，肿瘤组织坏死脱落。继上红升丹，2 天换药 1 次，内眼菊藻丸及祛瘀散结、抗癌解毒的中药（基本同第 3 例）120 多剂，疮面愈合平整。切片复查，未见恶性病变。共住院 202 天，临床治愈出院。

刘某　男，46 岁，干部。1978 年 5 月 12 日入院。

患者两年前，发现左脚背外侧生一肿块，如蚕豆大，色红不痛，增长较快，溃破后肉芽组织色黑，呈菜花样外翻，约 1.5cm×2.5cm 大小，经某医院病理切片确诊为恶性黑色素瘤，曾服中药、西药，无明显疗效，建议截肢。入院时左右腹股沟及左锁骨上淋巴结肿大。经上五虎丹钉剂 3 次，每次 3.5 支，3 周后，肿块组织坏死脱落。继上红升丹，内服菊藻丸及软坚散结、抗癌解毒的中药（紫草、天葵、牡蛎、夏枯草、山豆根、金银花、白石英、薏苡仁、香附、甘草）50 多剂，疮面基本愈合，腹股沟淋巴结明显缩小。共住院 64 天，治疗有效后出院。

（肖国士　肖良毅　整理）

俞岳真

软组织腺泡状肉瘤治验

俞岳真（1911~1992），浙江省新昌县中医院主任医师

梁某 男，35岁，中学教师。

患者因左大腿外侧无痛性包块渐进性增大2年，伴行走时酸胀感，于1972年10月27日去县人民医院住院，要求手术切除。入院检查：一般情况佳，心肺（−），左大腿中外侧可见核桃大小包块，表面光滑，边界清，基底活动，无压痛及实质性包块。入院拟诊：左大腿外侧肌纤维瘤。入院后4天，于局麻下行左大腿外侧包块切除术。术中见肿块与大腿外侧肌纤维有粘连，分离后切除，并送病理切片。11月8日某医院病理检验报告，为软组织腺泡状肉瘤。11月9日患者住入某院外科。入院后曾做左股淋巴结活组织检查，结果为慢性炎症。患者经考虑，决定进行中草药治疗，于11月18日拒绝手术，自动出院。

11月20日坐手拉车来我院中医门诊，其人形体憔悴，面色无华，股上刀口久不愈合，流出淋巴液样似脓非脓之物，股骨沟淋巴结肿大，脚难行走，目视无力，汗出淋漓脉虚涩，拟为气血衰少。《内经》上曾说："邪之所凑，其气必虚。"此证不特气虚，阴亦不足。拟方补气益阴，活血和营，佐入散结软坚。

党参12g　黄芪12g　当归12g　白芍9g　熟地12g　杞子12g　夏枯草9g　生牡蛎18g　红花2.4g　炙甘草3g　生姜3片　红枣3枚

11月25日诊，服药5剂后，精神情况好转，继续原方加减。

党参12g　黄芪12g　莪术9g　炙甘草3g　当归身9g　熟地18g　枸杞子12g　白芍9g　川石斛9g　夏枯草9g　红花2.4g

11月30日诊，5剂药后，精神虽逐日好转，发现两腿足一时觉寒，移时又热，此为久病入络，血络通涩无定，故寒热互异。拟前法参入通络之品。

丝瓜络9g　忍冬藤12g　全当归12g　白芍9g　桂枝5g　党参12g　熟地18g　炒黄芪12g　怀牛膝9g　炙甘草3g　红花2.4g

12月5日诊，服前药后，两脚寒热调和，原法加减。

丝瓜络9g　忍冬藤15g　全当归12g　白芍9g　赤芍5g　黄芪12g　熟地18g　枸杞子9g　木瓜12g　党参12g　红花2.4g　甘草炙,3g

12月10日诊，服上药后，能扶杖步行，前来门诊，病情大有好转，续用原法加减。

丝瓜络9g　忍冬藤9g　全当归12g　白芍9g　桂枝5g　太子参15g　熟地18g　炒黄芪15g　怀牛膝9g　炙甘草3g　红花2.4g　木瓜12g

12月15日诊，上药服后，能弃杖行走。继服上药原方去桂枝，5剂。

12月20日诊，药后精神情况一切都已转好，刀口愈合，步行轻便。拟服下药调养。

党参15g　当归身9g　熟地18g　白芍9g　炙甘草3g　木瓜12g　枸杞子9g　忍冬藤9g

综观上述病例，用药以初方为主，药用参、芪、归、芍、炙甘草补气益营；熟地杞子以养阴；牡蛎、夏枯草软坚散结；少入红花活血；红枣以安内；生姜以攘外。第三诊发现两足寒热不和，认为血络通涩无定，故寒热互异，这是关键问题，加入丝瓜络、忍冬藤于温和气血之药中，不特调和营卫，且可通行经络，所以疾病日渐好转，以后始终以原法加减收功。从初诊日服药起共服中药 33 剂，终于治愈。
我认为气滞血瘀，气血流行失其常度，肿瘤因而得以赘生。中医的治
疗方法，不外是使血无凝者，气可宣通，即是内经上所说的"疏其气
血，令其条达，而致和平"。只要这样辨证施治，对轻浅程度的肿瘤
病，或许是可以治愈的。

冉雪峰

口唇硬结案

冉雪峰（1877~1962），著名中医学家

武昌某氏有女年十一二　姿质秀丽，但嘴唇偏左上端，有指大一长块，硬化凸起，其色青紫，嘴为之尖，殊不雅观。病虽不重，已历五六年，以为奇恒痼疾，中西方药不效，乃来我处求治。问之不痛不痒，但微感麻痹，欠灵活，说话吃饭均感不便。予想到徐洄溪医案，有恶风一条，与此类似，特彼在面间，此在唇上。徐法系用破气破血、软坚变质、以毒攻毒诸暴悍药如蜈蚣、全蝎之类，内搽外敷。因仿其意，用：当归三钱，炒甲珠三个，蜈蚣一条，全蝎一个，红花三钱，薄荷一钱五分，三七、甘松、雄黄、硝石各一钱，为细末，酒调敷患处，日换药二次，若痛或肿起，即停敷来诊。内服药：当归三钱、白芍三钱、秦艽二钱、薄荷八分、没药三钱、琥珀一钱、甘松一钱。

同煎，日服一剂。第一日平平，无任何反应；二日患处微感痒痛，不时掣动；三日唇部肿起。查阅患处情况，风毒瘀滞，似已推动，但恐胶结未全活动，必留残余，又未便再敷日前重剂，因改用散瘀软膏，再敷二日，诊察颜色较好，开始收效。再改用消肿药膏外敷，内服银翘散加活血通络之品，一星期肿消，硬处已消大半，停药，一个月后肿硬消尽，唯留残余黑影，三个月后恢复如常人。

（《冉雪峰医案》）

胡毓恒

治体表炎性肿块神效方

胡毓恒（1925~ ），湖南省马王堆疗养院主任医师

胡毓恒主任医师在临床中常接诊患体表炎性肿块的患者，这些病人多因西药治疗无效，又惧怕手术而求诊。胡老认为本病属于中医学的"痰核""流痰""瘰疬"等病范畴，其病因病理多系气郁化火，阴虚火旺，灼津成痰，痰火凝结，气血瘀滞。故用滋阴降火、化痰散结、化瘀软坚、疏肝解郁之法组成了一治疗体表炎性肿块之经验方，疗效神奇，常服之2~3剂即效，10余剂肿消结散而愈。主方：

玄参15g 生牡蛎20g 乳香10g 没药10g 浙贝15g 鸡内金8g 柴胡10g 白芍15g 白芷10g 陈皮7g 丹参15g

本方适当加味，对淋巴结炎、淋巴结核、皮下脂肪瘤、甲状腺瘤、卵巢炎性肿块亦疗效甚佳。

加减法：皮下脂肪瘤、甲状腺瘤加海藻30g，昆布30g，海蛤粉15g；淋巴结炎加黄药子10g，蒲公英20g；淋巴结核加鳖甲15g；卵巢炎性肿块加败酱草15g，薏苡仁20g，白花蛇舌草15g；老年和体衰患者加党参20g，黄芪20g，当归10g；肿块将溃者加皂角刺8g；肿块已溃者加生黄芪20g。

朱某 女，16岁，学生。患者1992年10月份在右侧颈部（颈动脉处）不明原因长出一肿块，逐渐增大已3月有余，去某县人民医院

诊治，医师建议手术切除，患者惧怕手术，乃请胡老诊治。察颈部肿块凸出如鸽蛋大，局部不红，有压痛，质中等，边缘清，能活动。眼球不突出，面色正常，舌淡红，苔薄白，脉弦略滑。综合脉症，拟诊为体表炎性肿块。

　　玄参 15g　生牡蛎 20g　乳香 10g　没药 10g　浙贝 15g　柴胡 10g白芍 15g　鸡内金 8g　白芷 10g　陈皮 7g　丹参 15g

　　文火久煎，每日 1 剂，分 2 次温服。药进 4 剂，肿块明显消减，7 剂药后，肿块已平于皮肤，触之缩至小枣大小，14 剂尽肿块消失。

（毛丽　整理）

胡天雄

膈食（食管下段癌）

胡天雄（1921~ ），湖南中医药大学教授

膈食在临床上，与哮、痨、臌并列为四大证，号称难治。近世科学发展迅速，诊断手段日新月异，症状同为膈食，而局部病变有明显差异。疗效与预后，亦因此而不同。一为食管失弛缓性，此症虽剧不死。一为食管外在性压迫，多为胸腔肿瘤所致，其预后有良有恶，视原发病灶之性质而异。一为食管恶性肿瘤，为十治十死之病，所谓四大证中之膈食，应指后者而言。

1982 年秋，友人彭君鸿威之兄嫂王氏 年七十，患此病，症状呈进行性加剧。就诊时，虽稀饭面条亦梗阻不得下，入咽辄复吐出。伴有心悸腹痛，气短神疲，大便二三天一行，舌苔粗白。在县人民医院吞钡照片（片号 21970）诊为食管下段癌。适余因公回县，患者闻讯来请诊，冀能稍延时日而已。余拟解毒清火、活血逐瘀方。

仙遗粮 50g　莪术 10g　黄连 3g　银花 10g　川芎 7g　当归 10g　桃仁 10g　甘草（即皮肤解毒汤加当归、桃仁）5g

服 10 剂，即可进食，每天可吃 150g 许，腹痛心悸亦明显减轻，因晨间咳嗽少痰，晚上口舌干燥，复诊于原方中加麦冬 12g、枇杷叶 12g。又 10 剂，痊愈。前后仅服药 20 剂。

为此，余于半年后上门专访，患者情况良好，进食如常人。劝其

照片复查，不听。援笔记此时，已历4年，患者犹健在。疑原来诊断未确，然又不能以他病解释。不论何种原因，老年人患此，能获如此速效，亦可贵也。

何裕民

崇尚王道，法取和合

何裕民（1952~　），临床肿瘤专家，上海中医药大学资深教授、
博士生导师，中华医学会理事兼心身医学分会前任主任委员，
中国医学哲学协会副会长

何教授在全球最早倡导"癌症是慢性病"的观点，并因此获得
高级别科技成果奖。他又力推自我内在综合能力才是抗击癌症、促使
康复的主要力量。他强调癌症需综合防范，创"同花顺"理论，且
主张治癌先治心，即先给患者信心。他在 20 世纪 90 年代创制的临床
诊疗新模式——圆桌门诊，被《人民日报》（2004 年）称作"创新的
快乐门诊"，广受患者欢迎。他原创并提升的肿瘤患者急慢性心理危
机干预原则、措施、方法，自成体系，且提炼成何氏"抗癌（心理）
十八法"。

调整为先，零毒为佳，护胃为要

何教授强调：中医王道思想特别适合于有慢性病本质特点的癌症
纠治，其核心为温和、适度、综合，以调整为主体，注重患者的生存
质量。临床上，对肿瘤患者他通常不主张"以毒攻毒""峻下"等"霸
道"治法，而以"调整为先""零毒为佳""护胃为要"等"王道"为原则。

所谓"调整为先"，指对初诊（包括有较多痛苦症状）的患者，先着眼于其当下最感痛苦的症状，加以调整，努力加以缓解，让痛楚有所减轻，使其生活质量有所提高，激发其强烈的生存欲望，从而生存信念大增。所谓"零毒为佳"，指应尽可能少用毒副作用大、伤及五脏，或服后让人不适之药，包括防治癌症中充分运用各种无毒性的非医学手段；癌症的中医救治之路常需漫长过程，以毒攻毒、攻伐为主的"霸道"疗法不足取，当以温和的"王道"取代之。所谓"护胃为要"，就是指在治疗中应注重健脾益气、和胃消食、调整中焦气化；肿瘤患者本虚标实，以脾胃衰弱、元气亏虚为本，气血痰湿瘀热毒交阻为标，在手术、放疗、化疗后，脾胃更见衰弱，患者深受疾病之苦，生存质量低下，此时，脾胃已不堪攻伐，否则"脾胃一败，死期即到"。

和合纠治，提高抗癌力

何教授认为癌症严格意义上可分成急速发展型（进展型）、缓慢型、停滞型三大类，此说与病理学家韩启德院士的研究结果完全契合。何教授以数万例临床病例分析指出进展型的比例其实并不是很高，总计不超过 10%~15%，主要集中在胰腺癌、肝癌、胆管癌、部分脑瘤、食管癌之中。对此，即便是积极抗争，往往也无济于事，大都只是加速"促命期"。因此，改善其生存质量，稳定情绪的综合控制，也许还会柳暗花明。其实很多癌症患者是因为过于错误地"穷追猛打"，才变为进展型的。另外两种类型（缓慢型、停滞型）的癌症，情况就温和得多了。因此，针对癌症，治疗的核心不应该只是汲汲于抗肿瘤，而应在于综合调整，激活自身抗癌力，管好自己的健康。他进一步认为：人类与癌症的博弈，可以从人类成功治水的历史上吸取经验——治水思路从原本的"严防死守""控制洪水"

（1998年）到"管理洪水"，多环节切入，综合管控，先防为宗旨，2016年的大洪水人们的防范效果就十分显著。为此，何教授创建了"和合学派"，把"和合"思想融入临床、指导临床，归纳出"和合"纠治肿瘤的理念和"和合"综合康复的方针，多环节调控肿瘤，增加患者抗癌力。

"和合"纠治肿瘤的理念包括：①癌症之所以发生发展，本质上是失于"和合"之故（或内外失和，或内在自我失和——如身心之间）；②癌症之防范，"和合"为要，需尊重自然、尊重规律、遵循"道"，讲究诸环节之和谐，而不能只是一味地征伐、攻击、以毒攻毒；③具体方法选择，宜择善而从，综合选择，整合各种有效方法，包括中西医学及心理行为、饮食、社会支持等，且都需讲究"度"，讲究相互间配合协调；不固执己见，排斥异己，一切以患者获得长期利益最大化为准绳；④从癌症病态走向康复，更须强调"和合"：自我心身"和合"、灵肉"和合"、各项功能"和合"、内（我）外（他）"和合"、人与自然及生态"和合"。他同时提出贯彻"和合"综合康复的八字方针：以"医、药、知、心、食、体、行、社"为"和合"综合康复治疗手段。于后详述。

何教授还是"抗癌力"概念的引领者。何教授认为，抗癌力指的是个体本身具有的一大类综合能力，它可促使自我防范癌变，帮助摆脱癌症干扰，或从癌症伤损中修复，从而维持健康的能力。癌症真正的自愈还是要靠自身的综合能力，在临床上，许多疾病就是依靠患者自身的力量，加上适当的治疗，保存自己的有生力量，最后取得了抗癌的成功。何教授认为中医药可以大展宏图，并提出中医治癌的三大步骤和管理"抗癌力"的阶段性特点。中医治癌的三大步骤：①首先缓解症状，只有先把部分症状缓解了，患者才会有信心接受后续治疗。②其次，控制癌瘤。控制癌瘤是个漫长过程，不可操之过急，乱用毒药；也不可一味调补，只图眼下舒服。③最后，改善综合体质，调整免疫。这对肿瘤患者，是一个以年为单位的漫长过程。这三者的主次不宜颠倒，需循序渐进，而且强调的是调整免疫，不是一味的增强免疫。

何教授分析指出：癌症的发生，是免疫失调的结果，并非坊间妇孺皆知的免疫低下。而这三大步骤都体现出对抗癌力的激活及呵护。管理"抗癌力"的阶段性特点：①癌症的急性进展期：这时候，原则上应强调中西医结合，根据癌症类型的不同，分别处置。一些西医短期疗效不错的，不应该放弃，同时应积极配合中医药，争取长期更佳的效果，并且此时不能疏忽对抗癌力的呵护。②癌症的稳定期或康复期：针对抗癌力的综合性呵护措施，都应该积极落实，以求更为理想的长期效果。这时，中医药常常上升为主导性的疗法，呵护抗癌力则是其中的关键。③癌症的晚期或终末期：此时应调整思路，在维护其基本生存质量的前提下，别"乱杀无辜"，以免加速恶化。并应重新调整期望目标——以"活着就是成功"为主导，保护抗癌力及基本生命活力为宗旨，而不应该再汲汲于杀死癌细胞，抗癌抑瘤。故对创伤性措施，应慎之又慎。应以温和的"王道"措施为主，常可以中医药为主（或单用中医药）帮助延长生存期，改善患者生存质量。

胰腺癌治疗规律的探讨

何教授对多种癌症整理归纳了基础方剂，并且针对不同的癌种和不同的治疗阶段采取不同的策略，为患者进行个性化诊疗。在诸多癌种中，何教授对"众癌之王"——胰腺癌的治疗最有特色，效果较佳。

众所周知，胰腺癌为目前临床预后较差的恶性肿瘤之一，严重危害人类的健康与生存。2017年美国有53670例新发胰腺癌患者，其中43090例死于胰腺癌，死亡率占肿瘤死亡率的第4位。预计至2030年，胰腺癌在肿瘤相关性死因的排名将上升至第2位。中国胰腺癌的发病率也逐年快速上升，现已达9.4人/10万人。以上海为例，近年来上海市民胰腺癌的发病率增加了72%，并以每年2%的速率递增。由于胰腺癌早期诊断困难，确诊时约85%~90%的患者已是晚期或伴有转移，进展期胰腺癌的中位生存期仅3~6个月。目前，手术切除是胰腺癌患者的最佳疗法，然而，只有约10%~15%的胰腺癌患者还有手术机会。即使是手术患者，中位生存期也只为11.9个月，5年生存率也仅有5%~10%左右，但手术往往严重影响患者的生存质量。胰腺癌非手术患者，1年生存率国内国外都是"0"，几乎没有例外。此外，目前的化疗药物客观有效率很低，对于临床症状和生存期的改善也不明显。胰腺癌放疗的总体疗效尚不及化疗。从目前的临床试验结果看，晚期胰腺癌的靶向治疗效果并不理想，其高昂的价格与临床疗效存在着很大的反差。

相反，借助上述在长期临床中总结出的全新思路方法，何教授以中医药为主治疗胰腺癌，特别是晚期胰腺癌患者（无法手术者），效果卓著，已在国内外引起了很大反响，他的门诊胰腺癌患者已经超过4000例。其具体方法简述如下。

一、内服中医药治疗

1. 辨证论治方

通过收集何教授治疗胰腺癌的336张胰腺癌治疗方，对其用药、药物性味、药物类别进行了频数分析，48味高频药物进行了聚类分析，总结出何教授治疗胰腺癌的基础方药为：太子参、白术、白扁豆、北沙参、神曲、鸡内金、佛手、乌药、荜茇、白花蛇舌草、冬凌草、薏苡仁、霹雳果。此方化裁自参苓白术散，以益气健脾、理中利通为主。方中太子参、白术、白扁豆健脾益气；神曲、鸡内金、北沙参和胃消食；佛手、乌药、荜茇理气和中止痛；白花蛇舌草、冬凌草、薏苡仁解毒抗癌。此方注重"护胃为要"，即在胰腺癌治疗中注重健脾益气，和胃消食，调整中焦气化。扶正祛邪，达到"扶正以祛邪""祛邪以存正"之目的。用药温和、平和，甘苦并用，以期平调寒热、平衡阴阳，这些也都蕴含着"和合"思想。何教授处方喜用对药，对药则最能体现"七情和合"的药物配伍"和合"思想。

2. 温平为主

药性使用频次最高的是温性，其次为平性。何教授主张以中医"王道"治疗胰腺癌，认为中医"王道"思想的核心为温和、中庸，选方用药以温和、平和的药物为主。在胰腺癌的治疗中以"护胃为要"，注重健脾益气，和胃消食，选用神曲、黄芪、白术等性温之品，太子参、鸡内金、莱菔子等皆性平之药；白花蛇舌草、霹雳果、冬凌草乃抑癌良药，却也温平，于人体伤害不大。

3. 药味甘，略苦

药味频数分析显示：药味使用频次最高者是甘味，其次为苦味。甘味具有补益、和中、缓急等功效，可见甘味功效深含"和合"之理。如黄芪、太子参之补益，神曲、鸡内金之和中，甘草、大枣之缓急。何教授对于肿瘤的心身关系有深入的研究，善于在处方中佐入甘麦大枣汤以缓解患者焦虑紧张的情绪。苦者，能泄、能燥、能坚。如大黄能治胰腺癌之热结便秘，苍术之苦能祛寒湿，白花蛇舌草之苦能利湿热。对于肾阴亏虚、相火偏亢的患者，则以知母、黄柏之苦以泻火坚阴。甘以扶正、苦以祛邪，甘苦并用也体现了治疗胰腺癌扶正祛邪的"和合"思想。

4. 扶正兼祛邪

药物分类频数分析显示：补虚药使用频率最高，其次为清热药、消食药、理气药及利水渗湿药。此外还涉及温里药、化湿药、化痰止咳平喘药、安神药等其他12类药物。可见何教授治疗胰腺癌以扶正为主，兼以祛邪。本研究样本共涉及以下10种补虚药：白术、太子参、北沙参、白扁豆、黄芪、杜仲、山药、白芍、百合、甘草，其中60%为补气药。脾失健运，不能输布水谷精微，湿浊凝聚成痰，痰阻气机，血行不畅，脉络壅塞，痰浊与气血搏结，是胰腺癌发病的重要机制。因此，处方多选用健脾益气的中医药，扶正以祛邪。

5. 高频药物

何教授治疗胰腺癌的用药中，前4位为神曲、白花蛇舌草、白术和乌药，使用频率达97%以上。饮食所伤、脾胃虚弱是胰腺癌的重要病因病机。食欲不振、消化不良、恶心呕吐、腹泻、便秘等消化道症状是胰腺癌的常见症状。

二、外敷治疗

经过多年临床实践，何教授总结形成了"中医内外兼治"的独特方法。他认为肿瘤是全身疾病在身体局部的体现，故应重视内外兼治，充分利用各种给药途径，将局部与整体治疗有机结合，他一方面善用内服药进行综合调养，另一方面针对性地配合外用药来改善局部症状，以便"直达病所"，最大程度减轻患者的痛苦，改善生活质量，提高疗效。

1. 黄疸

胰腺癌发展过程中，常因肿块增大，压迫胆管而产生阻塞性黄疸，呈进行性加重，伴有皮肤瘙痒，尿呈浓茶样，粪便呈灰白色。何教授主张可以先外敷改善，方用利黄散：芒硝、冰片、川乌、草乌、王不留行子、急性子等，另加少许肉桂末，既止痛，且消肿，利于消解梗阻。外敷无效者，可行内、外引流或胃肠吻合术等，但仍需配合中药外敷，以防止新的梗阻产生。

2. 消化道障碍

胰腺癌患者多表现有消化功能障碍，如腹痛、腹胀、食欲不振、恶心呕吐等，此时，脾胃常不能受纳汤药，或所服药物难以运纳。为减轻脾胃负担，此时何教授除以小剂量内服汤剂醒胃为主，兼顾护胃外，还擅长运用中药外敷法以理气温中，重建脾胃纳运。常选用广木香、莱菔子、乌药、丁香、高良姜、肉桂等，打成细粉，过120目筛，装入布袋，干敷于上腹部。若腹胀、腹痛、恶心、呕吐等症状严重者，还可采用干湿敷交替，并局部加温，以强化疗效。

3. 癌性疼痛

胰腺癌癌性疼痛顽固，是该病患者必须克服的症状，否则其总体状态不可能改善。西药一般只能用强效镇痛药，副作用大，易成瘾，有效时间越用越短，剂量越用越大。外治法借体表痛区直接给药，经皮或黏膜吸收后，药力直达病所，无内服药的首过肝脏效应。何教授外治胰腺癌疼痛常选用胰瘤散加减。何教授选方用药注重辨证论治，指出需辨清寒、热、气滞、血瘀。若痛处喜温怕冷，辨为寒证，则选川乌、草乌、干姜、肉桂、高良姜等热药；若表现为火辣样痛，辨为热证，则选芒硝、冰片等寒药；若表现为胀痛，辨证为气滞，则选莱菔子、丁香、小茴香、沉香等理气药；若表现为刺痛，辨证为血瘀，则选乳香、没药、三棱、莪术等活血药。如果止痛效果仍然欠佳，在此基础上还常常会用1/3粒吲哚美辛栓纳肛等，严重者用芬太尼透皮贴剂，但必须严控剂量。他临床见到用三线吗啡类止痛剂的，总在第一时间想尽办法，给予减药或换成二线、一线类副作用小得多的止痛药，因为三线类止痛药虽能部分缓解症状，却徒增纳呆、便秘、胀痛等不适；而且不断递进的剂量，既可能诱发梗阻，又会让患者心里忐忑不宁，信心顿失。但其高明之处在于，他强调的减药不是让患者忍痛，而是借助外敷等方法，在缓解疼痛的基础上减药！

4. 肠梗阻

肠梗阻是晚期胰腺癌患者常见的并发症。对于无法手术解除的肠梗阻患者，症见呕吐、腹胀、腹痛，无法进食，极度痛苦。何教授除采用中医药外敷的方法来协同治疗，药用广木香、莱菔子、乌药、荜茇、丁香、高良姜、肉桂等药，适量打粉，装入布袋，干敷于上腹部。如效果不佳者，也主张需做胃空肠吻合术。

5. 恶性积液

胰腺癌中晚期患者胸腹水较常见，且多为血性，利尿剂不能缓解，并可引起低钾等电解质紊乱，腹水具有顽固、量大、反复出现等特点。患者常腹胀甚，喝汤剂更胀，中医药外敷可不同程度缓解症状，消解痛苦。何教授曾多次借外敷，逆流挽舟，不少患者因此而起沉。他善用甘遂、大黄、槟榔、大戟、车前子、白芥子、肉桂、干姜、黑白丑等寒凉利水之品，烘焙后辅以肉桂、附子等温热通阳之品，打粉，外敷于病变部位或脐腹部，或背部肺俞、脾俞、肝俞等穴，干敷或干湿敷交替。必要时可短期配合小剂量利水药，如呋塞米、螺内酯等，效常可收桴鼓之效。

三、"知、医、心、药、食、体、社、环" 八字方针综合治疗法

从胰腺癌的治疗中可以折射出贯彻八字方针的重要性及临床意义。

1. 知

即认知、知识及态度。胰腺癌患者的心理支持及整个纠治需要从改变认知入手。胰腺癌作为"癌中之王",人们对其恐惧心理更是不言而喻。一旦惊悉自己患了胰腺癌,其情绪极易出现极度低落悲哀,患者神经、内分泌、免疫系统等生理功能大多处于紊乱状态。这无助于胰腺癌的治疗,还可加速胰腺癌的发展和恶化。因此,纠正其"胰腺癌等于死亡"的错误认知是有效救治的首要环节。

2. 医

即各种医疗措施。手术、中医药、放化疗、微创、靶向等各种医疗措施应择善而从。但各种医疗措施对胰腺癌来说,不是越新越好,越贵越好,越多越好,医生应为患者选择最佳治疗方案。胰腺周围解剖结构复杂,手术本就有困难。而早期胰腺癌通常并无症状,常常被误诊为胃痛、胆囊炎或胆石症等,一旦被发现,每每已失去手术机会。放疗对腺体组织的影响弊大于利,会引起众多严重不良反应,除非疼痛严重,已有方法效果不佳。化疗对胰腺组织不敏感,再加上胰腺本身是个"外分泌"腺体,化疗药物能进入胰腺的少之又少,即使进入后又大量被"分泌"出来,无法起到杀死癌细胞的作用,反而伤损胰腺周边组织。因此,即便是"王牌"化疗药,也常于事无补。手术、放疗、化疗都是双刃剑,何教授并不主张因噎废食,强调要用到该用的地方,适可而止。他在胰腺癌临床中,注重为患者选择最佳的综合治疗方案,在手术、放疗、化疗、微创、靶向等各种疗法中善作取舍:如身体容许而有手术指征的,鼓励手术切除后,以中医药为主;没有肝内转移者,一般不主张化疗;如果局部有剧烈疼痛,先常规方法(包括内服、外敷)为主,不行再加用放疗或微创;疼痛若能够用一般内服加外敷方法缓解者,不轻易支持用放疗。

3. 心

就是精神心理。上文论述了心身共轭及肿瘤心身互动模式，心理因素在胰腺癌的发病、治疗及康复中有着重要作用。何教授总结出胰腺癌患者常表现出以下三型心理特点：①工作上投入型；②生活上马虎型；③谨小慎微型。三型需分别处置。另外，女性胰腺癌患者往往有胆管或胆囊炎长期病史，这类患者多见于焦躁性急，愿意掌控万事者，要针对性的进行心理纠治。

4. 药

就是给予中西医药物，是胰腺癌中医"和合"治疗模式中的主体。以患者确有需求，且代价最小、长期利益最大化为宗旨。胰腺癌中药的内治与外治上文已有详细论述。何教授治疗胰腺癌涉及的西药如下：调节肠胃用胰酶肠溶胶囊；调节情绪用氟哌噻吨美利曲辛片；针对癌痛者用吲哚美辛栓；严重腹水者结合呋塞米＋螺内酯。化疗药物如果符合上述条件者采用西医医生方案但建议小剂量。

5. 食

就是饮食问题。胰腺属于重要的消化器官，因此，饮食忌宜对胰腺癌的发生与康复至关重要。何教授在长期的肿瘤临床中发现，胰腺癌在高层管理人员或者说是成功人士中容易发生。分析其缘由：其一，他们压力很重；其二，他们应酬频繁，饮食负担过重，胰腺容易受累。不管在治疗期还是康复期，何教授都遵从《内经》及朱丹溪所提倡的"和五味"及"茹淡"，建议胰腺癌患者以清淡、易消化的饮食为主，不可过食过饱。曾有患者，因贪食甲鱼、大闸蟹、冷粽子等而病情恶化的。饮食中甜食、甲鱼、肥猪肉、牛肉、羊肉、牛奶、动物内脏是促发胰腺癌的可能危险因素，其中甜食、甲鱼比较明确。菌菇藻类，豆浆，蔬菜中的花菜、卷心菜、大蒜、洋葱、山药、西红柿、红薯、胡萝卜和萝卜则是可能的保护因素。比较明确的保护因素有洋葱、山药、红薯和水果。

6. 体

即体能锻炼。进行适度地体育锻炼对胰腺癌患者颇有好处。既可增强体质，也能愉悦身心，也就提高了自体的抗癌力。何教授还指出，须纠正两个误区：其一，拼命锻炼，起早贪黑，急于求成；其二，练体不练心，虽然努力地锻炼，但是仍然焦躁烦恼，忐忑不安，睡眠不佳。锻炼的关键不在方式、方法和时间长短，而在于锻炼后能否心绪宁静，心身和合。

患者应当根据自身的体质状况，选择适合地锻炼方式，如散步、慢跑、太极拳、八段锦、易筋经、郭林气功、游泳等锻炼方式均可选择。运动量以逐步增加，不感到疲劳为度。对于一时不能进行下床活动的患者，以活动四肢，不时地自己轻揉胃脘腹部这些轻微活动为宜。这里强调动静平衡，过于"静"则气血运行不畅，过于"动"则体力透支或情绪不宁。因此，要求患者不管是"动"还是"静"，都要适度。

7. 社

就是社会家庭支持。有亲属一直陪伴诊治的胰腺癌患者，治疗效果更好。亲情关爱能强化患者的抗癌信念，得到良好的治疗和家庭护理。回归社会是胰腺癌患者康复的最高境界。何教授提倡胰腺癌患者应积极参加社会活动，不断地给自己加油，输入正能量，这些对于肿瘤患者的康复有着重要意义。此外，胰腺癌患者还要善与健康者为伍。何教授创办"青稞网"就是为了给各类肿瘤患者及家属创建一个分享抗癌经历，互帮互助，获得社会支持的平台。

8. 环

就是环境，包括自然及人文环境。在特定的职业及工作环境下的人员，胰腺癌发病的风险可明显增加。人文环境也很重要，人际关系紧张、家庭关系不和谐等因素对胰腺癌的发生以及治疗与康复的效果有着重要影响。改善不良的人文环境可规避很多不良刺激。建议胰腺癌患者在治疗期间多与正能量强大的已康复了的患者交流沟通，少与抑郁寡欢者来往，免得受到太多的负面影响。至于康复后，则主张多多帮助同类患者，共同走向康复。

（赵若琳　整理）

跋

余有幸受教于经方家洪哲明先生，耳提面命，启迪良多。并常向陈玉峰、马志诸先生请益，始悟及古今临床家经验乃中医学术之精粹，舍此实难登堂入室。

自 1979 年滥竽编辑之职，一直致力于老中医经验之研究整理。以编纂出版《吉林省名老中医经验选编》为开端，继之编纂出版《当代名医临证精华》丛书，并对整理方法进行总结，撰写出版了《老中医经验整理方法的探讨》一书。1999 年编纂出版《古今名医临证金鉴》，寝馈于斯，孜孜以求，已 30 余年矣……登门请益，开我茅塞；鱼素往复，亦如亲炙，展阅名师佳构：一花一世界，千叶千如来；真知灼见，振聋发聩；灵机妙绪，启人心扉……确不乏枕中之秘，囊底之珍，快何如之！

《古今名医临证金鉴》出版后为诸多中医前辈所嘉许垂青，得到了临床界朋友们的肯定和关爱，一些朋友说：真的是与丛书相伴，步入临床的，对于提高临床功力，功莫大焉！其中的不少人已成为医坛翘楚，中流砥柱，得到他们的高度评价，于心甚慰！

《古今名医临证金鉴》出版已 16 年了，一直无暇修订。且古代医家经验之选辑，乃仓促之举，疏欠砥砺，故作重订以臻于完善，方不负同道之厚望。这次修订，由原来 22 卷重订至 36 卷，妇、儿、外、五官科等卷，重订均以病名为卷，新增之内容，以古代、近代医家经验为主。囿于篇幅之限，现代医家经验增补尚少。

蒙国内名宿鼎力支持，惠赐大作，直令丛书琳琅满目，美不胜收。重订之际，一些老先生已仙逝，音容宛在，手泽犹存，不尽萦思，心香一瓣，遥祭诸老。

感谢老先生的高足们，探蠹得珠，筚路蓝缕，传承衣钵，弘扬法乳，诸君奠基，于丛书篇成厥功伟矣！

著名中医学家国医大师朱良春先生为丛书作序，奖掖有加，惓惓于中医事业之振兴，意切情殷，余五内俱感！

《古今名医临证金鉴》丛书是1998年应余之挚友吴少祯先生之嘱编纂完成的，八年前少祯社长即要求我尽快修订，出版家之高屋建瓴，选题谋划，构架设计，功不可没。中国医药科技出版社范志霞主任，主持丛书之编辑加工，核正疏漏，指摘瑕疵，并鼓励我把自己对中医学术发展的一些思考，写成长序，于兹谨致谢忱！

我的夫人徐杰编审，抄校核勘，工作繁巨，感谢她帮助我完成重订工作！

尝见一联"徐灵胎目尽五千年，叶天士学经十七师"，与杜甫诗句"别裁伪体亲风雅，转益多师是汝师"异曲同工，指导中医治学切中肯綮。

文章千古事，得失寸心知。相信《重订古今名医临证金鉴》不会辜负朋友们的厚望。

单书健
二〇一六年孟夏于不悔书屋